박성희 박사의

New Sports Hoop Exercise

리드믹요가_후프

Part 3

Rhythmic YOGA
리드믹요가

저자 **박 성 희**

리드믹요가는
아름답고(Beauty),
유연하고(Flexibility),
창조적인(Creativity) 요가입니다.

영 문 출 판 사

■ **저자**

박성희 경희대학교 후마니타스 칼리지 겸임교수
대한리드믹요가협회 회장

박성희 박사의 New Sports Hoop Exercise

리드믹요가_후프

Rhythmicyoga Part 3 _ Hoop

박성희 박사의 New Sports Hoop Exercise

리드믹요가_후프 Part 3

2024년 1월 10일 초판인쇄
2024년 1월 17일 초판발행

지은이 : 박 성 희
발행인 : 박 병 조
발행처 : 도서출판 영문출판사
등　록 : 1987년 12월 21일 제2－419호
주　소 : 서울시 강남구 삼성동 69－2
전　화 : (02) 514 - 5590, 776 - 5590
팩　스 : (02) 756 - 8943
홈페이지 : www.ymsbook.net
E-mail : yeongmunsa@empal.com
정　가 : 16,000 원
ISBN 978-89-7224-564-3　93510

※ 파본은 교환해 드립니다.

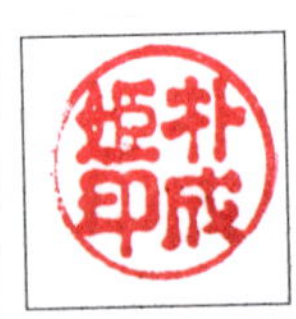

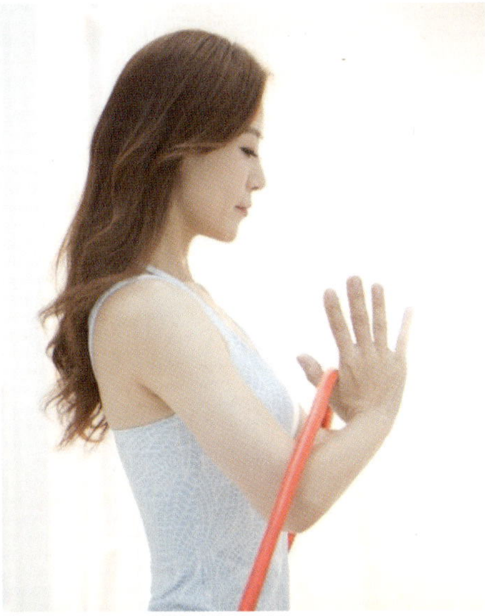

지자 **박 성 희**

저자는 경희대학교 체육대학 체육학과를 졸업하고 같은 대학 체육대학원에서 스포츠의 과학 전공으로 석사학위를 취득하였으며, 스포츠빅테인먼트 전공으로 체육학박사 학위를 영득하였다. 세계 최초로 리드믹요가를 창시한 저자는 아홉 살부터 13년간 기계체조와 리듬체조 선수 생활을 하며 수많은 부상으로 인해 만성통증으로 고생하였으나 요가를 수련하면서 몸과 마음을 치유할 수 있었고 그로 인해 요가를 사랑하며 내 몸을 더 아끼고 사랑하게 되었다.

저자의 이런 경험은 많은 요가인들에게 요가의 바른 자세를 보다 더 흥미롭게 집중력을 향상하면서 즐겁고 행복한 몸과 마음으로 요가를 수련할 수 있도록 직접 창시한 볼,로프, 후프요가는 새로운 스타일의 뉴스포츠 운동으로 발전시키기 위해 리드믹요가 보급에 전념하고 있다. 리드믹요가의 과학화와 체계화를 위해 기능해부학, 운동생리학, 체형교정학, 운동처방 등 관련 학문과 접목하기 위해 노력하고 있는 저자는 현재 경희대학교 후마니타스칼리지 체육교과 겸임교수로 후학들에게 리드믹요가를 강의하고 있으며, 대한요가회 대회위원장으로 대회규정집을 만들고 국제심판으로도 활동하며 대한민국 요가 발전을 위해 끊임없이 노력하는 국내 최고의 리드믹요가 지도자이다.

감사의 글

리드믹요가 책을 만들면서 다시 한번 요가의 의미를 마음 깊이 새기게 되었으며, 도움을 주신 분들에 대한 감사한 마음을 가질 수 있었습니다. 후프요가를 리드믹요가의 마지막 시리즈로 마무리하는 만큼 리드믹요가와 함께 하는 분들께 감사와 사랑의 마음을 전하고 싶습니다.

저와 뜻을 함께하며 협회 발전에 이바지하고 있는 강경란 부회장님, 윤세영 본부장님, 류지숙, 이복란, 조미행, 지옥근 이사님의 신뢰 덕분에 흔들림 없이 여기까지 올 수 있었습니다. 늘 한마음으로 대한리드믹요가협회를 아껴주셔서 감사합니다.

우리 리드믹요가 시연단은 UN세계요가의 날, 88올림픽 기념행사, 평창동계올림픽 기념행사, 경희체육인 밤 등 무대에서 리드믹요가를 빛나게 해줬습니다. 그들의 헌신으로 리드믹요가를 세상에 더 많이 알리고 있습니다. 현재 왕성한 활동을 하고 있는 이복란 부단장을 비롯하여 강경란, 이경미, 황수연 선생님 그리고 전 시연 단원인 김효경, 이슬이, 김민주, 김현진, 최정아, 최선희, 김소라, 안설아, 김민정 선생님 감사합니다. 특히, 리드믹요가 책의 동영상 시연을 해준 이복란, 이경미, 김효경 선생님에게 깊은 고마움을 전합니다.

전국 각지에서 리드믹요가를 가르치고 계신 신명숙, 송수진, 신선향, 조해경, 황예선, 이윤정, 이다영, 서민서, 변화경, 김은성, 김의순, 정상점, 김영미, 홍란표, 박지성, 허효진, 김성자, 김보경, 김정옥, 서지영, 황지은, 이진, 김소민, 김규리,이진실, 문지영, 박정은, 강윤정 선생님 모두에게 감사함을 전합니다. 특히, 책마다 들어간 예쁜 리드믹요가 그림을 선물해 준 지순도 선생님, 민혜 후배 고맙습니다.

마지막으로 3권의 시리즈로 준비한 책이 New-Sports로써 여러분께 재미있고 새롭게 다가가기를 진심으로 바라며, 리드믹요가에 관심 갖고 책을 읽어주신 분들께 다시 한번 두 손 모아 감사드립니다. 나마스테~

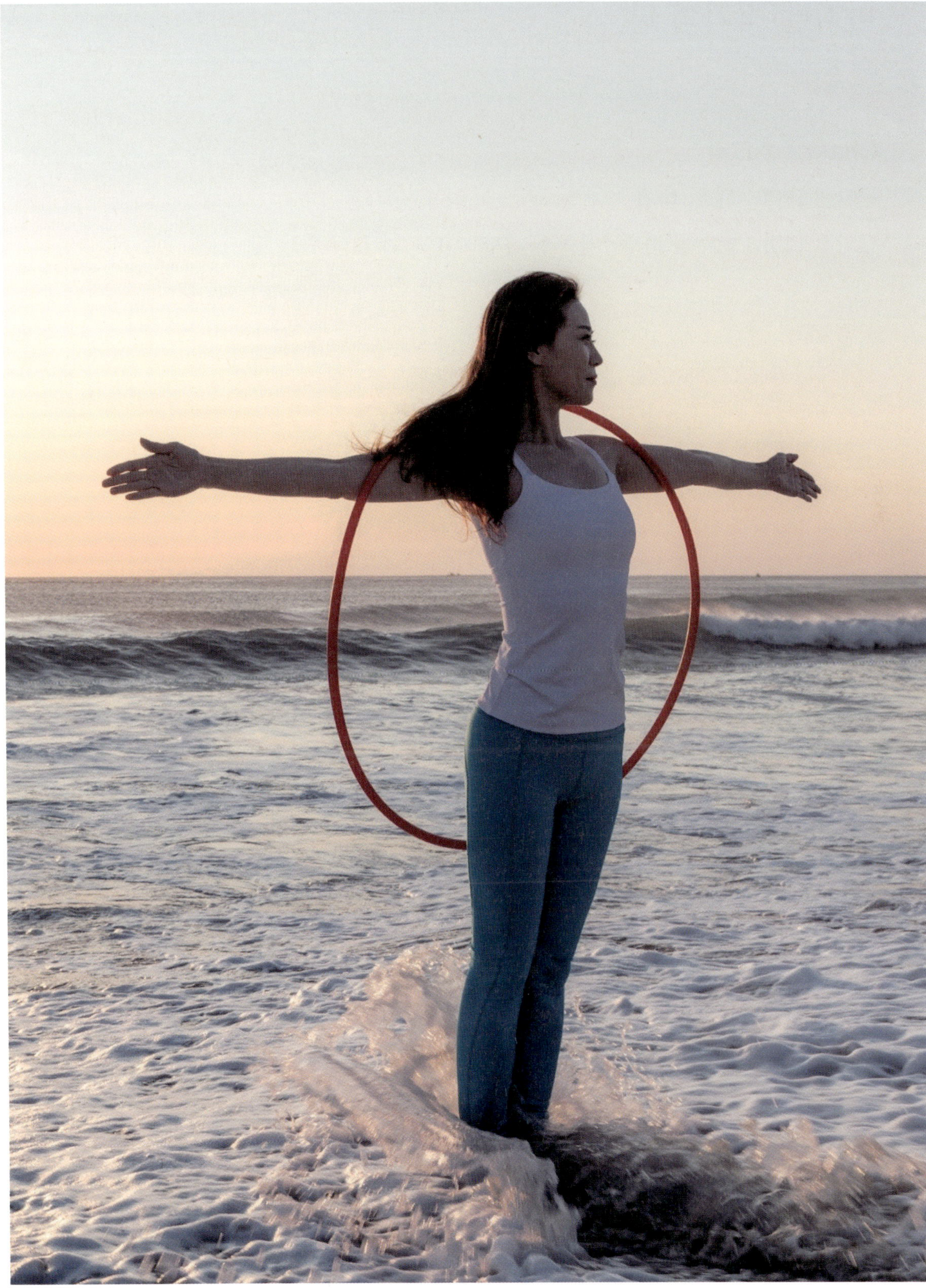

머리말(작가의 말)

Chakra 차크라

문자적 의미 : 원형, 바퀴

요가적 의미 : 척추를 따라 7개의 에너지, 기(氣)가 모여 있는 곳

후프는 원형으로 바퀴처럼 굴러갑니다. 리듬체조에서 후프를 멀리 앞으로 굴리며, 손목에 스냅을 주면 후프가 멀리 굴러갔다가 다시 돌아 오는 기술이 있습니다.

후프를 활용한 요가를 만들고자 했을 때 문득 이 기술이 생각났고 우리의 에너지는 하루하루가 다르듯 활성화되는 차크라도 다르기 때문에 원형의 바퀴처럼 회전하며 움직여 몸과 마음을 균형 잡히게 하는 차크라가 후프와 너무나 닮았다고 느껴졌습니다.

볼, 로프를 활용한 요가를 다 끝내고 좀 쉬려고 했지만 "나는 후프요가는 차크라요가로 만들어야지!"라는 생각이 들자 곧바로 실행에 옮겼습니다. 어떻게 보면 세 가지의 소도구 중에서 가장 다이나믹한 현대적인 소도구를 가지고, 가장 요가적인 차크라와 융합하는 것이 제게 모험과 같았지만 그만큼 값진 도전이었습니다. 후프의 높이, 넓이, 공간, 원형의 틀을 이용하니 모든 자세가 더 바르게 균형이 잡혔고 움직이는 근육에 집중할 수 있습니다. 요가의 미묘체와 현대의 기능해부학이 너무나 잘 매칭되는 것 같아 후프 안으로 들어갔다 나왔다 하는 여러 개의 독창적인 자세를 만들었고 그 동작을 할 때마다 몸과 마음의 조화로움을 느꼈습니다. 그렇게 밤마다 베란다 유리를 거울삼아 볼, 로프, 후프를 활용하여 만든 자세는 그림으로 그려 기록하였고 이러한 과정 속에 수많은 리드믹요가 워크샵, 지도자 교육 및 국내 컨퍼런스를 거쳐 현재는 모교인 경희대학교에서 리드믹요가를 가르치고 있는 행복을 누리고 있습니다.

끝으로 드릴 말씀은 저는 자신과의 싸움에서 이기는 의지가 강한 사람도 아니고, 세상을 바꾸는 위대한 리더도 아닙니다. 다만 저는 좋음이 곧 바름으로 알고 사는 사람입니다. 좋은 자세는 바른 자세이고 좋은 사람은 바른 사람이기에 좋은 사람을 곁에 두려고 저 자신이 좋은 사람이 되고자 노력합니다. 요가를 다시 만난 것은 제 인생에 있어 가장 좋은 일입니다. 바른 선택인 것이었지요. 그래서 저는 제가 가본 길이기에 후학들에게 안전하고 고운 길을 히말라야의 셀파처럼 안내하고자 합니다.

Part 1 – Ball, Part 2 – Rope 머리말에서 말씀드린 바와 같이 리드믹요가 책은 바른 자세로 가는 안내서이자 지침서입니다. 각각의 동작은 시퀀스로 연결되어 수업에 바로 활용할 수 있게 준비하였기에 초보자부터 상급자까지 응용이 가능합니다. 참고로 책의 모든 용어의 표기가 산스크리트(Sanskrit)어로 되어 있는 것은 요가의 의미를 전달하고자 함입니다. 대중화를 위해 영어와 한국어를 함께 사용하였기에 원어의 된소리가 아닌 일반화된 번역에 맞추어 표기하였습니다. 이는 전통요가 수련자 및 현대요가 수련자의 구분 없이 New-Sports로써 모두가 즐겨주기를 바라는 마스터의 마음을 담았음을 기억해주시기 바랍니다. 특히, 후프요가에서는 동작마다 차크라의 각성을 첨부하여 가장 현대적인 소도구에 요가의 의미를 융합하고자 시도하였습니다.

자! 그럼, 지금부터 차크라요가인 후프요가를 시작하겠습니다.

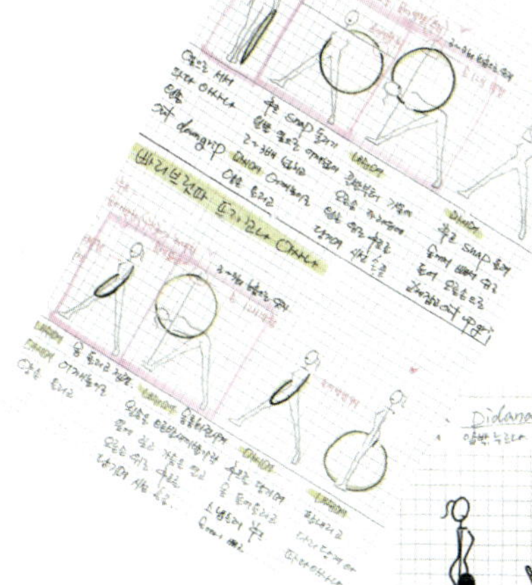

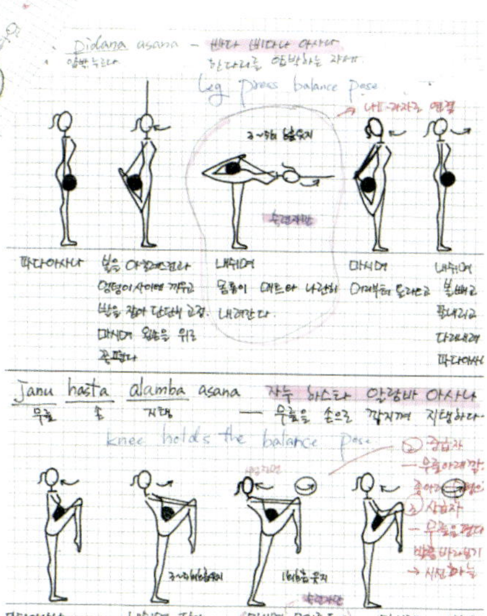

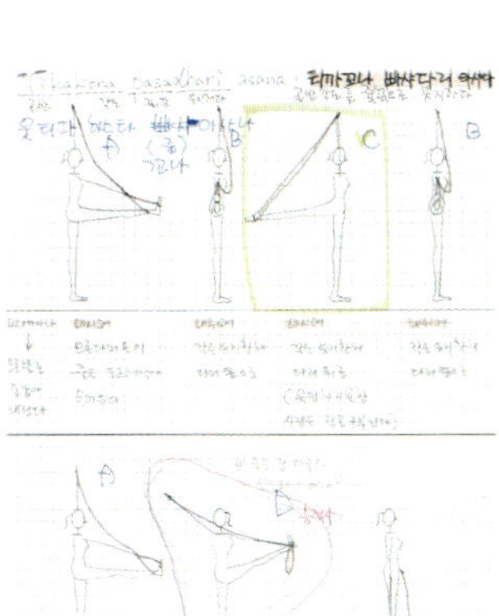

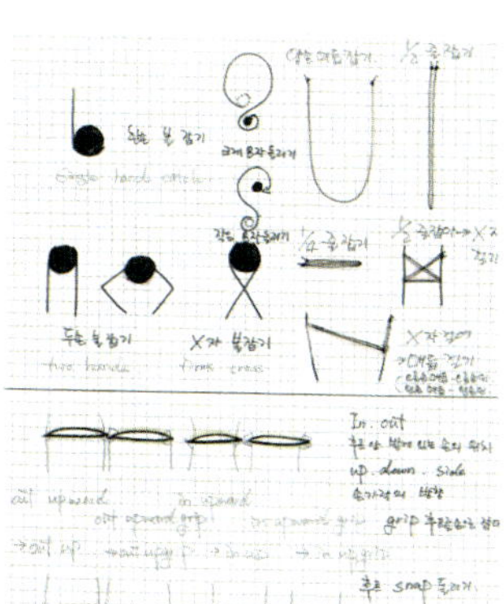

목차 CONTENTS

감사의 글 6
머리말(작가의 말) 8

1 장
리드믹요가의 철학 및 로고의 의미 12
리드믹요가 기본 원리 13
리드믹요가 수업준비 방법 및 주의 사항 14

2 장
Rhythmicyoga – Hoop 16
기본 동작 & Sequence 20
- 후프 잡는 법 20

Warming up & Sequence 30
Standing asana & Sequence 48
- 서서하는 자세 48
- 균형잡는 자세 86

Grounding asana & Sequence 106
- 전굴자세 106
- 측굴자세 116
- 고관절 확장 자세 122
- 후굴자세 128
- 코어 강화 자세 134

Finish asana & Sequence 140
Rhythmic flow & Sequence 144
명상을 위한 아사나(좌법) 148

참고문헌 154
대한리드믹요가협회 Info. 155

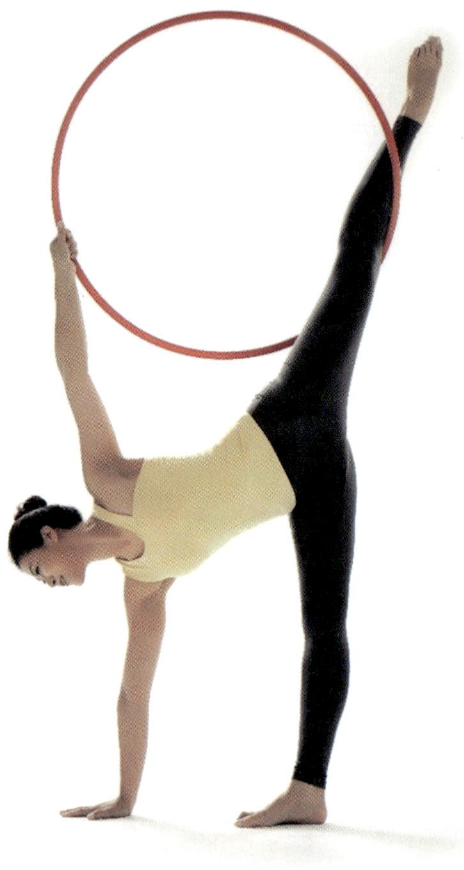

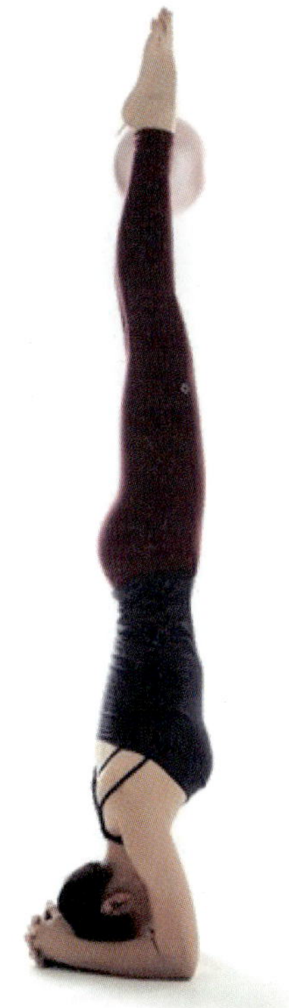

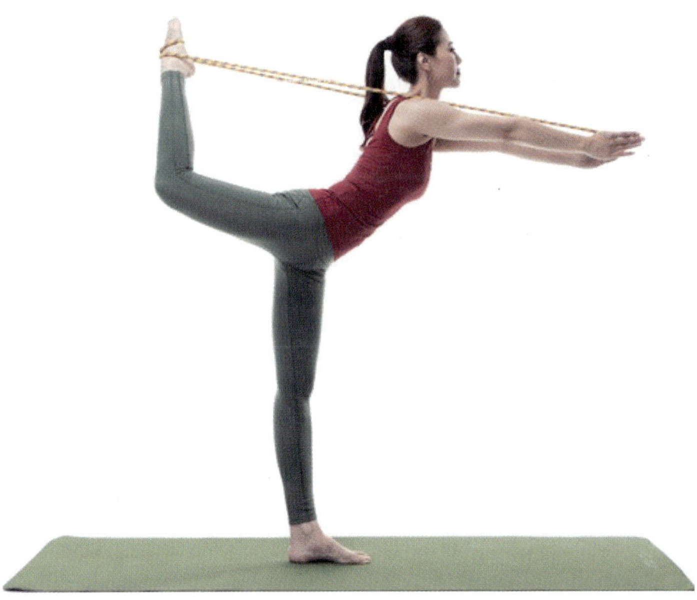

1장. Rhythmicyoga philosophy

몸의 리듬, 마음의 리듬, 생활의 리듬을 되찾게 해주는 리드믹요가

볼, 로프, 후프의 소도구가 머무르는 곳에 따라 신체의 자각과 집중력을 높여주며,
호흡의 리듬, 순환의 리듬, 생활의 리듬을 되돌려주는(**Re**thmicyoga) 의미를 담고 있습니다.

우리는 다양한 리듬을 갖고 있습니다.
사랑의 감성과 감정을 담아 리드미컬한 소리를 내는 심장의 리듬,
생명력을 느끼게 해주는 호흡의 리듬, 걸을 때나 움직일 때 일어나는 운동의 리듬이 있고,
음악을 들을 때도 몸은 그 리듬에 반응을 보입니다.
리드믹요가는 삶에서 일어나는 다양한 리듬을 되찾아 주기 위해 창시된
New-Sports 입니다.
따라서 리드믹요가는 아사나(자세) 유지 시간에
신체의 멈춤이 아니라 신체의 순환 리듬을 느낄 수 있도록
볼, 로프, 후프가 친절하게 안내합니다.

리드믹요가 로고의 의미 Significance of logo

**"점(볼)이 이어져 선(줄)이 되고 선이 이어져 원(후프)을 이루듯 개인이 만나
인연을 맺고 그 인연의 힘을 모아 인류건강의 큰 뜻을 이룬다."**
**As points (Ball) become lines (Rope) and lines (Hoop) form, individuals meet and
relate to each other. The strength of those ties together makes
a great contribution to human health.**

Rhythmic
YOGA

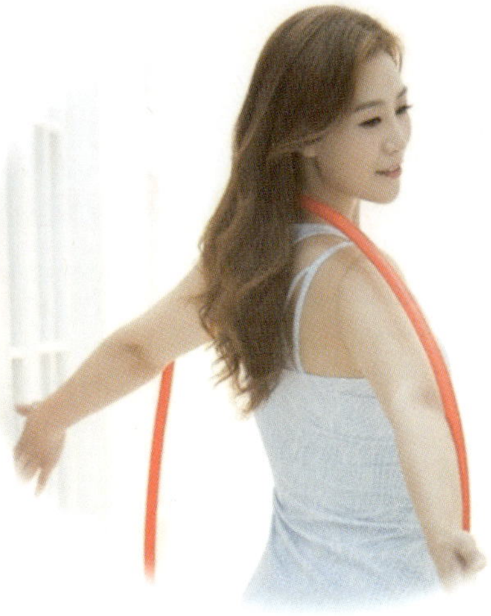

Rhythmicyoga 기본 원리

1. 리드믹요가는 단순히 체중을 감량하는 것에 목적을 두지 않는다.

➜ 볼, 로프, 후프는 신체 정렬을 바탕으로 하고 있기 때문이다.

2. 리드믹요가는 소도구가 신체에 머무르는 위치에 따라 그 효과가 다르다.

➜ 지도자의 정확한 근육의 명칭을 말하여 자각을 이끈다.

3. 리드믹요가는 스스로 바디 얼라이먼트와 어져스트먼트를 경험할 수 있다.

➜ 소도구의 각도가 몸의 균형이 틀어졌음을 바로 알 수 있고 소도구에 에너지를 싣고 그 힘을 사용해 핸즈온의 효과를 얻을 수 있다.

4. 리드믹요가는 집중력을 향상한다.

➜ 맨손으로 할 때보다 소도구가 신체의 근육에 집중시킴으로 더욱 몰입하게 만든다.

5. 각각의 소도구 개성과 다양한 난이도를 지도자가 수업에 따라 조절할 수 있다.

➜ 소도구에 따라 쉽고 어려운 난이도를 단계별로 선택할 수 있어 지도자와 수련자는 늘 새로운 요가를 경험할 수 있다.

Rhythmicyoga 수업준비 방법 및 주의 사항

Rhythmicyoga - Hoop

- 키 140cm미만 아이들은 지름 80cm 주니어 사이즈로 준비하고 성인은 90cm 리듬체조 선수사이즈로 준비한다.
- 후프는 산스크리트어 "차크라" 즉, "원형, 바퀴"에서 그 뜻을 찾아 만들게 되었고 그 원형의 틀 안에서 안정감을 느끼며 내 몸에 차크라가 열린다는 것을 첫 시간에 얘기한다.
- 후프 안에 수카아사나로 앉아 명상을 한다.
- 후프의 넓은 지름은 어깨의 힘을 빼고 나의 몸과 마음에 공간과 여유를 줄 수 있음을 동작을 할 때도 반복적으로 티칭한다.
- 후프의 높이를 이용해 밸런스를 쉽게 잡을 수 있고 후프의 수직과 수평의 면 그리고 안과 밖의 공간을 이용할 때 후프를 잡는 손에 대해 먼저 얘기한다.
- 후프에 너무 큰 체중이나 힘을 가해 부러지거나 휘어서 다치지 않도록 주위를 준다.

이 책을 보며 리드믹요가를 따라하는 분께 알립니다.

**이 책에는 약 200여 개의 동작이 실려 있으며,
혼자서도 연습이 가능하도록 자세한 방법을 동작마다 넣었습니다.
편의상 한쪽 방향의 사진을 실었으며, 모든 동작의 마무리는 역순으로
처음 준비자세로 되돌아온 후 반대쪽을 실시합니다.
책에서 소개되는 자세는 요가의 자세, 요가 응용 자세, 창작 자세로 구성되어
시퀀스의 연결이 될 수 있도록 운동 순서에 맞춰
힘의 방향, 후프의 위치, 잡는 법, 호흡, 동작, 시선 등을 넣어
누구나 쉽게 리드믹요가를 따라할 수 있습니다.**

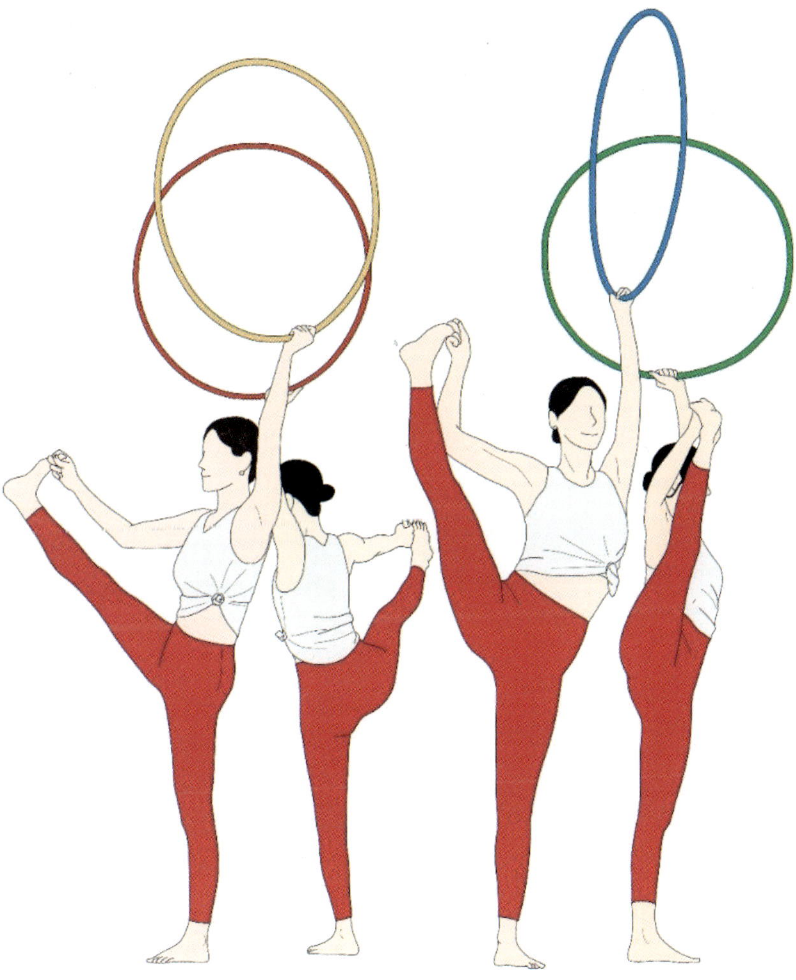

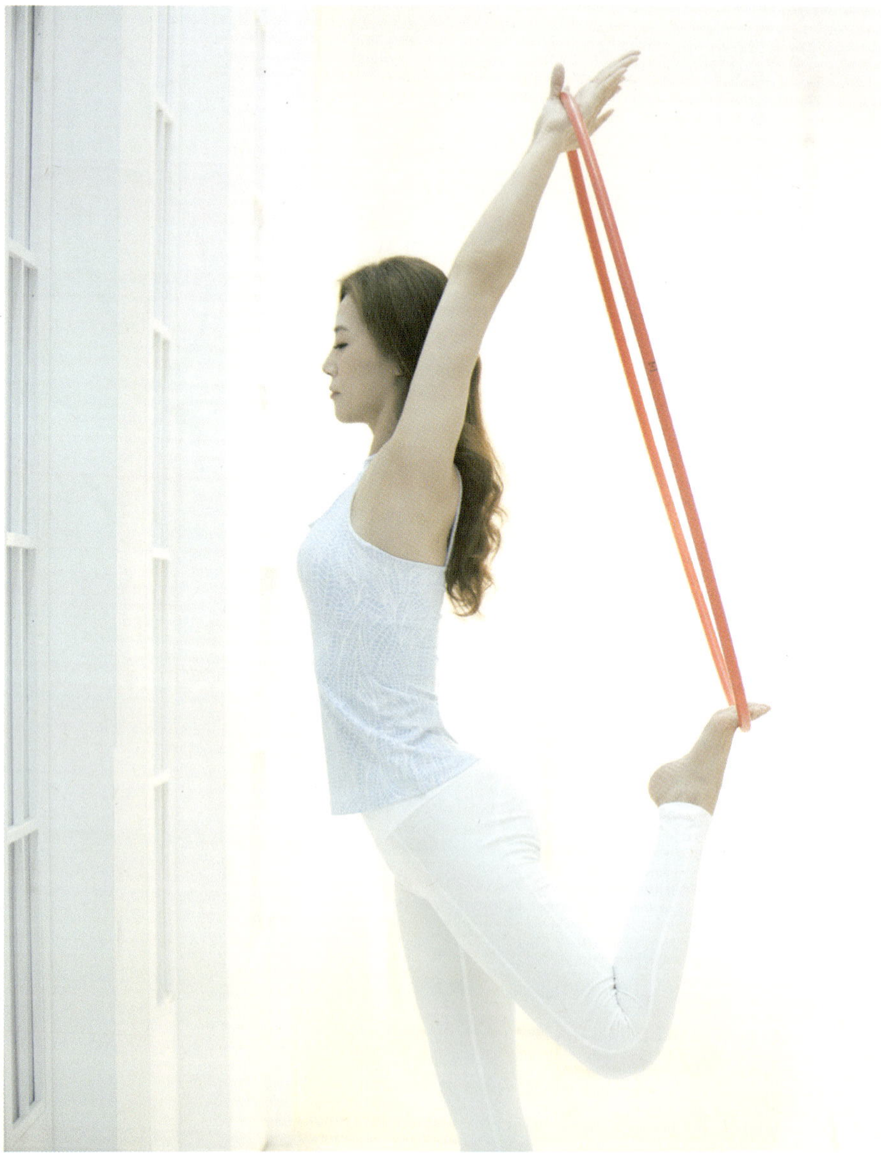

2장.

Rhythmicyoga

– Hoop –

Beauty : 리드믹요가를 하는 순간 몸과 마음은 아름다워지며

Flexibility : 리드믹요가를 통해 신체와 생활에 유연함이 생기고

Creativity : 리드믹요가는 독창적인 움직임이 창조적인 삶으로 안내한다.

Rhythmicyoga – Hoop

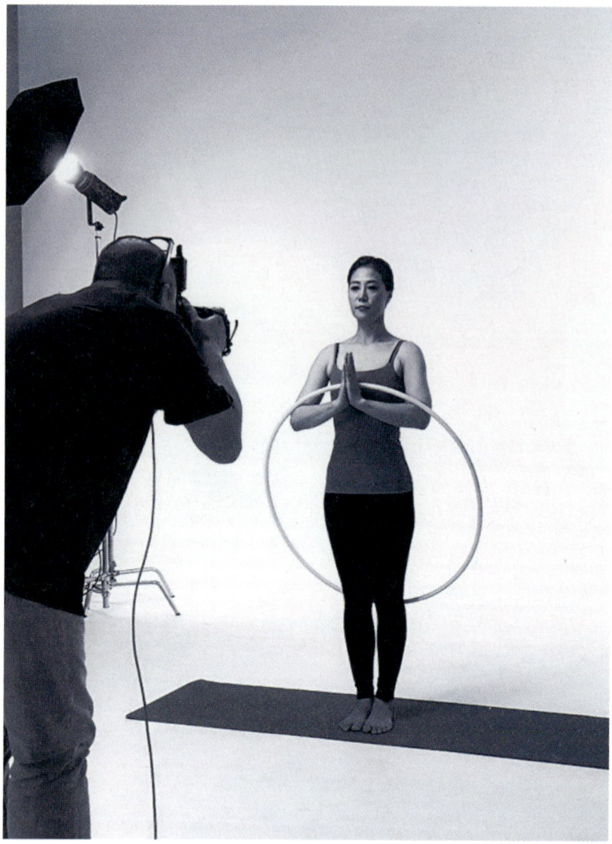

리듬체조 후프의 특징

리듬체조 후프는 내부 직경 80~90cm이고, 무게는 최소 300g입니다. 후프 루틴의 기본 사항은 손이나 몸에서 굴리기, 후프 통과하기, 뛰어넘기, 점프와 피봇 등을 하며 신체와 후프가 유연하고 탄력 있게 움직이며 기술을 구사합니다. 후프의 특징을 살려 한발이나 두발 또는 신체의 한 부위로 지지하며 밸런스를 잡거나, 던지고 신체의 일부를 이용해 받거나 원심력을 이용해 다시 던지는 등 후프의 특성을 잘 살려 여러 가지 동작을 조화롭고, 아름답게 표현합니다.

Rhythmicyoga – Hoop

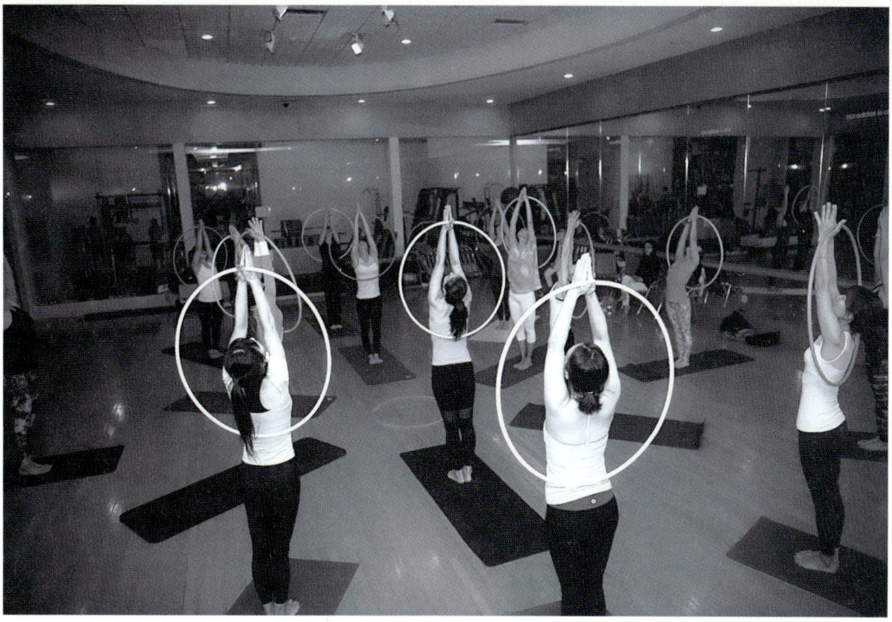

후프 요가에서의 후프의 의미 : "원형", "바퀴"라는 뜻을 가진 산스크리트어인 "차크라"

Teaching point : 후프가 나의 몸을 통과하며 지날 때 나의 몸과 마음에 공간이 생기며 나의 차크라가 열리는 것을 자각한다.

후프는 일반적으로 허리로 돌릴 때 변비 해소와 뱃살을 빼주는 것으로 알려져 있지만 후프요가에서는 돌리기를 하지 않고 신체를 바르게 정렬하고 몸을 신장시키는 데 사용하여 여러 효과를 기대합니다.
후프요가 수련 시 후프를 드는 방법에서 각기 다른 근육의 움직임이 있습니다. 기본적으로 후프를 잡을 때는 엄지손가락의 쓰임이 많고 후프의 움직임에 따라 잡는 방법이 달라지고 효과도 큰 차이를 보입니다.
후프를 양손으로 들었을 때 어깨너비보다 조금 넓은 상태가 됩니다.
이점은 수련자가 어깨의 힘을 빼고 요가 동작을 하는 데 크게 도움이 됩니다. 동작을 유지할 때 어깨 힘을 뺄 수 있다는 것은 수련자가 다른 곳에도 힘을 뺄 수 있고 호흡에 집중할 수 있음을 의미합니다. 그리고 후프의 높이를 이용해 요가 동작을 쉽고 편안하게 수행할 수도 있고 후프가 가진 곡선을 이용해 팔을 뻗거나 다리를 올려 밸런스를 잡거나 들어 올렸을 때 수련자가 후프에 의지해서 오랜 시간을 유지할 수 있고 완전한 자세로 갈 수 있도록 도와줍니다.
이 모두는 자율신경을 안정시키고 신체 각 기관의 순환 기능을 향상하는 데 큰 효과를 볼 수 있습니다.
따라서 후프요가는 안정적인 자세와 고요한 마음의 수련을 통해 차크라를 각성하는 데 그 의미를 찾을 수 있으며, 요가 수련에 정진을 도와줍니다.

기본 동작 & Sequence

Various hoop positions

후프 잡는 법 – 나마스테 잡기

- 후프 안으로 들어와 후프 앞을 엄지손가락 사이에 끼우고 합장한다.
- 가운데손가락은 쇄골이 만나는 지점에 오게 하고, 겨드랑이는 살짝 띄워 팔에 후프가 닿게 한다.
- 위로 들었을 때는 후프가 몸 뒤에서 수직이 될 수 있도록 엄지손가락으로 고정한다.

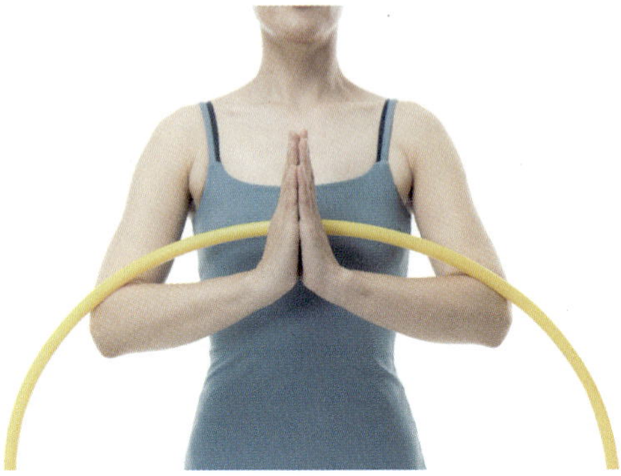

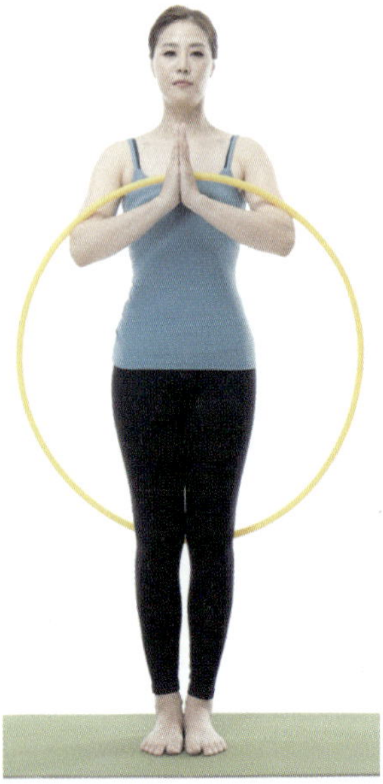

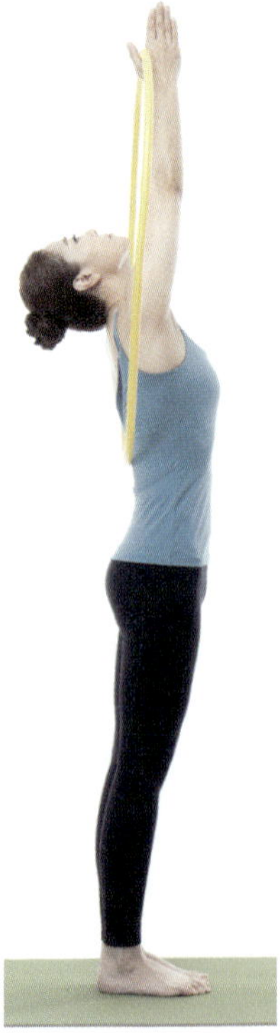

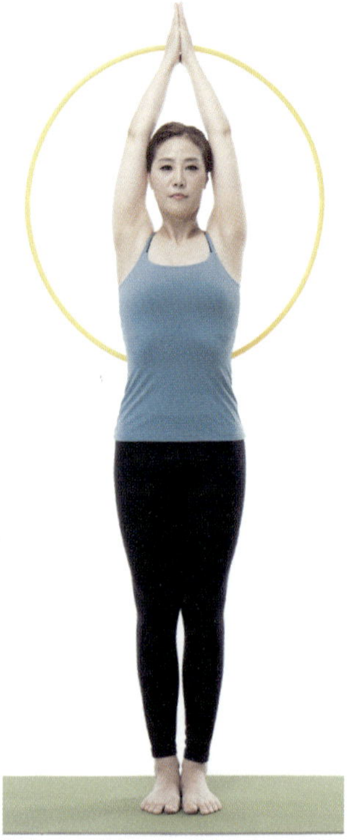

후프 잡는 법

Various hoop positions

후프 잡는 법 – 검지 세워 잡기

- 후프의 원형의 면에 검지를 세워서 잡는다.
- 검지를 세워 잡지 않으면 후프가 고정되지 않고 앞뒤로 움직인다.

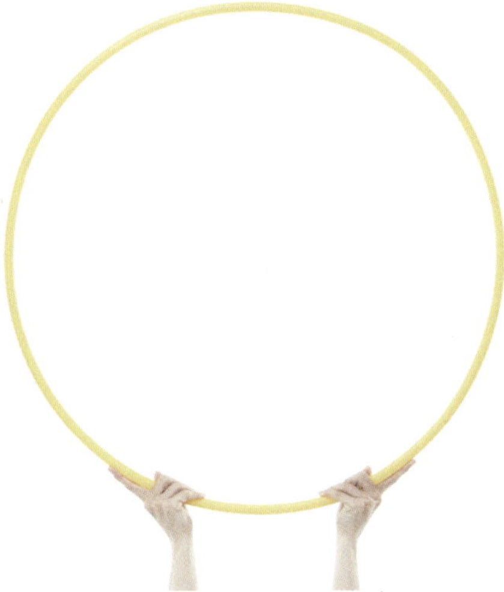

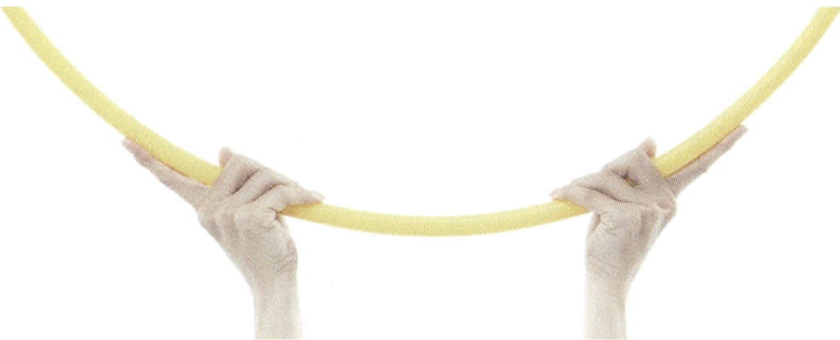

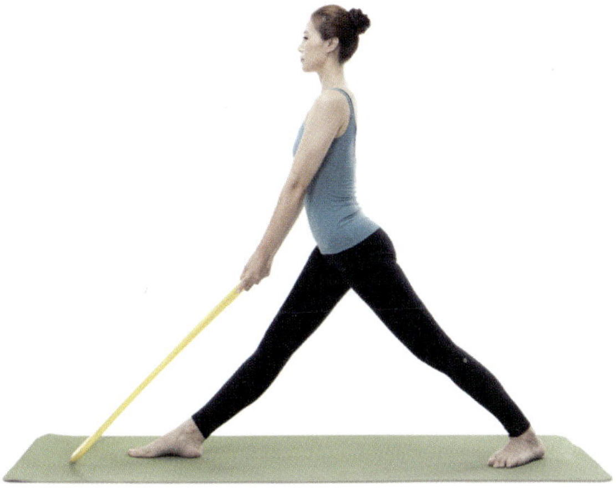

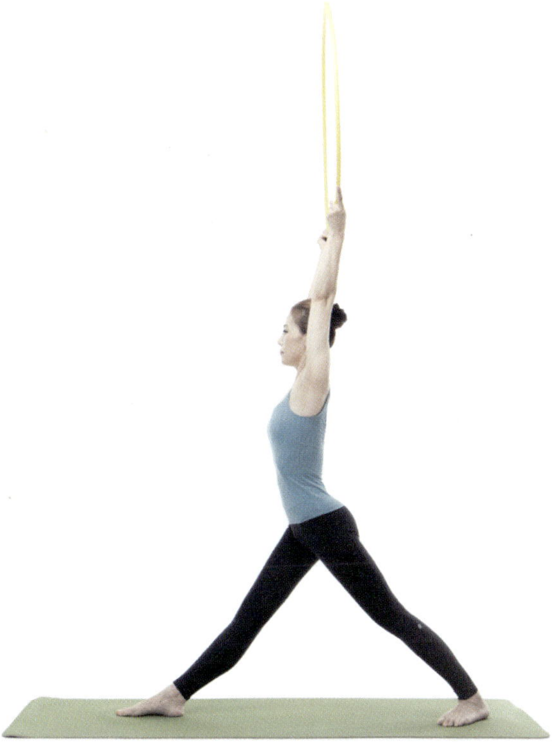

기본 동작 & Sequence

Various hoop positions

후프 잡는 법 – 두 손 마주 잡기

- 후프를 정면에 놓고 수직으로 세워 주먹이 맞닿도록 마주 잡는다.
- 수직으로 세울 때는 좌우로 후프가 치우쳐지지 않도록 해야 한다.

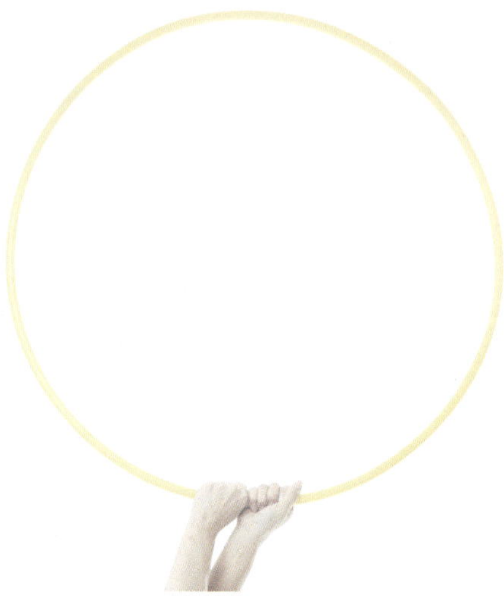

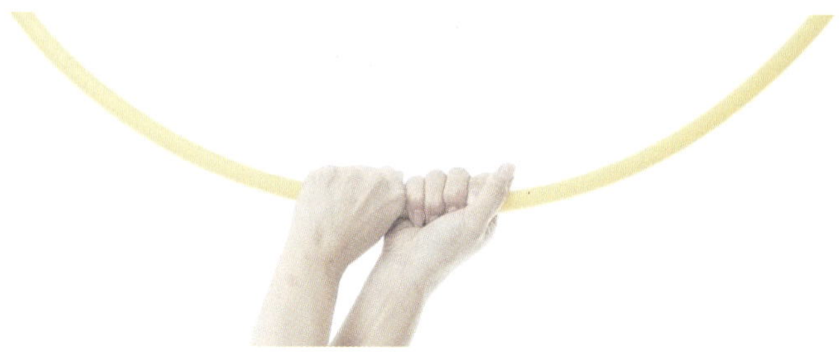

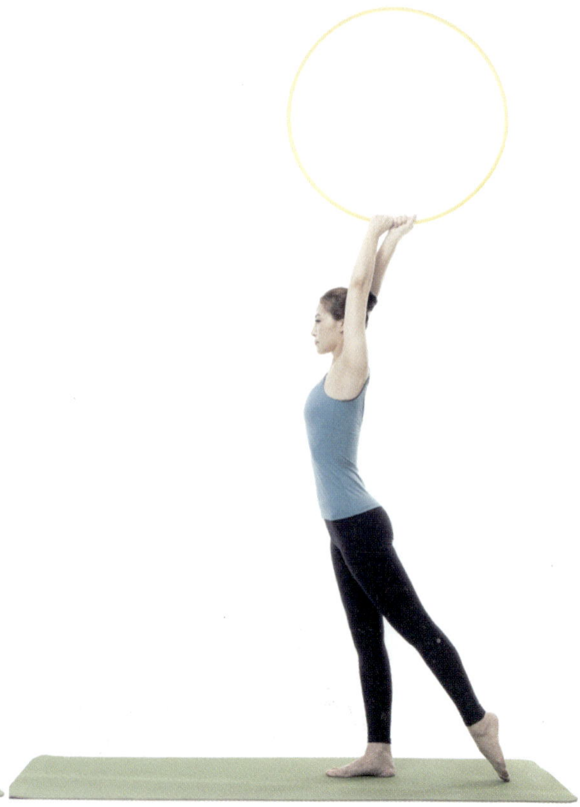

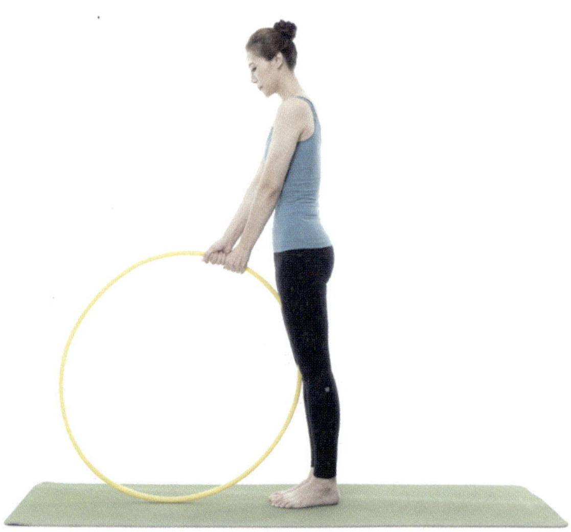

후프 잡는 법

Various hoop positions

후프 잡는 법 – 두 손 겹쳐 잡기

- 오른 다리로 균형을 잡을 때는 오른손을 위로 가게 한다.
- 한 손은 후프 위에 놓고, 다른 손은 손등 위에 겹친다.
- 후프를 살짝 굴리며 앞으로 상체를 숙이는 동작의 시퀀스 연결할 때 쓰인다.

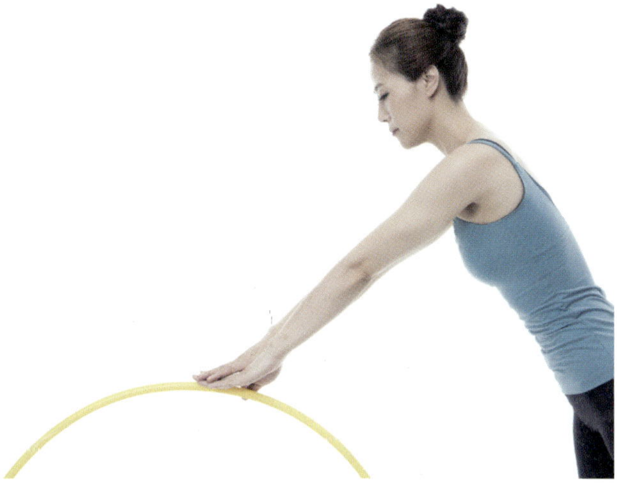

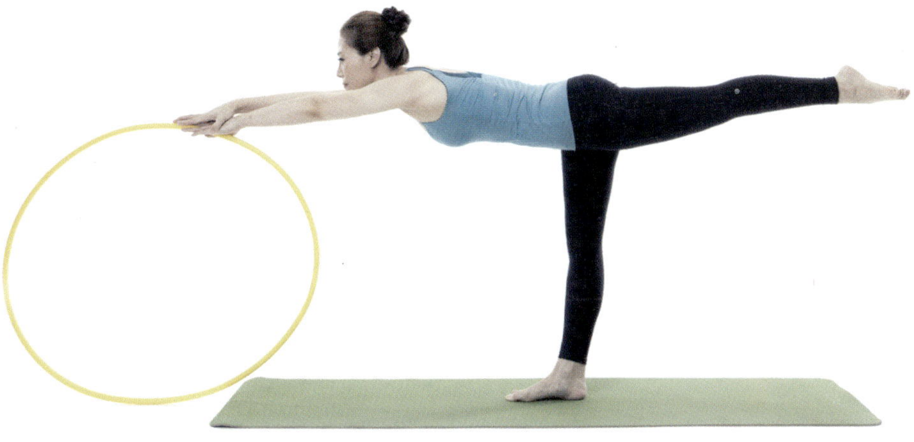

기본 동작 & Sequence

Various hoop positions

후프 잡는 법 – 원형의 틀로 벽 만들기

- 먼저 후프 위를 경추에 댄다. 타다아사나를 하며 후프에 손바닥을 대고 바르게 선다.
- 몸 뒤에서 후프로 벽을 만들고 팔을 수평으로 올리면 팔 안쪽으로 후프가 단단히 고정된다.

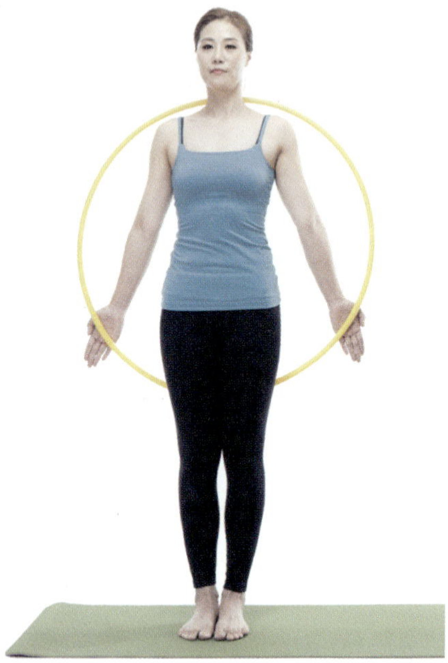

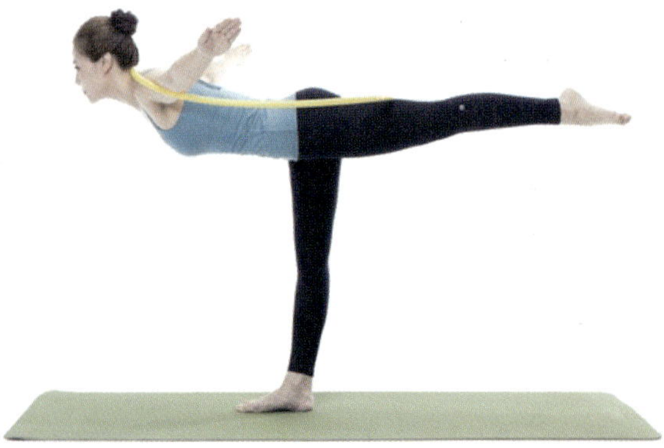

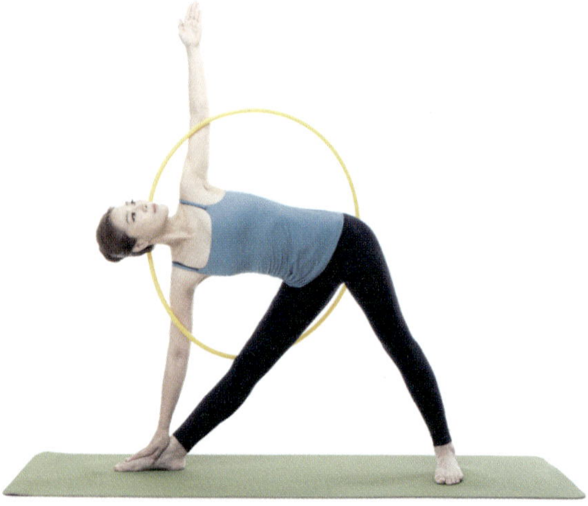

후프 잡는 법

Various hoop positions

후프 잡는 법 – 후프를 수직으로 세워 한 손 잡기

- 후프의 높이를 이용한 밸런스 자세를 할 때 유용하다.
- 후프를 너무 의지하면 후프가 휘며 아래로 내려가기 때문에 후프가 나를 지탱해 준다는 생각보다 신체의 중심으로 밸런스를 잡는 것으로 이용해야 한다.
- 후프를 수직으로 세우고 손을 골반 옆에 붙여서 고관절의 흔들림을 막아준다.

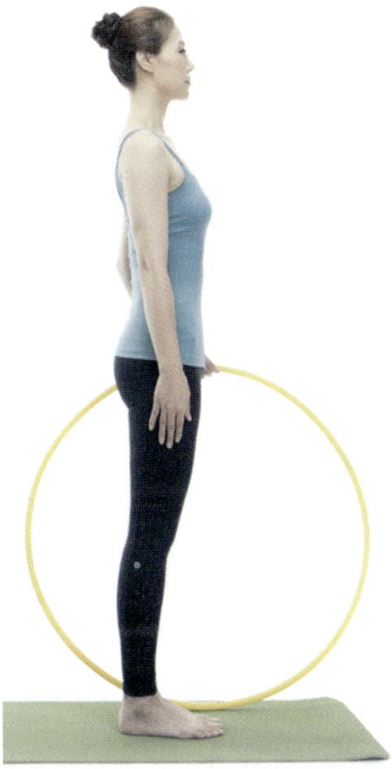

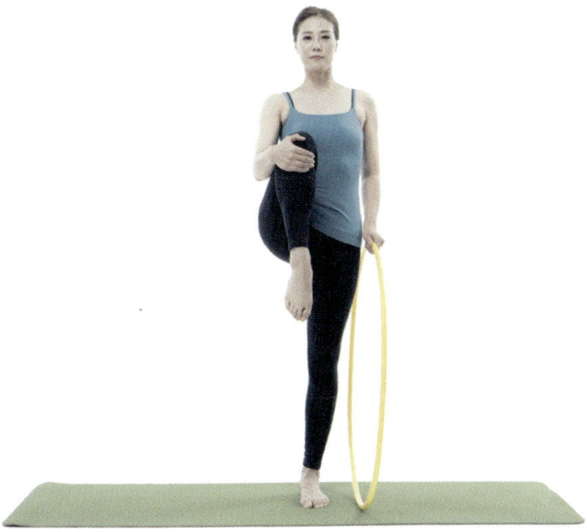

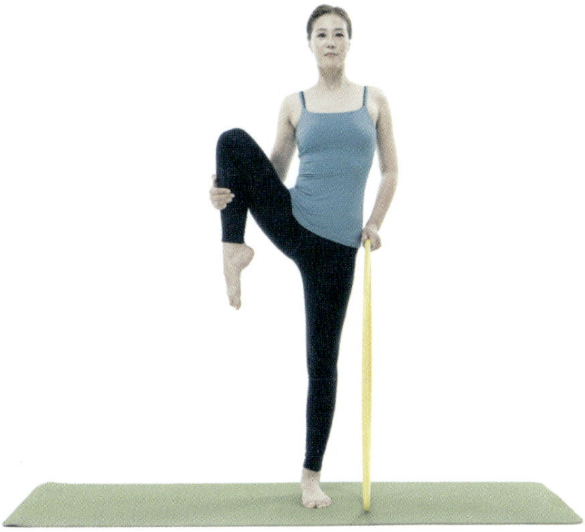

Various hoop positions

후프 잡는 법 – 센터 잡기

- 후프 안으로 들어가 손을 바깥으로 하여 양쪽 센터를 잡는다.
- 손으로 잡을 수도 있고, 엄지손가락으로만 잡을 수도 있다.
- 후프의 넓이는 어깨의 긴장을 완화하며, 다양한 자세를 할 수 있으므로 센터 잡기는 활용도가 높다.

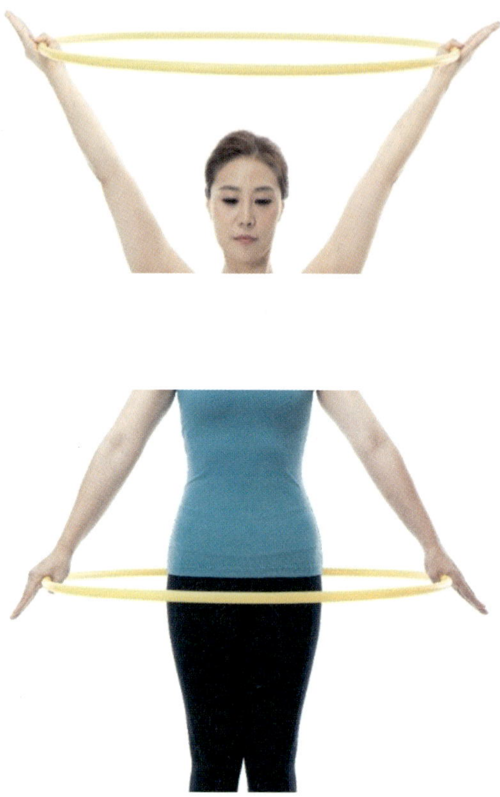

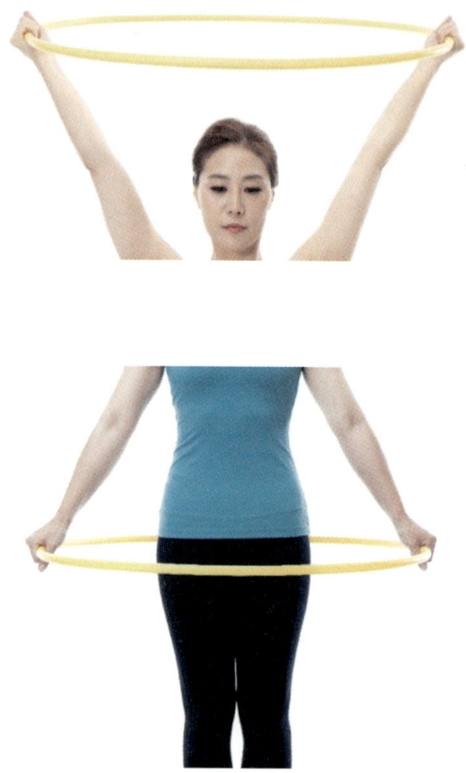

후프 잡는 법

Various hoop positions

후프 잡는 법

- 후프 안으로 들어와 신체의 옆면에 후프를 댄다.
- 후프를 한쪽 겨드랑이 또는 옆구리에 대고 손끝을 반대 방향으로 밀며 에너지의 흐름을 느낄 수 있다.

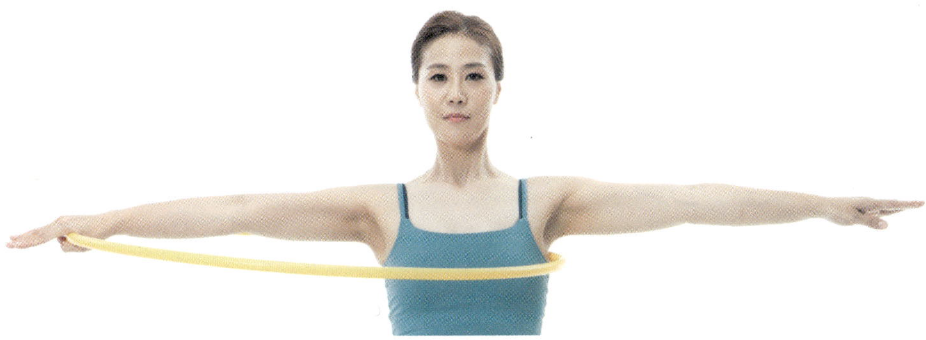

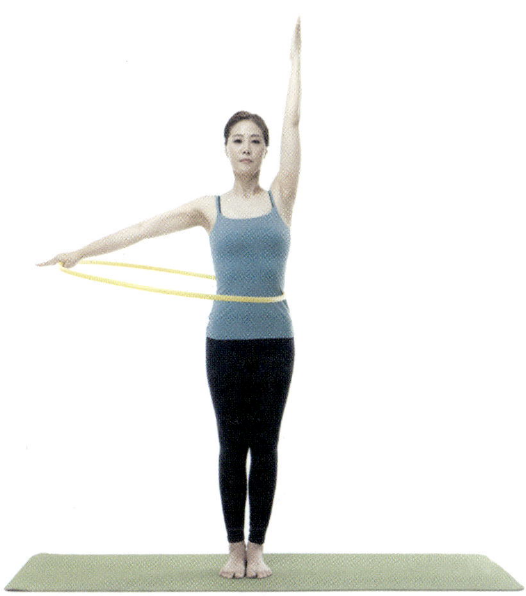

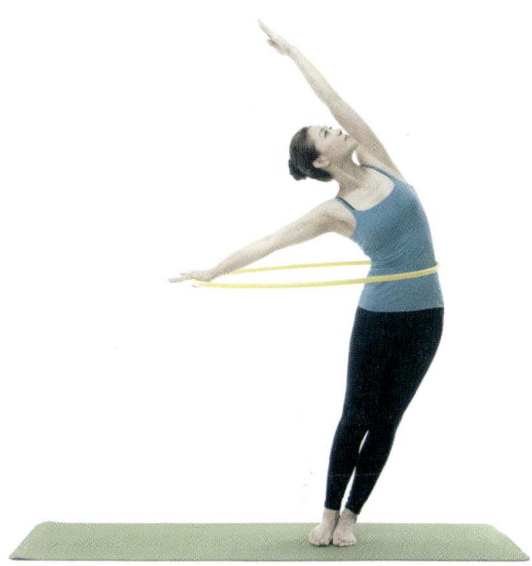

기본 동작 & Sequence

Various hoop positions

후프 잡는 법 – 후프 1/3 잡기

- 후프 안으로 들어와 흉추에 후프 뒤를 댄다.
- 흉추에 후프를 댄 채 후프를 뒤로 회전시켜 몸이 후프 바깥으로 나오게 한다.
- 이 동작은 굽은 등과 가슴을 펴게 하는 효과와 경직된 어깨관절을 회전하는 데 효과가 있다.

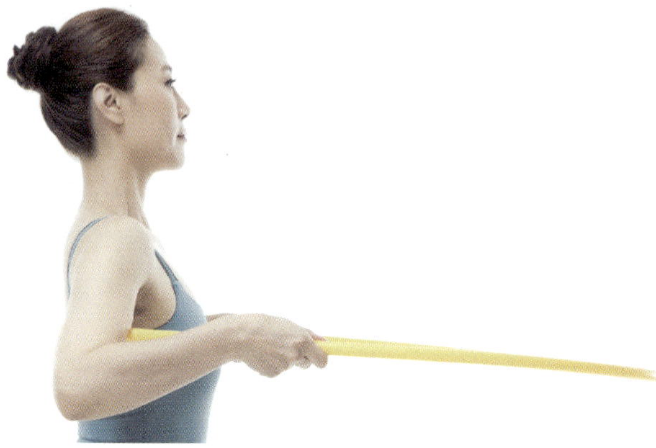

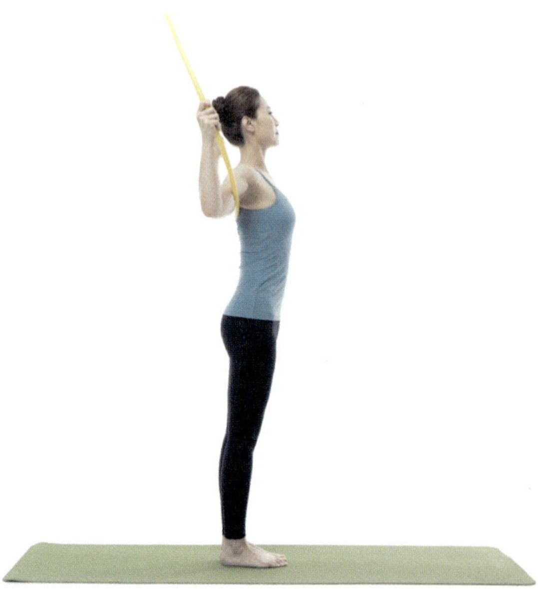

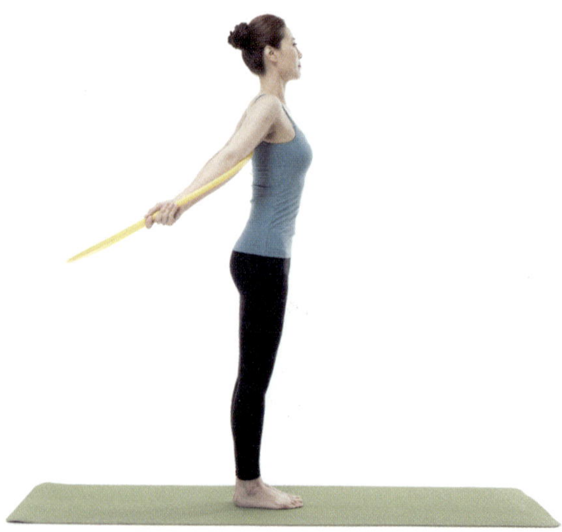

후프 잡는 법

Various hoop positions

후프 잡는 법 – 발가락 걸기

- 후프 안으로 들어와 후프를 몸 뒤쪽에 놓는다.
- 발목은 펴고 발가락만 당겨 후프를 걸고, 다리를 들어 올린다.

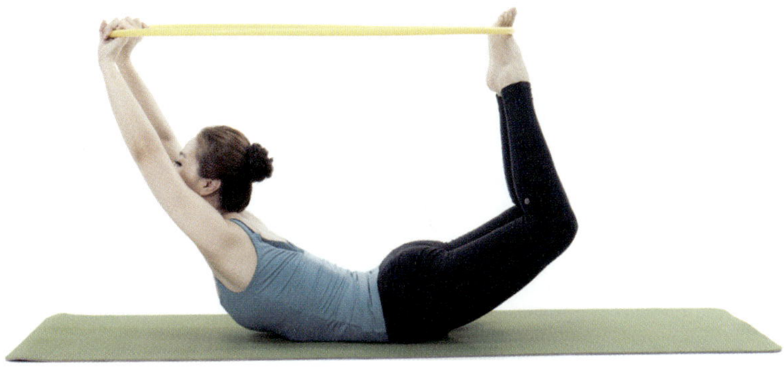

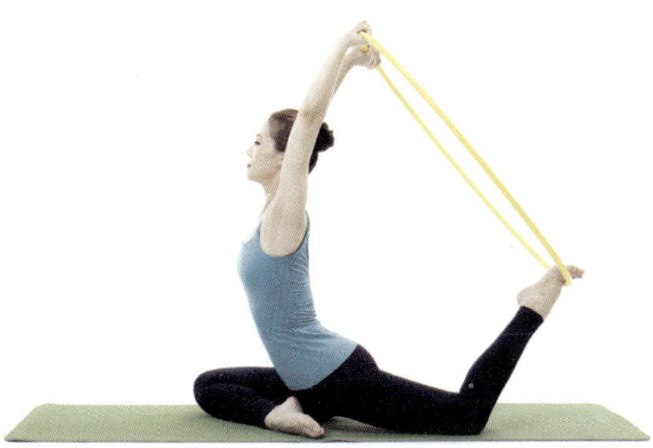

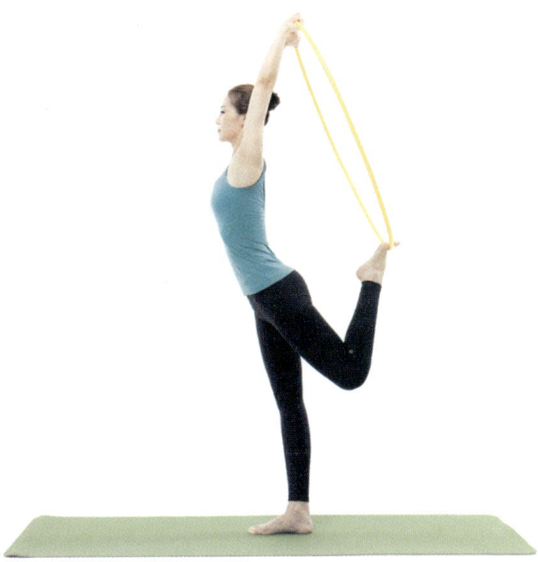

Warming up & Sequence

시작 Start

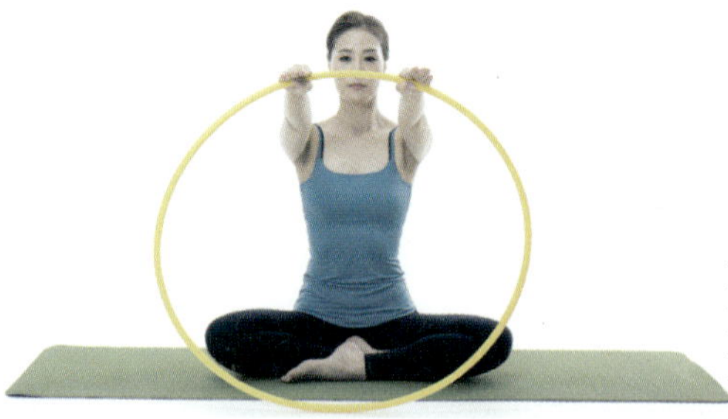

Pose - 수카아사나로 앉아 어깨너비로 후프 잡음
Hoop - 수직
Breathing - Inhale

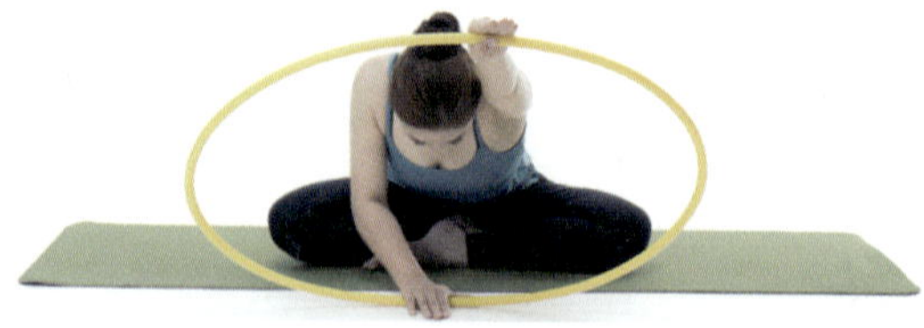

Pose - 후프 앞으로 밀며 척추 신장
Hoop - 대각선
Breathing - Exhale

워밍업 시퀀스

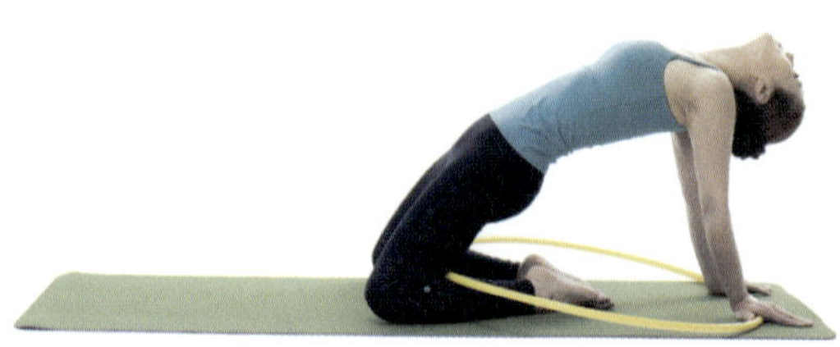

Pose - 우스트라아사나
Hoop - 형태 유지
Breathing - Inhale

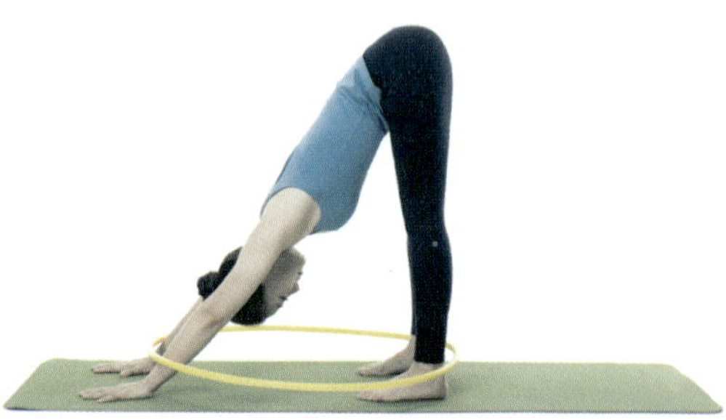

Pose - 다리가 수직인 다운독 포즈
Hoop - 후프 안으로 들어와 손목, 아킬레스건에 위치
Breathing - Exhale

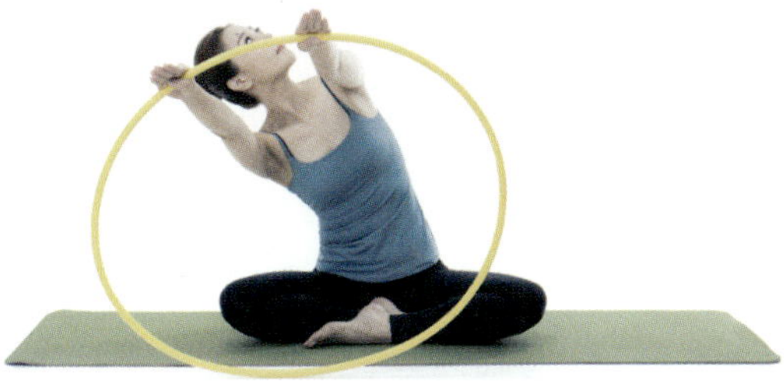

Pose - 후프 옆으로 굴리며 측굴
Hoop - 대각선 기울이기
Breathing - Exhale

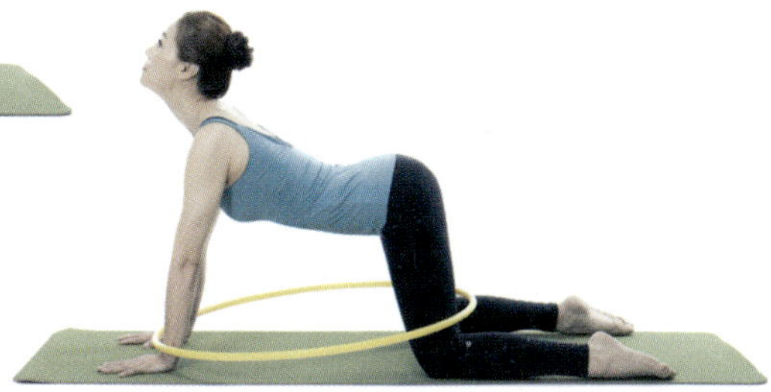

Pose - 카우포즈
Hoop - 손목, 무릎 뒤
Breathing - Inhale

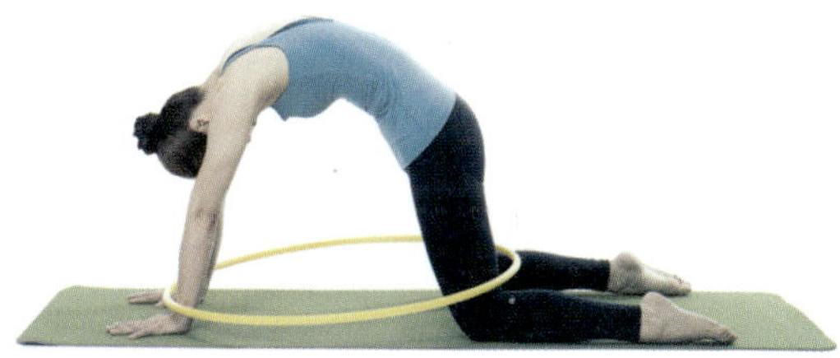

Pose - 캣포즈
Hoop - 형태 유지
Breathing - Exhale

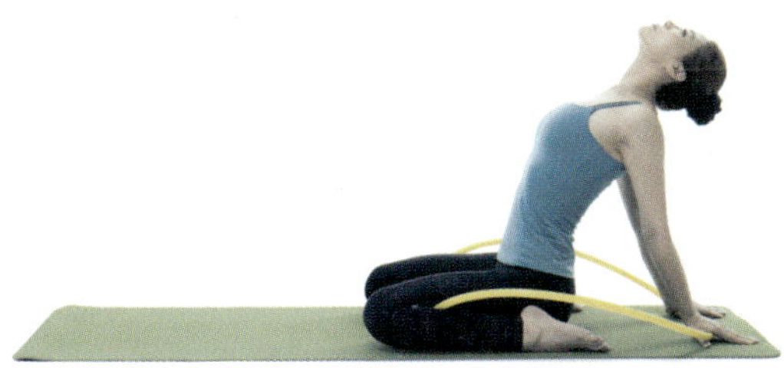

Pose - 후프 밖으로 나와 척추 신장
Hoop - 무릎 뒤에 끼우고, 손으로 누름
Breathing - Inhale

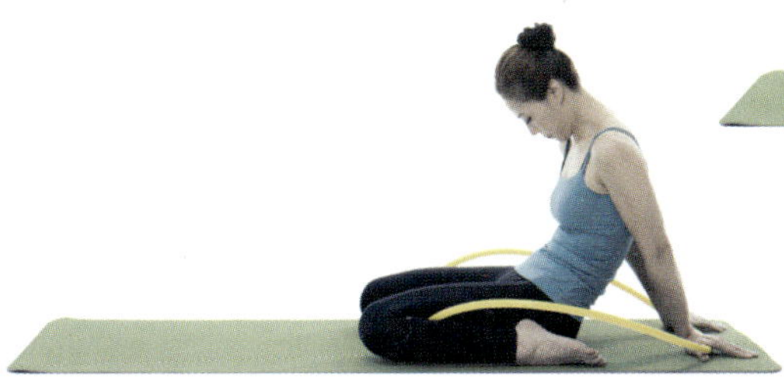

Pose - 후프 누르며 컨츄렉션
Hoop - 형태 유지
Breathing - Exhale

척주기립근을 부드럽게 하는 이완스트레칭 – 워밍업 1

각성 : Sahasrara Chakra

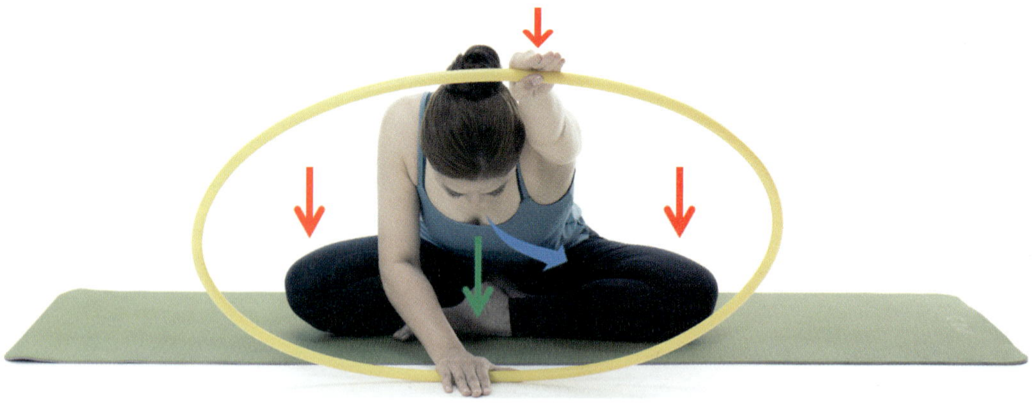

효과 Effect – 후프 아래를 손으로 고정하고 몸을 기울여 후프를 미는 동작은 척주기립근을 부드럽게 신장시키며, 어깨의 경직을 해소한다.

주의사항 Caution – 어깨에 힘을 빼고 손끝을 앞으로 밀어주며 손끝부터 미추까지 굴곡 없이 신장하여야 한다. 또한 최대한 밀었을 때 좌골을 바닥으로 눌러 안정적인 자세를 만든다.

핵심사항 Key point – 후프요가는 원형의 틀 안에서 신체의 여유 있는 공간을 느낄 수 있도록 어깨와 귀가 멀어지고 견봉이 수평을 유지한 채 자유로운 포즈가 가능하다.

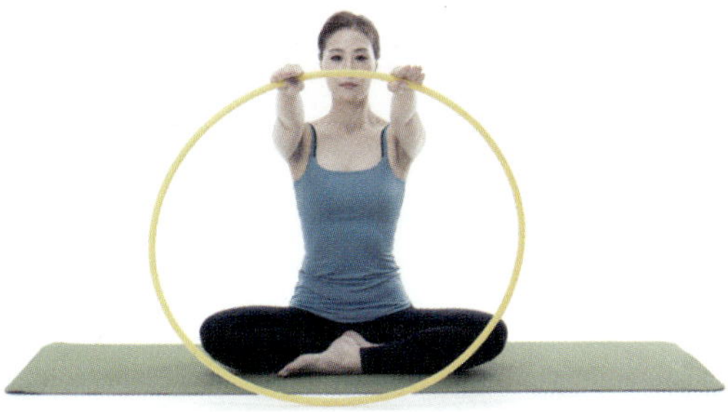

Leg - 수카아사나(편안한 명상 자세)
Hoop - 수직
Breathing - Inhale
Motion - 바르게 앉음
엄지손가락으로 후프를 고정하고 손가락을 폄
Drishti - 정면

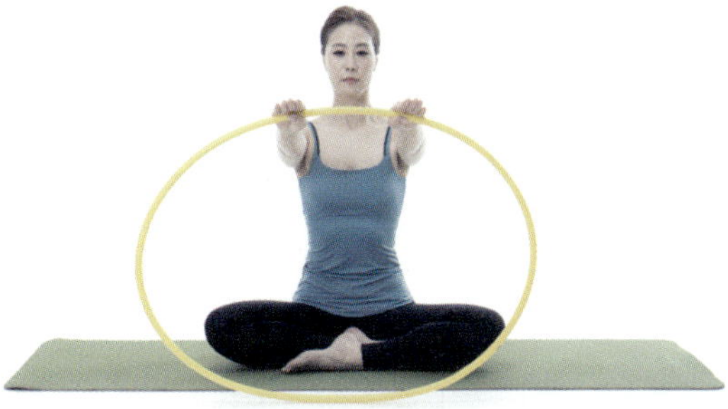

Leg - 준비자세 유지
Hoop - 수직
Breathing - Exhale
Motion - 어깨를 내리며 후프를 누름
Drishti - 정면

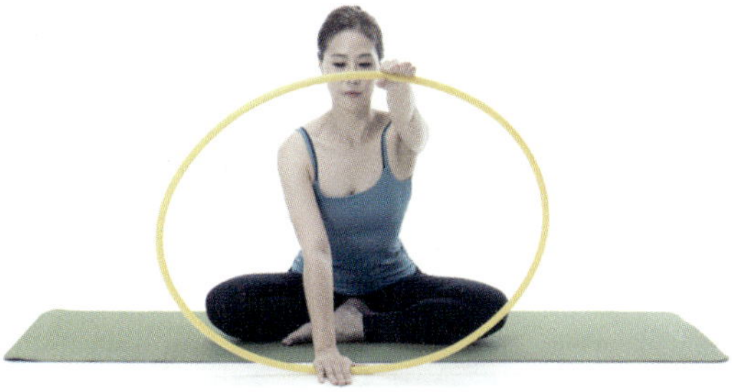

Leg - 준비자세 유지
Hoop - 사선으로 기울임
Breathing - Inhale
Motion - 오른손으로 후프를 누름
왼손 엄지손가락으로 후프를 고정하고 팔을 펴서 앞으로 밀어줌
Drishti - 바닥 멀리

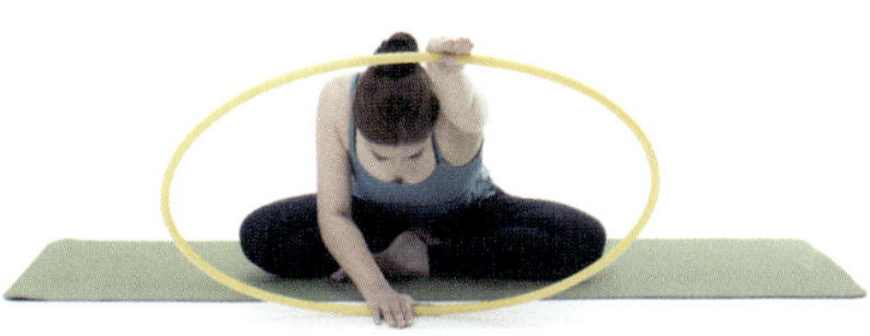

Leg - 준비자세 유지
Hoop - 대각선으로 기울임
Breathing - Exhale
Motion - 손끝부터 미추까지 대각선이 되도록 척추 신장
Drishti - 바닥에 고정한 손등

신체의 측면을 부드럽게 하는 이완스트레칭 – 워밍업 2

각성 : Ajna Chakra

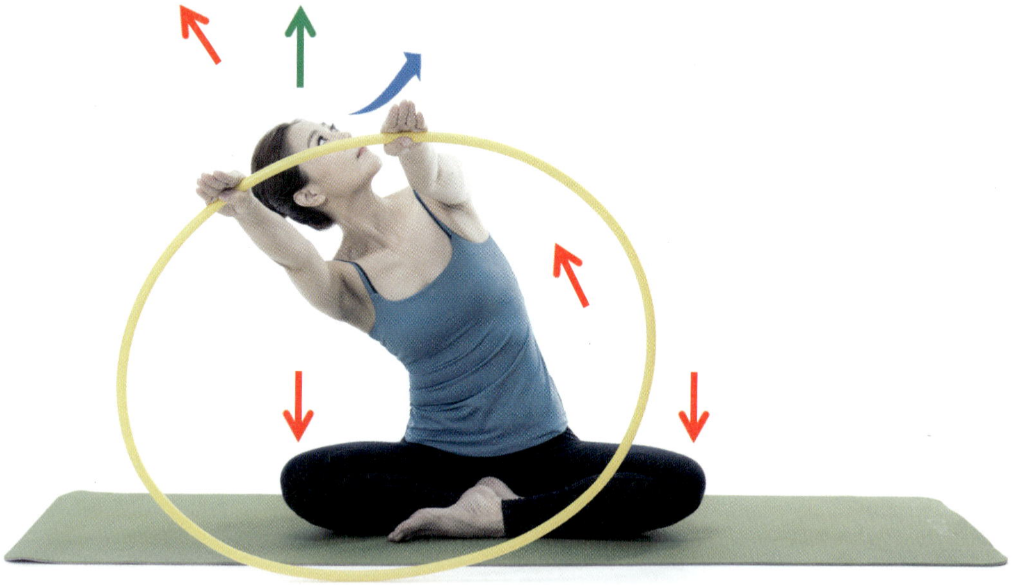

효과 Effect – 어깨에 긴장을 풀게 만들고 가벼운 측면 스트레칭을 통해 늑골과 늑골의 간격이 넓어짐에 따라 편안한 호흡을 돕는다.

주의사항 Caution – 후프를 힘으로 누르는 것이 아닌 어깨를 내리며 자연스럽게 손이 후프를 누르는 동작으로 이어져야 한다. 후프를 누른다고 생각하면 다시 어깨에 힘이 들어갈 수 있다.

핵심사항 Key point – 후프와 내 몸은 수직으로 세워져 있는 상태에서 후프가 굴러가는 방향에 내 몸도 살짝 기울어지는 느낌으로 부드럽게 이완스트레칭한다.

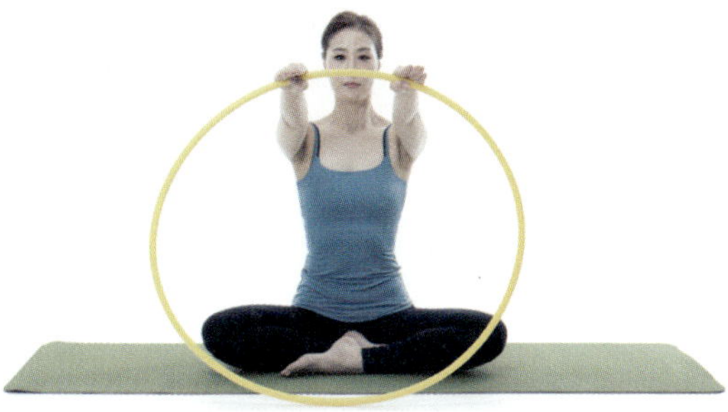

Leg - 수카아사나(편안한 명상 자세)
Hoop - 수직
Breathing - Inhale
Motion - 바르게 앉음
엄지손가락으로 후프를 고정하고 손가락을 폄
Drishti - 정면

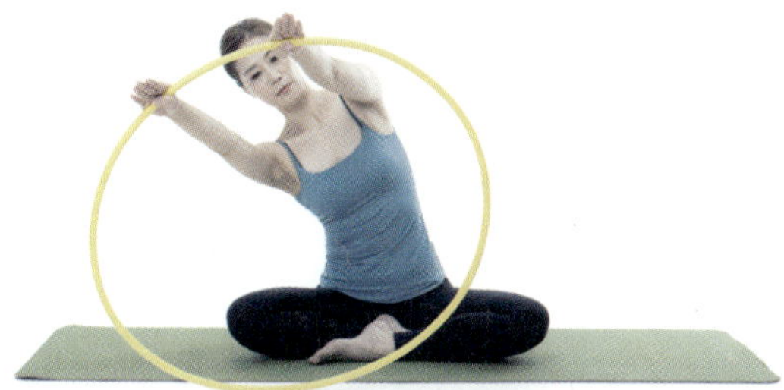

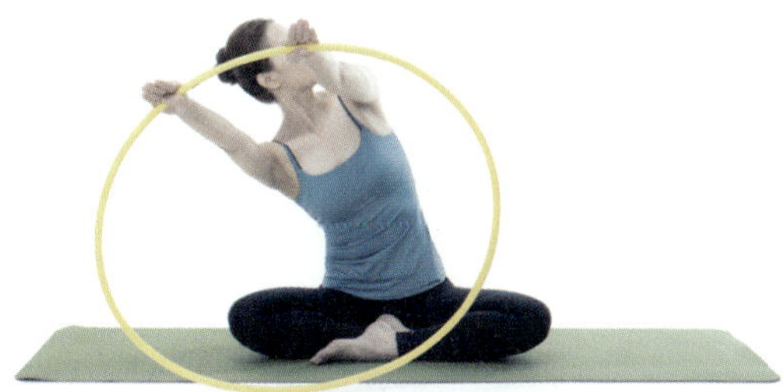

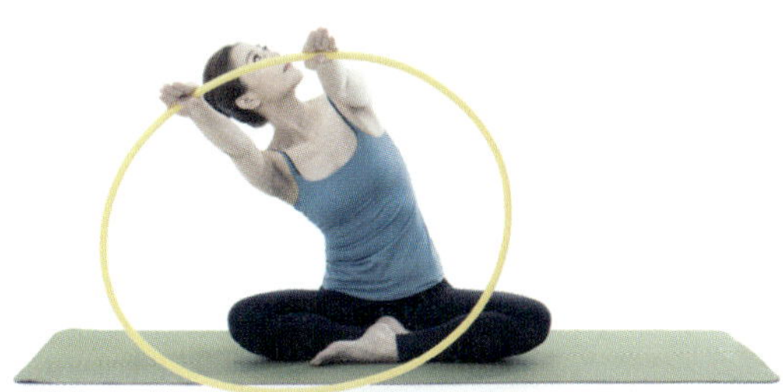

Leg - 준비자세 유지
Hoop - 기울이는 쪽으로 굴림
Breathing - Exhale
Motion - 후프를 굴리며 가벼운 측굴
Drishti - 옆 → 하늘

척주기립근을 부드럽게 하는 이완스트레칭 – 워밍업 3

각성 : Vishuddha Chakra

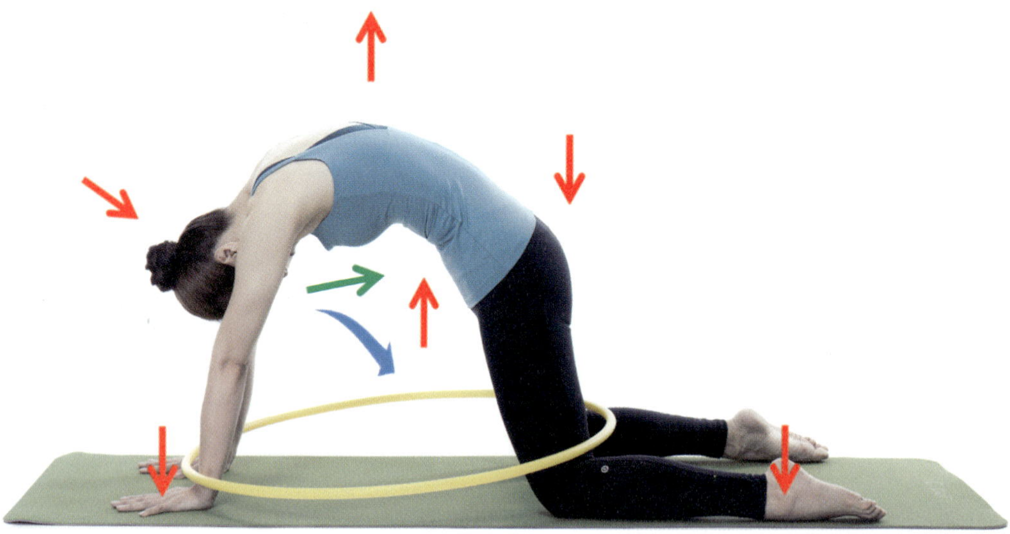

효과 Effect – 후프 안에서 하는 테이블 포즈 → 카우포즈 → 캣포즈는 척추와 고관절의 가동성이 커질 수 있다. 평소보다 넓은 테이블 포즈로 부드러운 척추의 움직임에 집중한다.

주의사항 Caution – 평소에 척추와 고관절이 뻣뻣하고 유연성이 부족한 사람은 후프 안에서 동작의 연결을 통해 조금 더 자유로운 움직임을 경험할 수 있다.

핵심사항 Key point – 다음 시퀀스의 연결을 위해 무릎과 발의 간격을 매트 넓이만큼 넓혀서 실시한다.

Warming up & Sequence

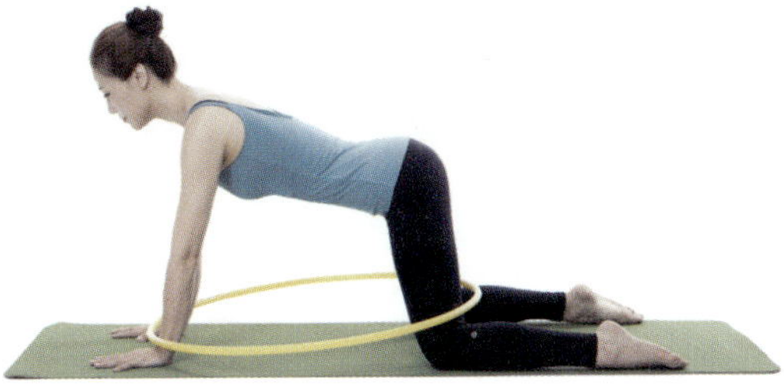

Leg - 무릎을 바닥에 대고 매트만큼 무릎과 발목을 넓힘
Hoop - 손목 위, 무릎 뒤
Motion - 후프 안에서 넓은 테이블 포즈
Drishti - 바닥 멀리

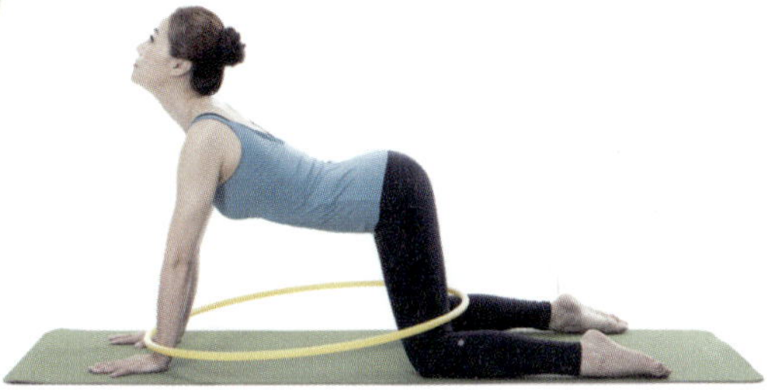

Leg - 준비자세 유지
Hoop - 형대 유지
Breathing - Inhale
Motion - 마시는 호흡에 흉골을 들어 올리며 등을 펴고, 좌골을 들어 올림
Drishti - 하늘

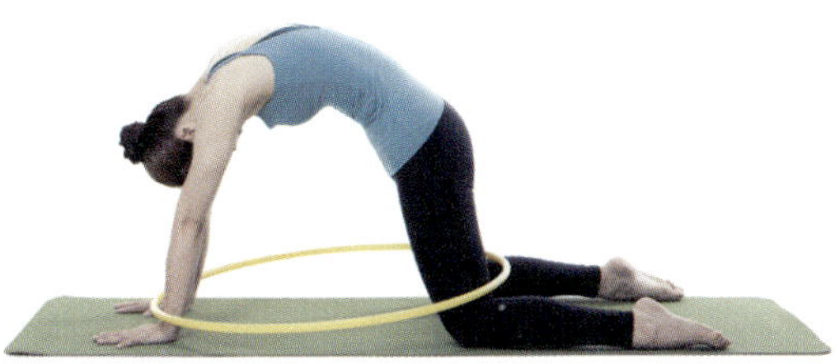

Leg - 준비자세 유지
Hoop - 형태 유지
Breathing - Exhale
Motion - 내쉬는 호흡에 바닥을 누르며 위쪽 등을 둥글게 말아 머리를 떨어뜨리고 복부를 당김
Drishti - 배꼽

고관절을 부드럽게 하는 이완스트레칭 – 워밍업 4

각성 : Muladhara Chakra

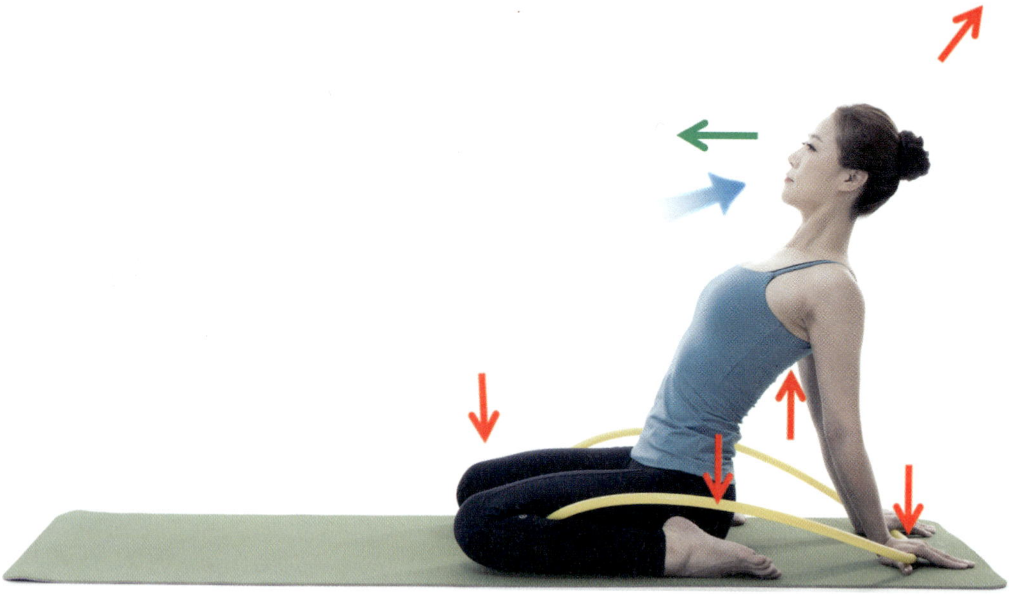

효과 Effect – 탄성있는 후프를 이용하여 대퇴사두근 및 봉공근의 스트레칭을 좀 더 강력하게 할 수 있다. 한편, 무릎 뒤 "위중혈"을 후프가 자극해서 무릎 통증과 요통을 완화하고 다리 부종을 개선하는 효과가 있다.

주의사항 Caution – 손을 뒤로 짚어 후프를 누르면 자연스럽게 굽은 등과 가슴이 펴진다. 만일 무릎의 통증이 있는 사람이 동일한 효과를 보고 싶다면 뒤꿈치를 엉덩이로 누르고 해도 좋다.

핵심사항 Key point – 리듬체조에서 자주 사용하는 동작과 요가의 숩다비라아사나의 콜라보레이션으로 재미있고 새로운 시퀀스를 경험할 수 있다.

Warming up & Sequence

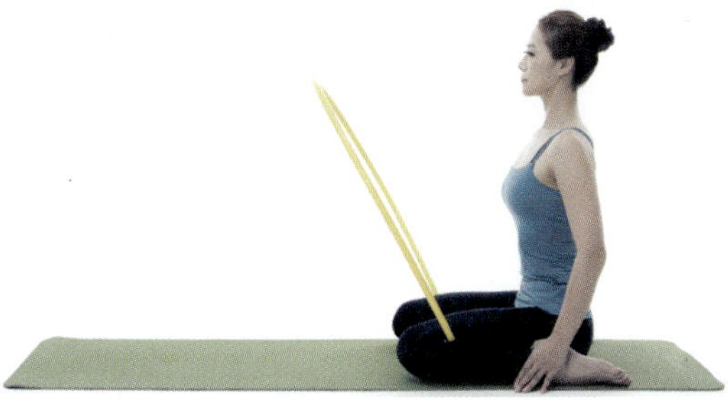

Leg - 숩다비라아사나 다리 자세
Hoop - 손목 위, 무릎 뒤
Motion - 테이블 포즈에서 넓혀진 뒤꿈치 사이에
앉으면 후프가 바닥에서 떠오름
Drishti - 정면

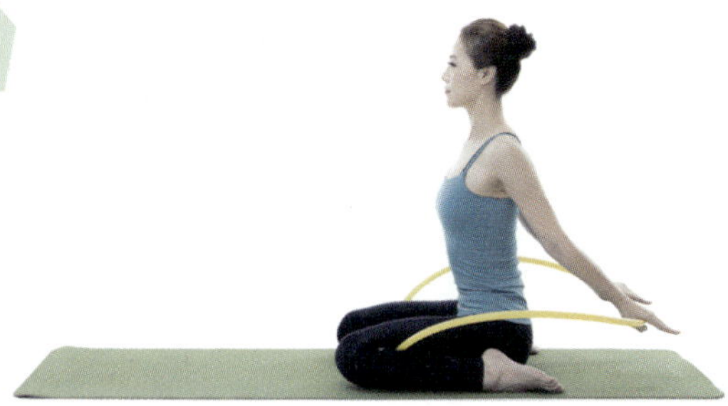

Leg - 준비자세 유시
Hoop - 형태 유지
Motion - 후프 안으로 상체를 통과하여 후프를
어깨너비로 잡고 바닥으로 누름
Drishti - 정면

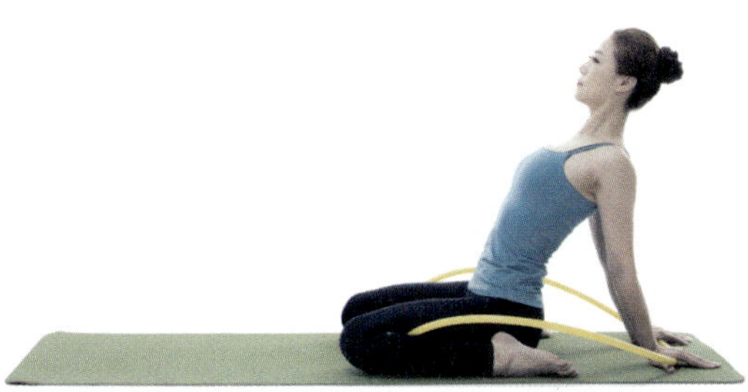

Leg - 준비자세 유지
Hoop - 형태 유지
Breathing - Inhale
Motion - 후프를 바닥에 누르며 척주기립근을 신장
Drishti - 정면

고관절과 척주기립근을 부드럽게 하는 이완스트레칭 – 워밍업 5

각성 : Manipura Chakra

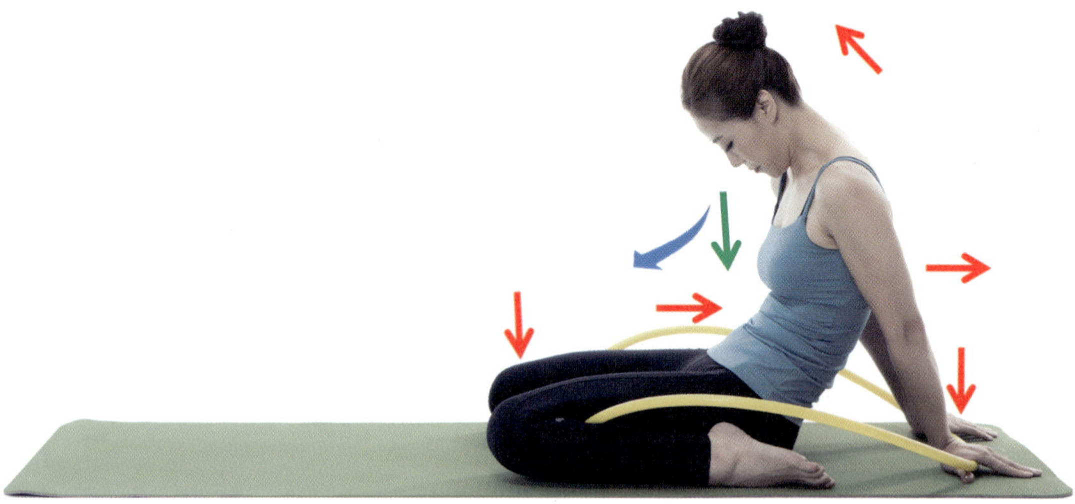

효과 Effect – 척추의 웨이브 시퀀스는 기립근을 세우는 긴장감을 완화할 수 있는 좋은 동적 스트레칭이 될 수 있다.

주의사항 Caution – 컨츄렉션하는 동작은 복부를 수축해 탄력을 주므로 배에 힘을 빼고 수축한 후 힘을 줘야 하는데, 힘을 주고 수축하면 복부와 척추 웨이브가 잘 되지 않고 뻣뻣하다.

핵심사항 Key point – 가슴을 펴는 동작에서는 신체의 앞면이 넓어진다는 느낌으로 실시하며, 컨츄렉션하는 동작에서는 좌골을 누르고 복부부터 수축하여 점차 좁아진다는 느낌으로 실시한다.

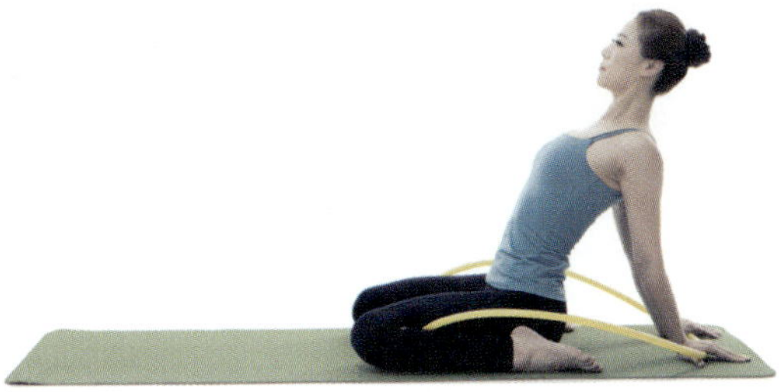

Leg - 숩다비라아사나 다리 자세
Hoop - 후프를 바닥으로 누름
Motion - 후프를 바닥에 누르며 척주기립근을 신장
Drishti - 정면

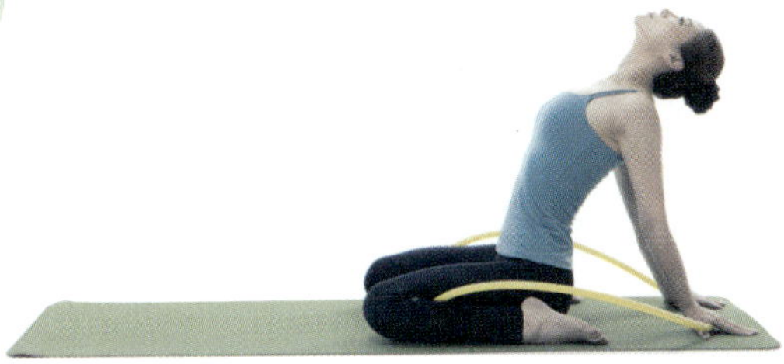

Leg - 준비자세 유지
Hoop - 형태 유지
Breathing - Inhale
Motion - 굽은 가슴과 등을 폄
Drishti - 하늘

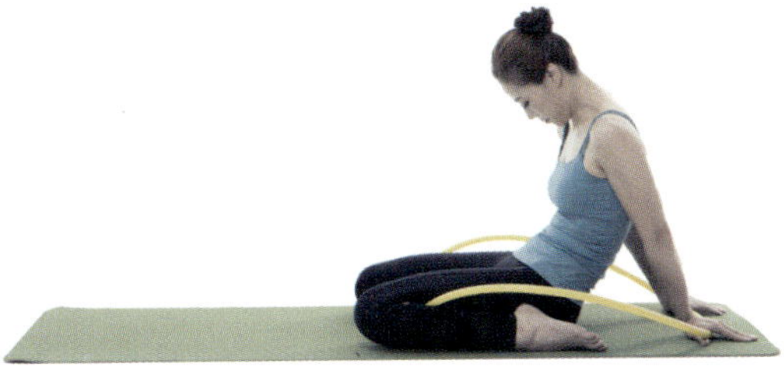

Leg - 준비자세 유지
Hoop - 형태 유지
Breathing - Exhale
Motion - 복부 컨츄렉션
Drishti - 배꼽

척추 및 발목 유연성 콤비네이션 시퀀스 – 워밍업 6

각성 : Svadhisthana Chakra

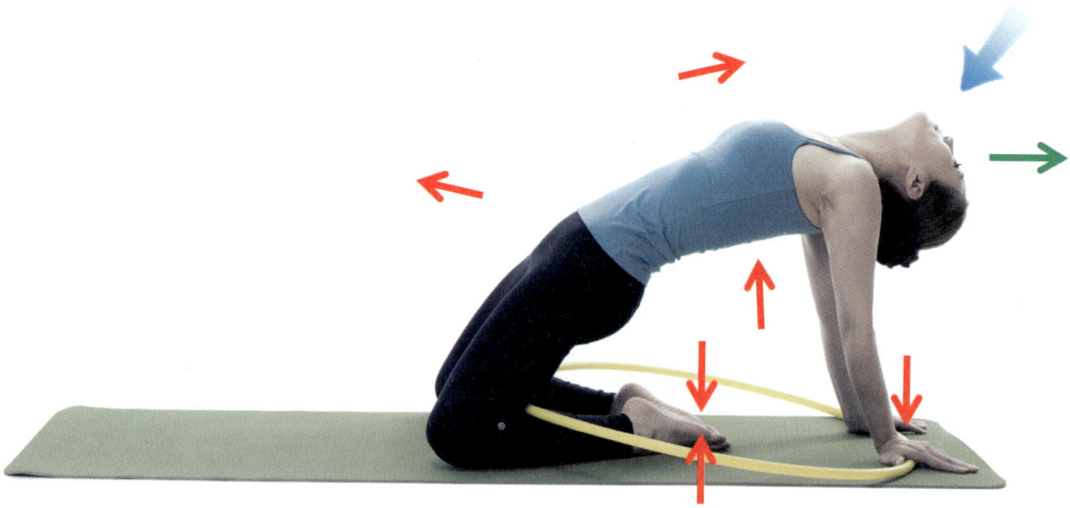

효과 Effect – 발등 스트레칭을 통해 발목의 저측굴곡의 움직임이 잘 일어날 수 있도록 해주고 견관절의 가동성 및 척추의 유연성을 향상하는 콤비네이션을 재미있게 운동할 수 있다.

주의사항 Caution – 편안한 발목의 움직임을 확보하기 위해 무릎을 매트만큼 넓힌다. 무릎을 들어주는 높이를 점진적으로 하며 우스트라아사나를 실시할 때는 신체의 후면을 위로 들어주며 근력 운동을 한다.

핵심사항 Key point – 신체의 앞면은 스트레칭이 되고 뒷면은 근육을 탄력 있게 만들어주는 시퀀스이다.

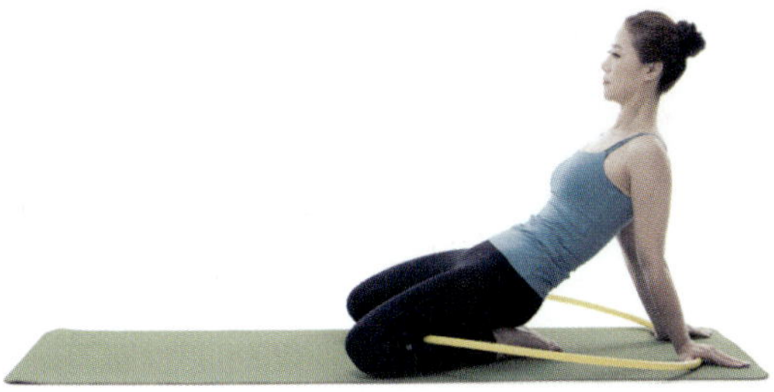

Leg - 무릎은 어깨너비 이상 넓히고 엄지발가락을 붙임
Hoop - 후프를 바닥으로 누름
Motion - 후프를 바닥에 누르며 대퇴사두근 신장
Drishti - 정면

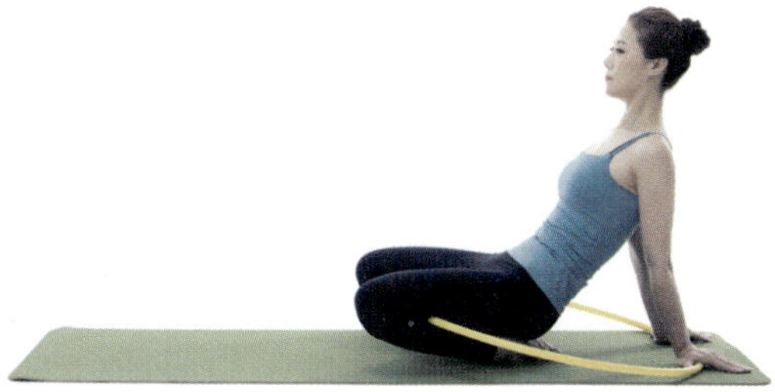

Leg - 준비자세 유지
Hoop - 형태 유지
Breathing - Inhale → Exhale
Motion - 무릎을 바닥에서 5cm 들어 올려 발등 스트레칭
Drishti - 정면

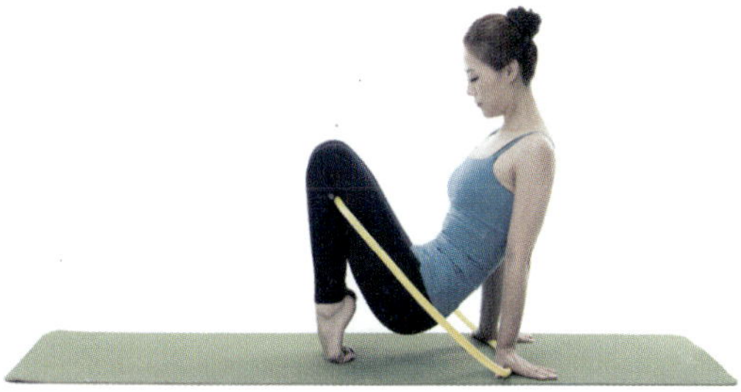

Leg - 준비자세 유지
Hoop - 형태 유지
Breathing - Inhale → Exhale
Motion - 무릎을 수직으로 들어 올려 강한 발등 스트레칭(가능한 선에서 유지)
Drishti - 배꼽

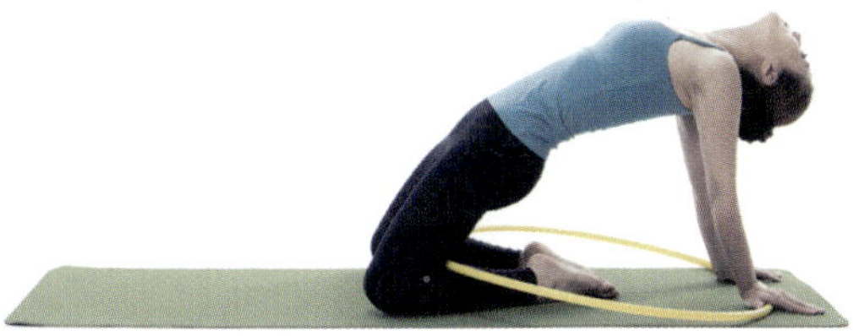

Leg - 준비자세 유지
Hoop - 형태 유지
Breathing - Inhale → Exhale
Motion - 엉덩이를 들어 올리며 몸의 앞면 스트레칭
Drishti - 뒤

웃타나아사나 - 굽은 등을 펴고 척주기립근을 강화하는 시퀀스

각성 : Ajna Chakra

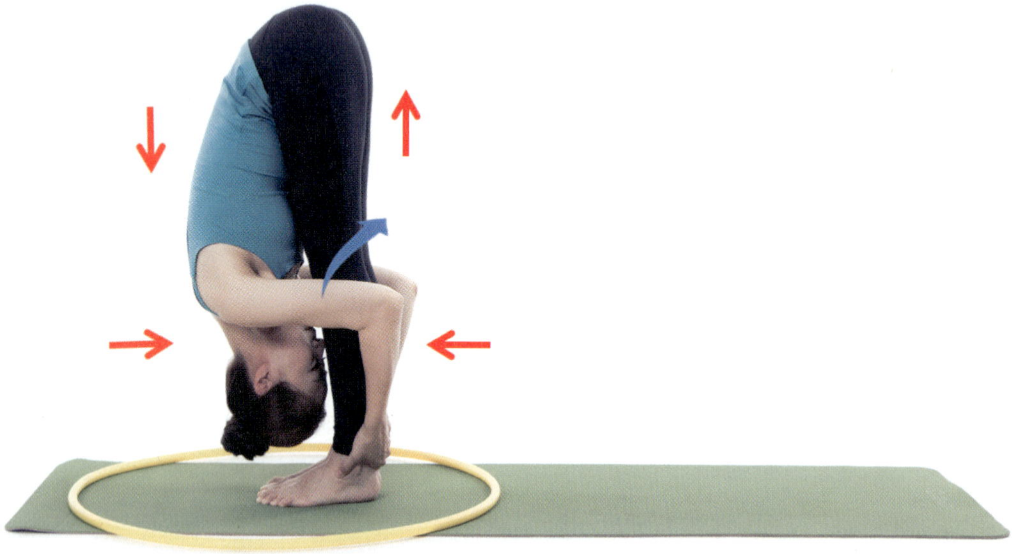

효과 Effect - 이 자세는 후프의 활용이 미비하지만, 아즈나차크라를 열어주는 웃타나아사나를 후프 안에서 함으로서 신체의 내면에 더욱 집중하는 효과가 있다.

주의사항 Caution - 다리를 수직으로 하여 정수리가 후프 중앙에 오게 한다. 마치 명상을 하는 것과 같은 느낌이 들며 머리가 맑아진다.

핵심사항 Key point - 아즈나차크라는 지혜의 눈을 의미하며, 미간에 위치한다. 자신의 직관적, 이성적 판단을 하는 곳으로 5개의 차크라를 통합하는 곳이므로 현대인에게는 자기개발 및 통찰력을 발달시켜 주는 에너지가 모인 곳이라고 설명하면 좋은 듯하다.

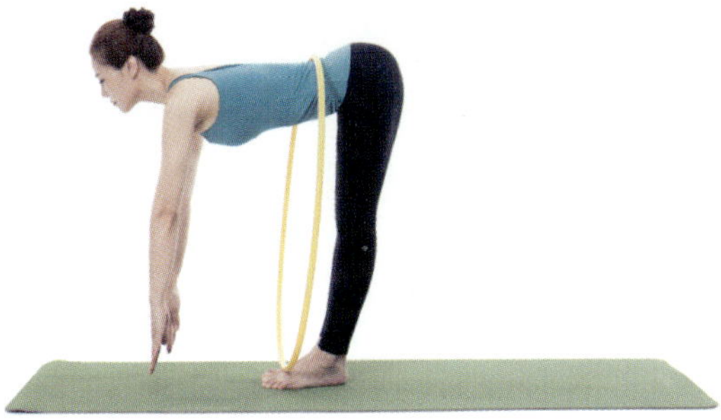

Leg - 다리를 붙임
Hoop - 요추 위에 걸쳐 놓음
Breathing - Inhale →Exhale
Motion - 후프가 요추에서 머무를 수 있도록 척주기립근을 신장
Drishti - 바닥 멀리

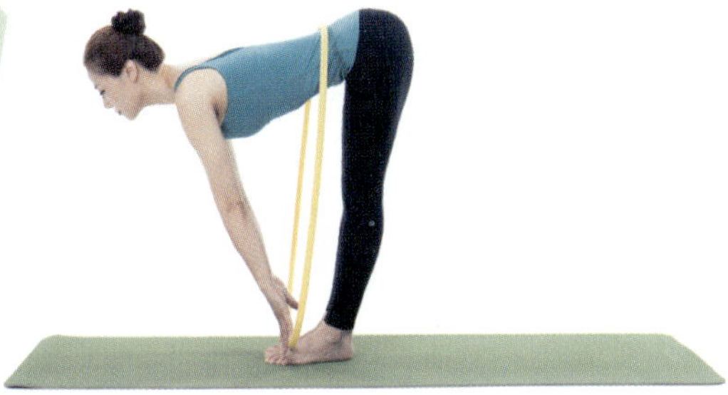

Leg - 준비자세 유지
Hoop - 형태 유지
Breathing - Inhale
Motion - 손끝으로 후프 아래를 고정하여 척주기립근을 신장
Drishti - 바닥 멀리

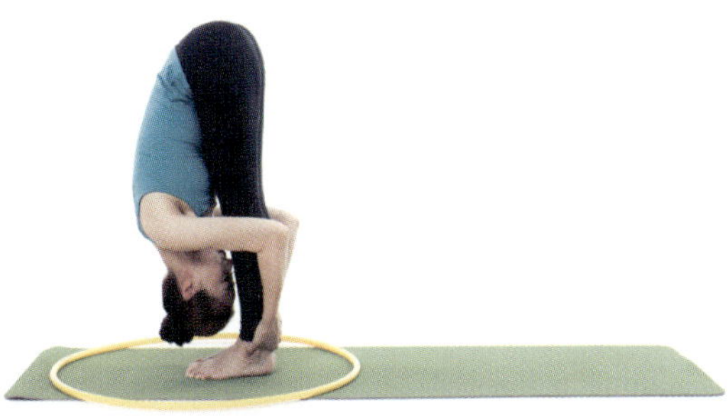

Leg - 준비자세 유지
Hoop - 바닥에 내려놓음
Breathing - Exhale
Motion - 아킬레스건을 잡고 깊은 전굴(아즈나차크라 각성)
Drishti - 다리 사이(눈을 감아도 좋음)

아도무카스바나아사나 – 전신 이완 스트레칭 시퀀스

각성 : Manipura Chakra

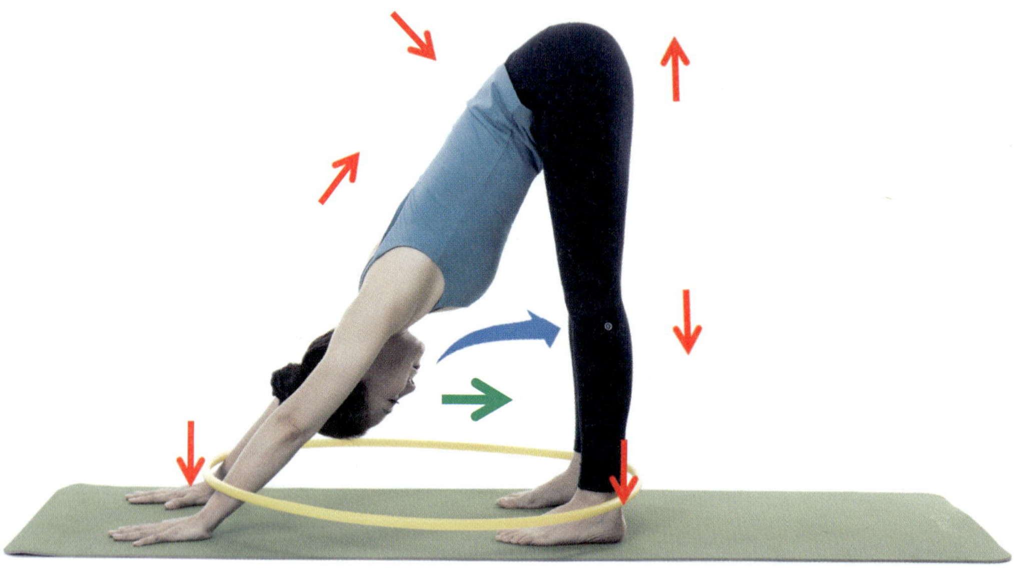

효과 Effect – 후프 안에서 하는 다운독 포즈는 다리가 수직으로 세워져 있다는 것이 특징이다. 근육의 유연성이 부족하여 뒤꿈치가 뜨거나 어깨를 펴지 못하는 사람도 가슴과 다리가 가까워 전신의 스트레칭을 쉽게 할 수 있는 장점이 있다.

주의사항 Caution – 무릎이 구부러져도 좋으나 뒤꿈치는 반드시 바닥에 닿는다는 생각으로 수련을 한다. 또한, 좌우의 균형을 살피며 체중을 양손, 양발에 고르게 분산한다.

핵심사항 Key point – 자신의 신체 균형을 살피기에 매우 좋은 자세이다. 후프의 원형의 틀을 이용한 다운독 포즈는 자신의 에너지가 몸의 중심으로 모여지는 것을 느낄 수 있다.

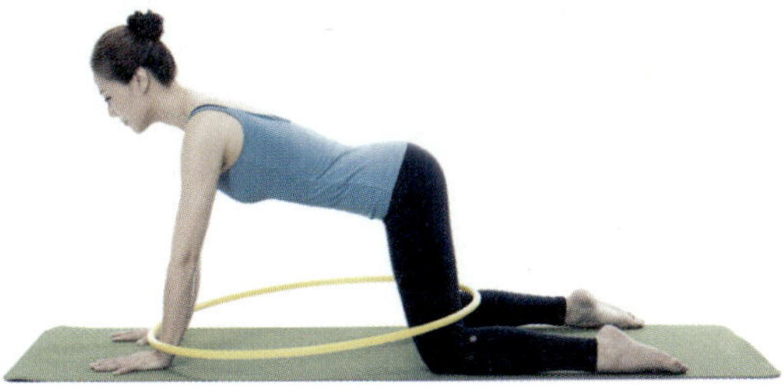

Leg - 무릎을 바닥에 대고 다리를 골반 넓이로 넓힘
Hoop - 손목 위, 무릎 뒤
Motion - 후프 안에서 넓은 테이블 포즈
Drishti - 바닥 멀리

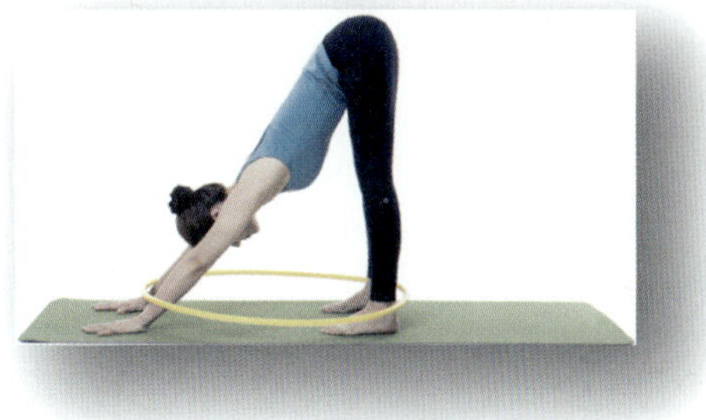

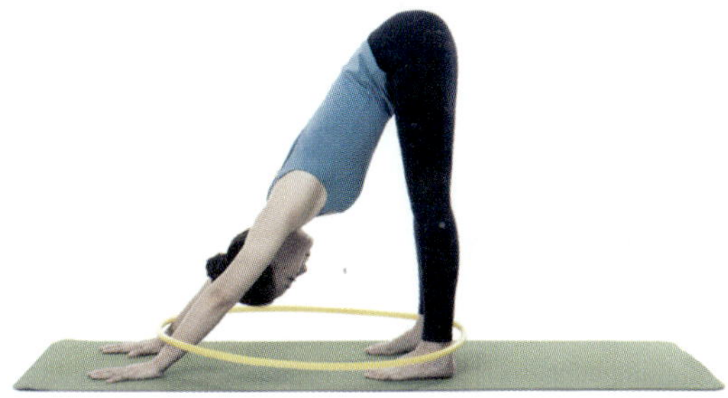

Leg - 무릎을 펴고 수직으로 함
Hoop - 형태 유지
Breathing - Exhale
Motion - 후프 안에서 스몰 다운독 포즈
Drishti - 다리 사이

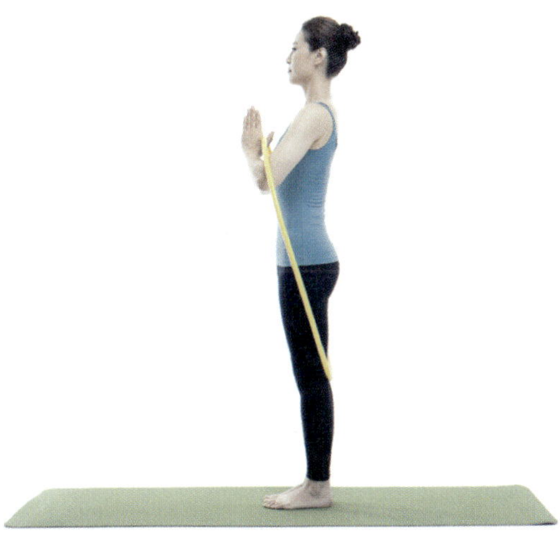

Leg - 바르게 선 자세
Hoop - 나마스테 잡기
Breathing - Inhale
Motion - 나마스테로 잡아 롤 업으로 바르게 섬
Drishti - 정면

후프를 회전하여 척주기립근을 강화하는 시퀀스

각성 : Anahata Chakra

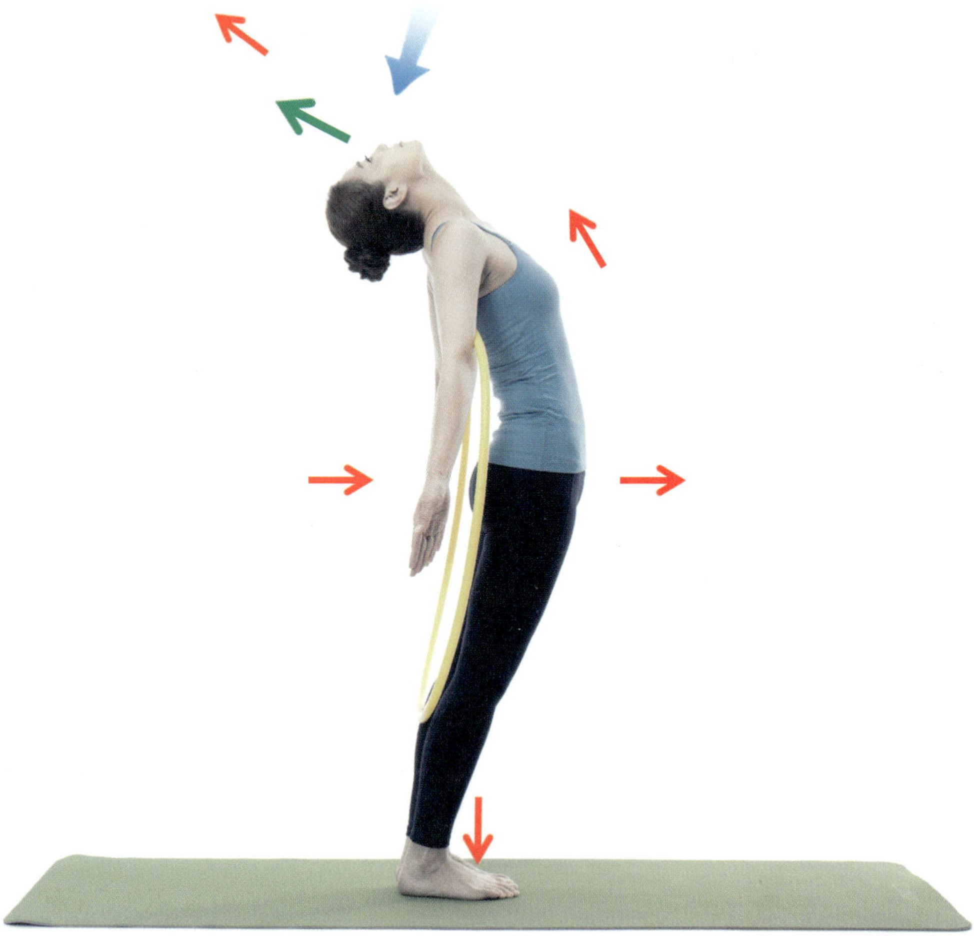

효과 Effect – 리듬체조 동작을 응용한 자세로 후프 안으로 들어와 후프 뒤를 흉추에 대고 회전하여 자연스럽게 어깨관절이 회전될 수 있도록 하는 재미있는 동작의 연결이다.

주의사항 Caution – 후프의 정확한 위치가 중요하며 어깨에 문제가 있거나 관절이 굳은 사람은 어김없이 후프가 회전하지 않기 때문에 스스로 어깨관절의 상태를 체크할 수 있다.

핵심사항 Key point – 정확한 명칭이 있는 요가 동작은 아니지만 산스크리트어로 표기하면 후프 브리타아사나(Hoop Vritasana)로 부를 수 있겠다. 브리타는 회전하다라는 뜻을 가지고 있다.

Rhythmic YOGA 리드믹요가

서서하는 자세

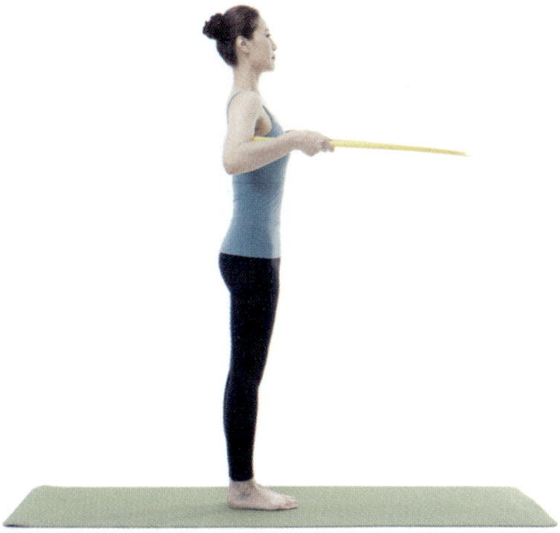

Leg - 바르게 선 자세
Hoop - 후프 뒤를 흉추에 고정한 후 수평 유지
Motion - 후프 안에서 팔꿈치는 후프 밖에 놓고
1/3 잡기를 함
Drishti - 정면

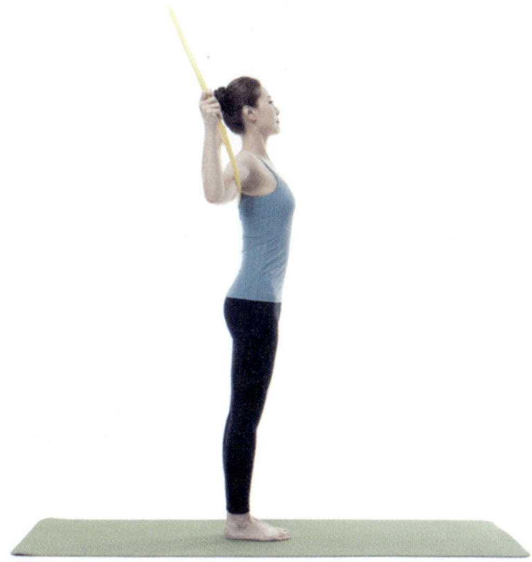

Leg - 준비자세 유지
Hoop - 후프를 뒤로 회전시킴
Breathing - Inhale
Motion - 흉추를 중심으로 후프를 회전하며
굽은 등을 폄
Drishti - 정면

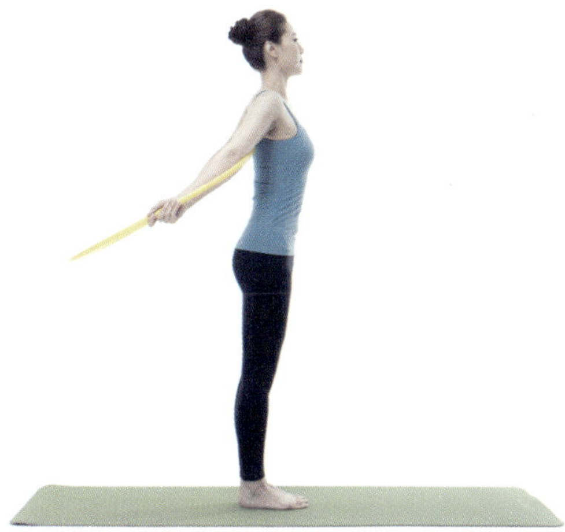

Leg - 준비자세 유지
Hoop - 후프를 뒤로 좀 더 회전시킴
Breathing - Inhale
Motion - 내쉬는 호흡에 준비자세
마시는 호흡에 흉추를 중심으로 후프를 회전하며
어깨를 회전시킴
Drishti - 정면

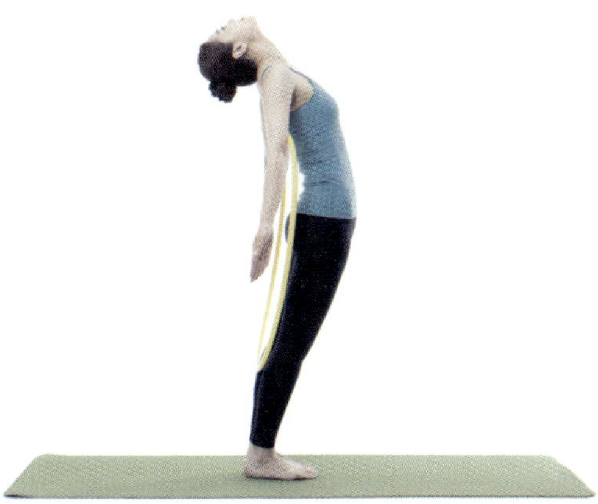

Leg - 준비자세 유지
Hoop - 후프를 뒤로 완전히 회전시킴
Breathing - Inhale
Motion - 내쉬는 호흡에 준비자세
마시는 호흡에 후프를 완전히 회전시켜 상완으로
후프를 밀며 가벼운 스탠딩 후굴
Drishti - 하늘

웃카타아사나 – 하체 강화 시퀀스 1

각성 : Muladhara Chakra

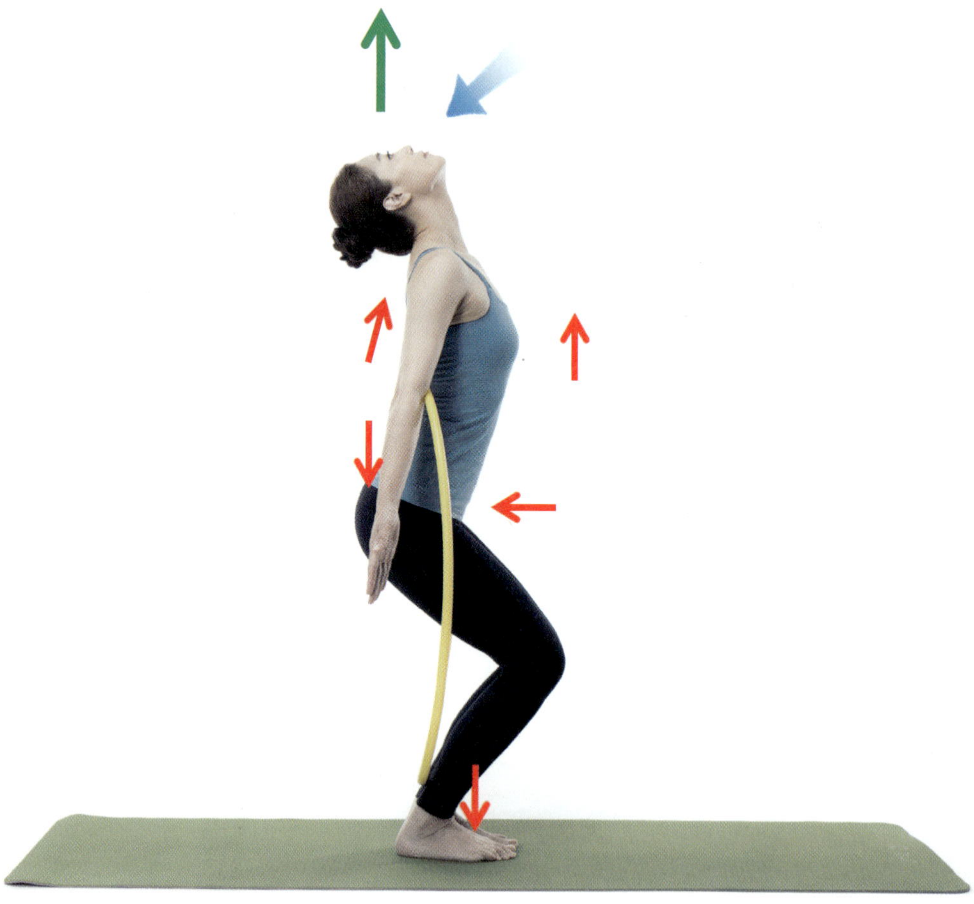

효과 Effect – 현대인의 잘못된 자세 유지는 등을 굽게 하고 라운드 숄더를 만든다. 후프를 흉추에 대고 회전시키는 동작을 통해 굳은 어깨 관절을 유연하게 움직이도록 회전근개를 유연하게 하며, 후프의 면을 밀면서 굳은 흉추를 펴는 데도 도움을 준다.

주의사항 Caution – 먼저 후프의 회전을 반복적으로 여러 번 실시하여 어깨관절의 회전이 편안해졌을 때 하체와 함께 조화롭게 움직인다.

핵심사항 Key point – 후프안에서 시작하여 후프가 회전되면 자연스럽게 몸은 후프 밖으로 나온다. 후프의 이동이 차크라의 에너지 순환이라 느끼며 흐름에 집중한다.

서서하는 자세

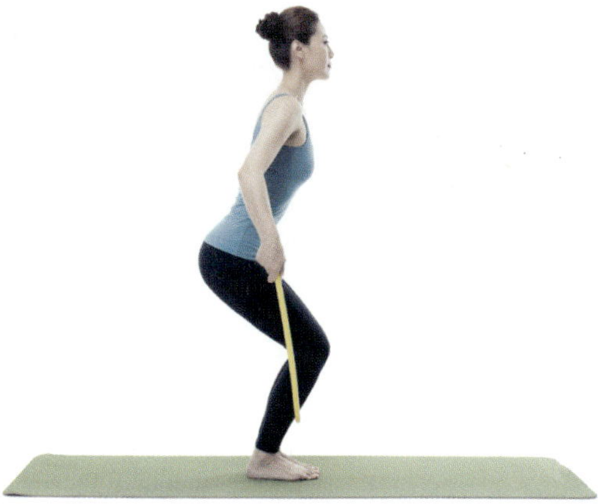

Leg - 무릎을 구부림
Hoop - 형태 유지
Breathing - Inhale
Motion - 흉추를 중심으로 후프를 회전하며
굽은 등을 폄
Drishti - 정면

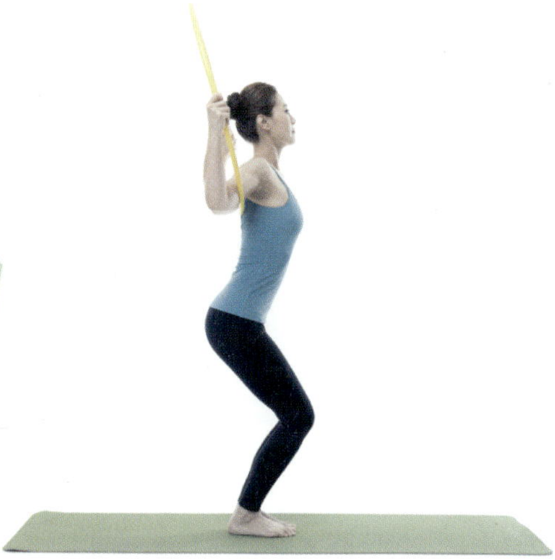

Leg - 자세 유지
Hoop - 후프를 뒤로 회전시킴
Breathing - Inhale
Motion - 내쉬는 호흡에 준비자세
마시는 호흡에 흉추를 중심으로 후프를 회전하며
어깨를 회전시킴
Drishti - 정면

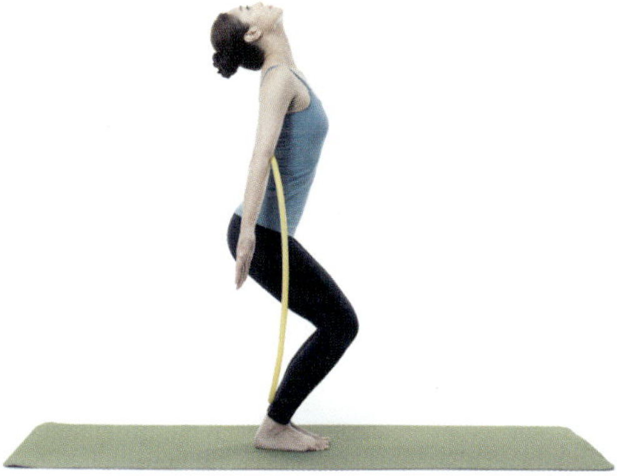

Leg - 자세 유지
Hoop - 후프를 뒤로 완전히 회전시킴
Breathing - Inhale
Motion - 내쉬는 호흡에 준비자세
마시는 호흡에 후프를 완전히 회전시켜 상완으로
후프를 밀며 가벼운 웃카타아사나
Drishti - 하늘

웃카타아사나 – 하체 강화 시퀀스 2

각성 : Muladhara Chakra

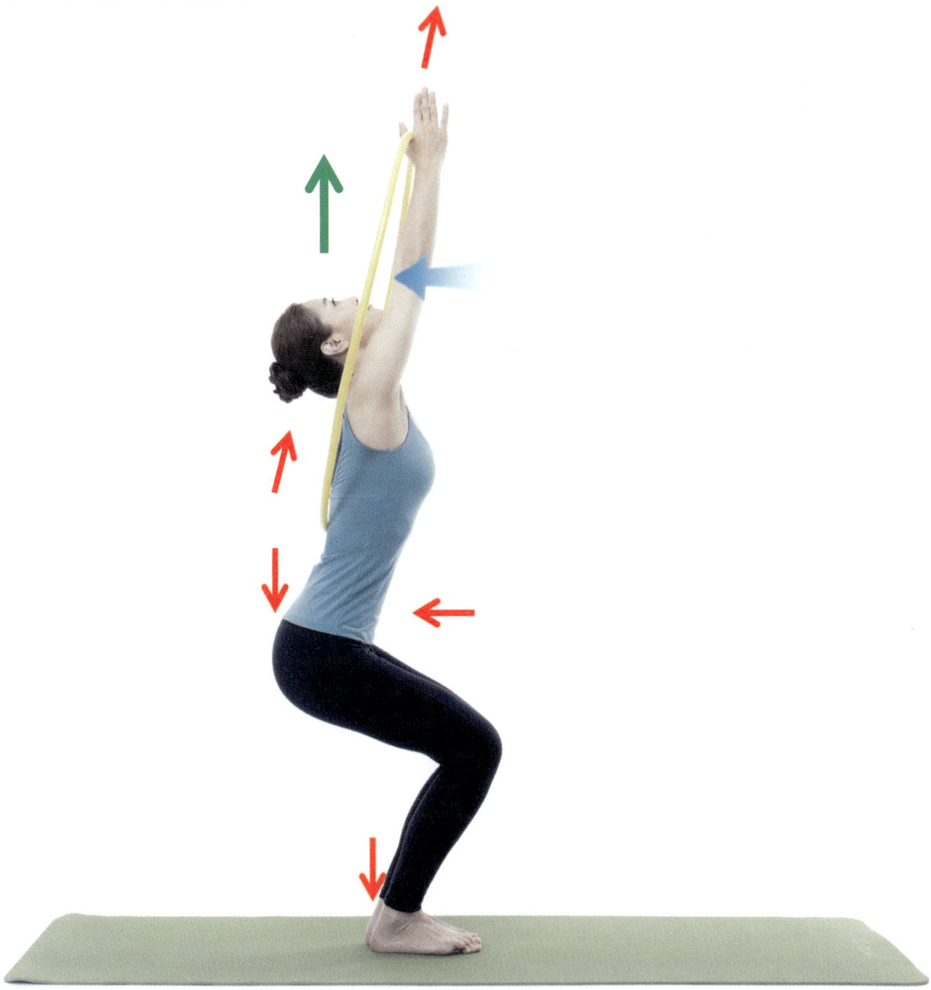

효과 Effect – 후프가 등 뒤에서 벽처럼 등을 굽히지 않게 도와주며, 후프의 면이 닿고 있는 곳에 신체적 자각을 주므로 동작을 바르고 정확하게 만들어 준다.

주의사항 Caution – 뒤로 앉는 힘과 손으로 후프를 위로 뻗어 올리는 힘의 방향을 잘 생각해야 한다. 후프를 활용한 이 동작은 무릎을 많이 구부리기보다는 척추를 신장한다는 느낌으로 실시한다.

핵심사항 Key point – 합장한 두 손으로 후프를 고정해서 하는 요가의 준비자세 및 마무리 자세는 항상 나마스테라고 말하며 경건하고 평온한 마음을 갖는다.

서서하는 자세

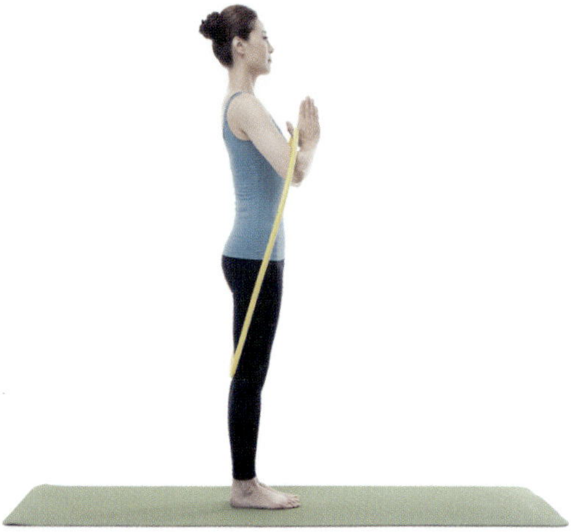

Leg - 바르게 선 자세
Hoop - 나마스테 잡기
Motion - 나마스테로 잡아 바르게 섬
Drishti - 정면

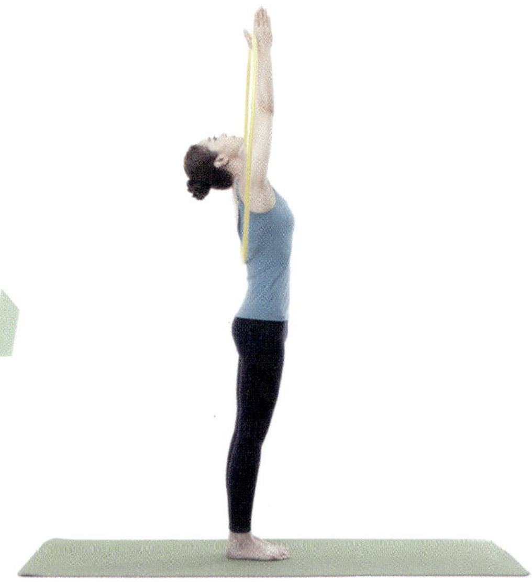

Leg - 준비자세 유지
Hoop - 나마스테 잡기
Breathing - Inhale
Motion - 후프를 수직으로 올림
Drishti - 손끝

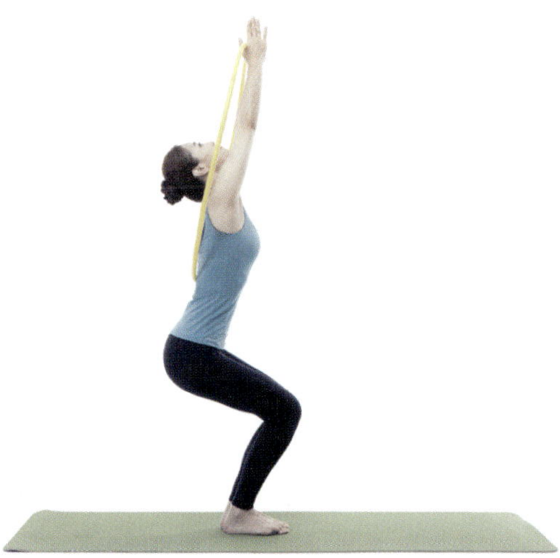

Leg - 준비자세 유지
Hoop - 나마스테 잡기
Breathing - Inhale
Motion - 내쉬는 호흡에 준비자세
　마시는 호흡에 웃카타아사나
Drishti - 손끝

파르스바 찬드라아사나 – 균형 에너지로 신체의 옆면에 활력을 주는 자세 1

각성 : Manipura Chakra

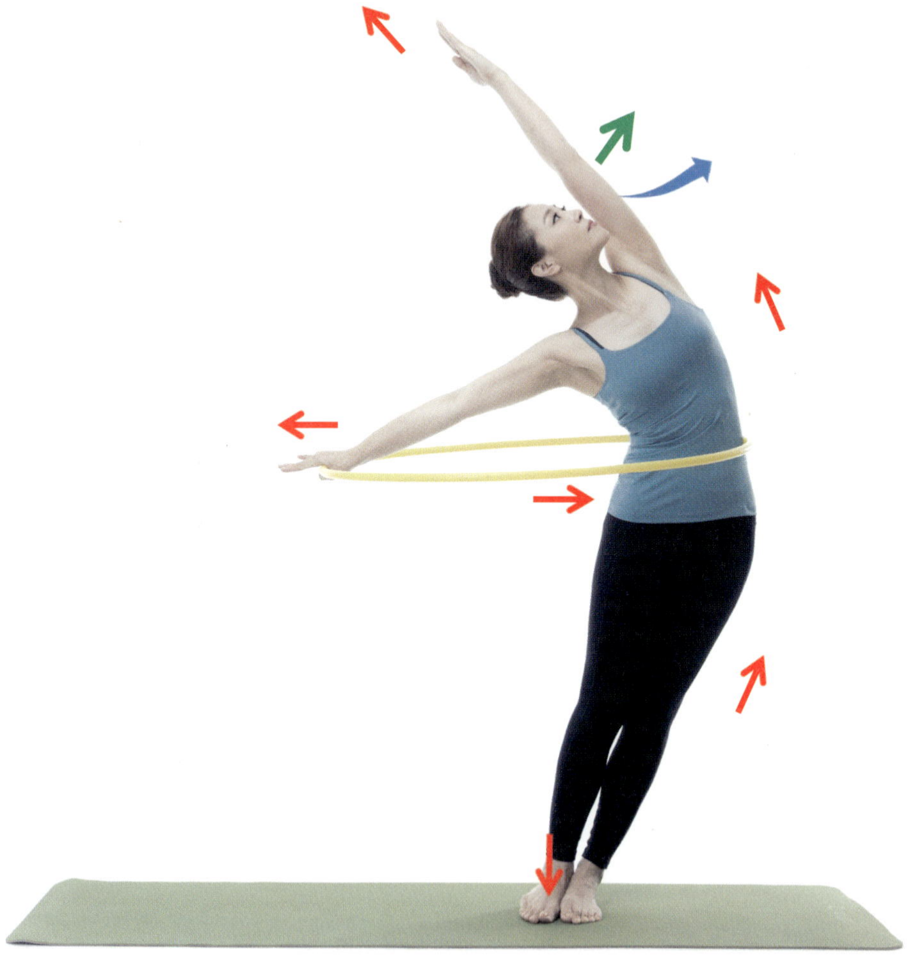

효과 Effect – 이 자세는 운동 역학적으로 볼 때 후프를 미는 힘과 골반을 반대쪽으로 미는 힘의 정확한 삼각형의 균형이 이 자세를 유지할 수 있다.

주의사항 Caution – 균형이 깨지면 한쪽 발이 뜨거나 무릎이 구부러지려고 한다. 골반을 미는 힘만큼 후프를 반대로 강하게 밀어 균형을 잡을 수 있게 신체에 집중한다.

핵심사항 Key point – 요가에서 이 자세는 초승달을 뜻한다. 옆으로 상체를 기울이는 것이 아니라 골반을 밀어 위에 손끝부터 발까지 신체의 옆을 최대한 신전한다.

Rhythmic YOGA 리드믹요가

서서하는 자세

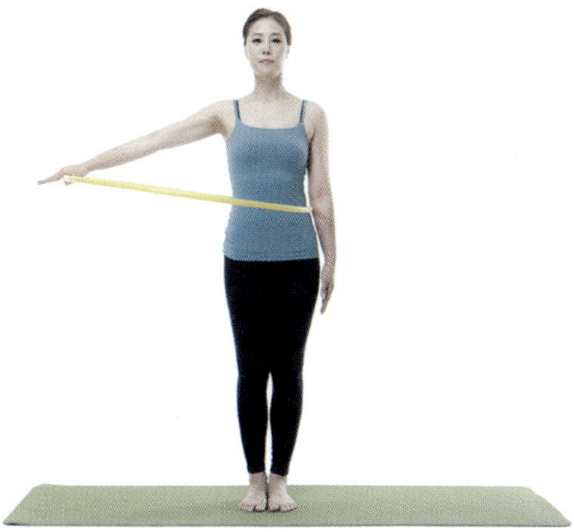

Leg - 바르게 선 자세
Hoop - 후프를 옆구리에 댄 후 엄지손가락으로 고정
Motion - 후프 안으로 들어와 왼쪽 옆구리에 대고 오른손 엄지손가락으로 고정함
Drishti - 정면

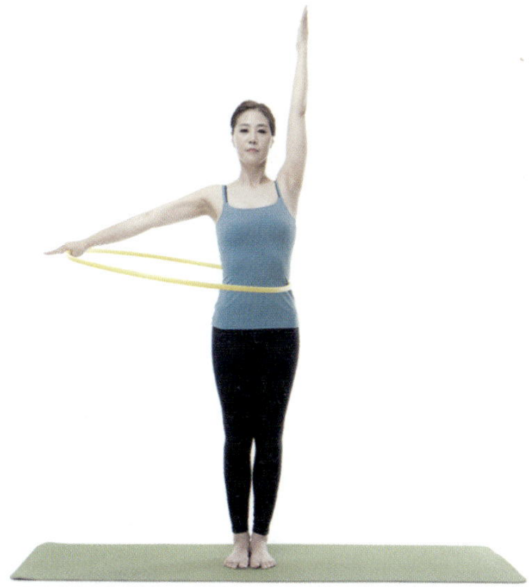

Leg - 준비자세 유지
Hoop - 준비자세 유지
Breathing - Inhale
Motion - 후프가 닿아 있는 쪽의 팔을 수직으로 뻗음
Drishti - 정면

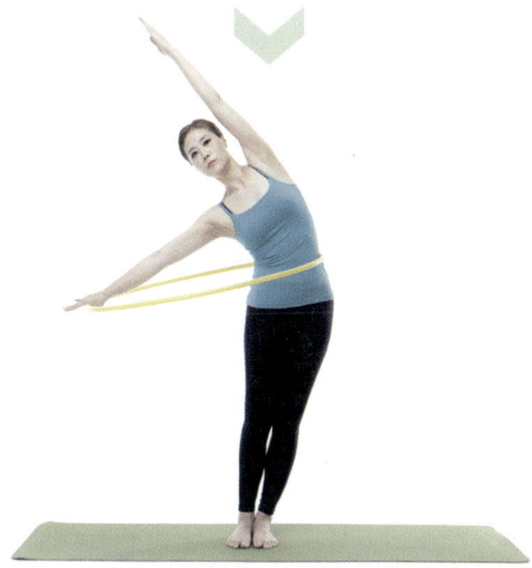

Leg - 준비자세 유지
Hoop - 오른손으로 후프를 늘림
Breathing - Exhale
Motion - 골반을 왼쪽으로 밀며 몸의 측면을 늘림
Drishti - 정면

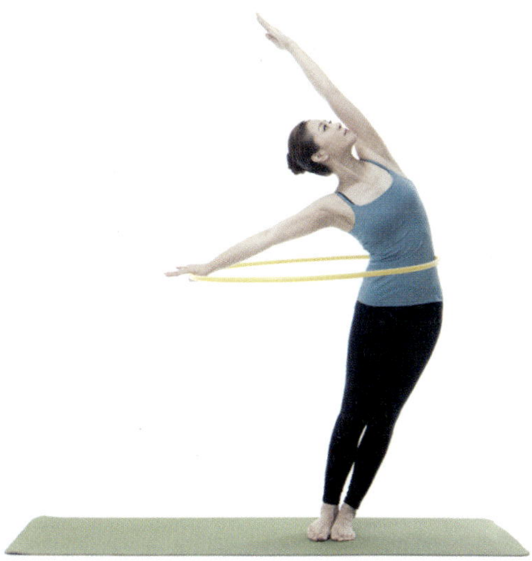

Leg - 준비자세 유지
Hoop - 오른손으로 후프를 수평으로 강하게 늘림
Breathing - Inhale
Motion - 후프를 미는 힘과 반대 방향으로 골반을 강하게 밀며 초승달처럼 신체의 옆면을 신장함
Drishti - 하늘

파르스바 찬드라아사나 – 균형 에너지로 신체의 옆면에 활력을 주는 자세 2

각성 : Manipura Chakra

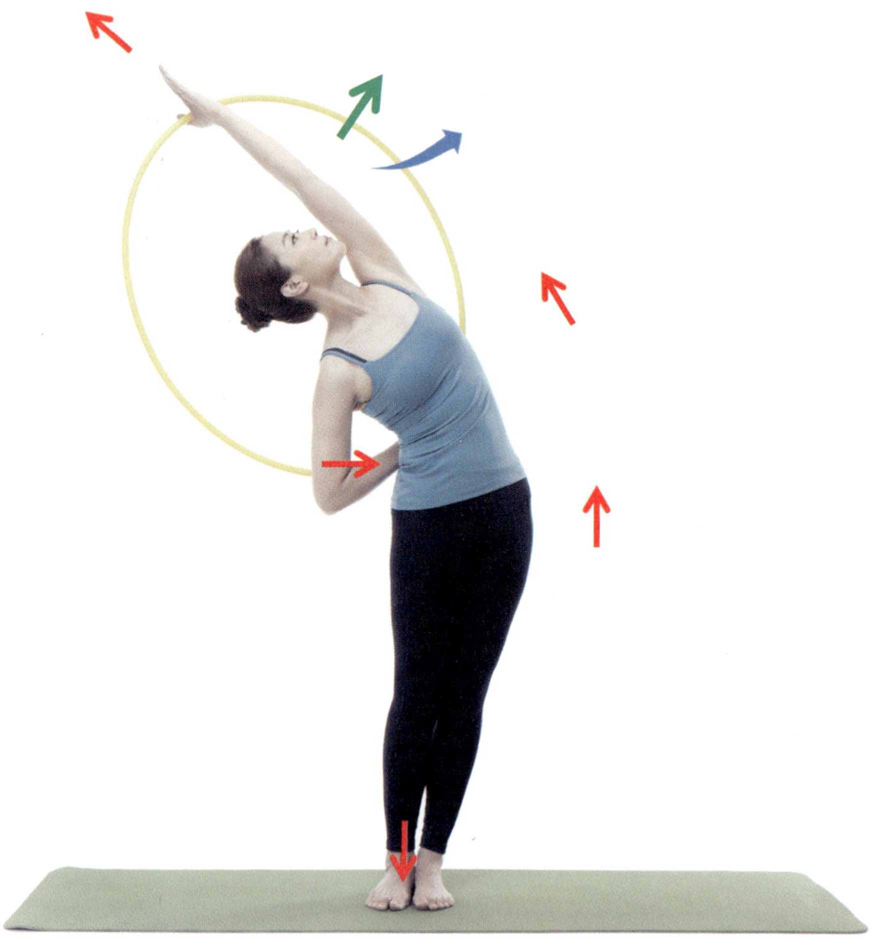

효과 Effect – 같은 초승달 자세여도 후프의 모양에 따라 활성화되는 근육과 관절이 다르다. 후프를 등 뒤에서 잡고 아래 손은 흉추에 고정한 채 대각선을 뻗은 손으로 후프를 늘리며 척주기립근도 함께 신장시킨다. 어깨관절이 안정된 상태에서 가동성이 커지는 것을 느끼게 된다.

주의사항 Caution – 위로 손을 뻗고 몸을 반듯하게 세운 상태에서 후프의 면을 따라 한 손을 내리며 내회전을 완전하게 한 후 몸 뒤에서 후프를 잡는다.

핵심사항 Key point – 몸을 기울이는 것이 아니라 체중을 기울어지는 쪽 반대 발에 싣는다.

서서하는 자세

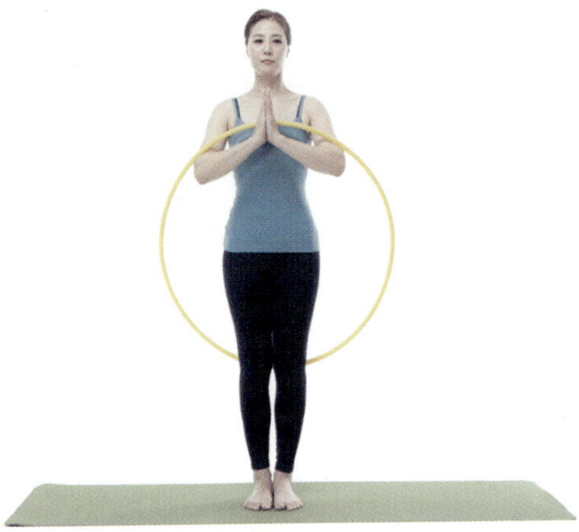

Leg - 바르게 선 자세
Hoop - 나마스테 잡기
Motion - 후프 안에서 나마스테로 바르게 섬
Drishti - 정면

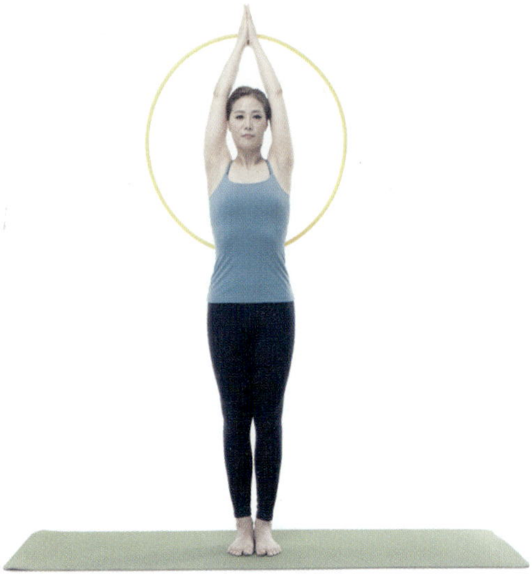

Leg - 준비자세 유지
Hoop - 후프를 등뒤에서 수직으로 올림
Motion - 팔을 펴는데 후프가 흔들리지 않도록 집중하며 후프를 수직으로 올림
Drishti - 정면

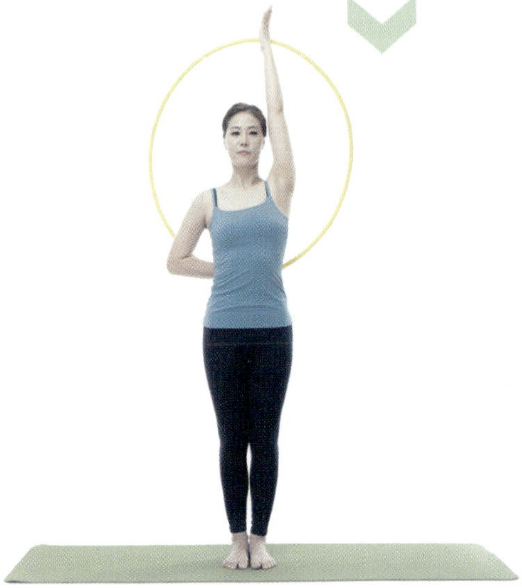

Leg - 준비자세 유지
Hoop - 몸 뒤에서 후프 아래 잡기
Motion - 오른팔을 반원 그리며 내려 어깨를 내회전하여 손등을 흉추에 대고 후프의 아래를 잡음
Drishti - 정면

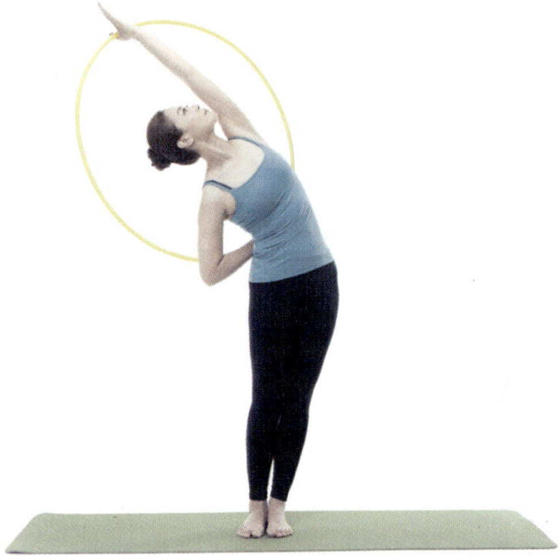

Leg - 준비자세 유지
Hoop - 위에 손으로 후프를 당겨 늘림
Motion - 아래 손은 흉추에 고정하고 위에 후프를 잡은 손끝을 대각선으로 뻗어서 후프를 늘림
골반을 왼쪽으로 밀며 초승달모양으로 신체의 옆면을 신장함
Drishti - 정면

Standing asana & Sequence

바디밸런스 시퀀스 1

시작 Start

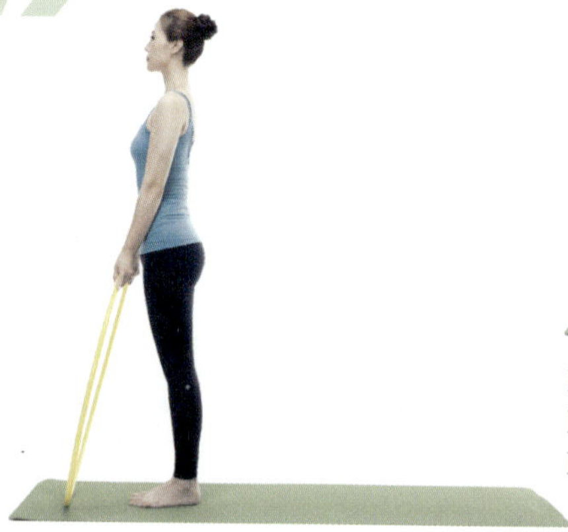

Pose - 바르게 서서 후프를 검지 세워 잡음
Hoop - 다리 앞에 세움
Breathing - Inhale

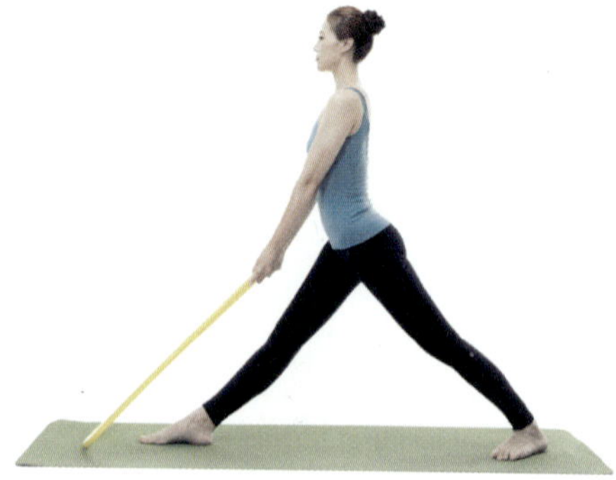

Pose - 왼발을 어깨너비 3~4배로 넓힘
Hoop - 약 45° 기울임
Breathing - Exhale

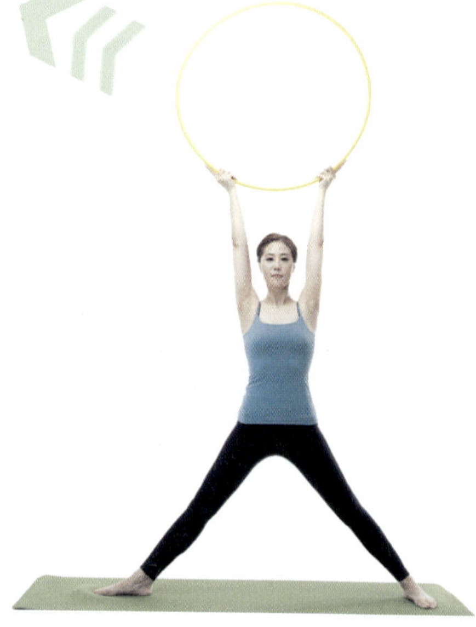

Pose - 앞 무릎을 펴고 후프를 검지 세워 잡아 위로 올림
Hoop - 머리 위에서 수직으로 올림
Breathing - Inhale

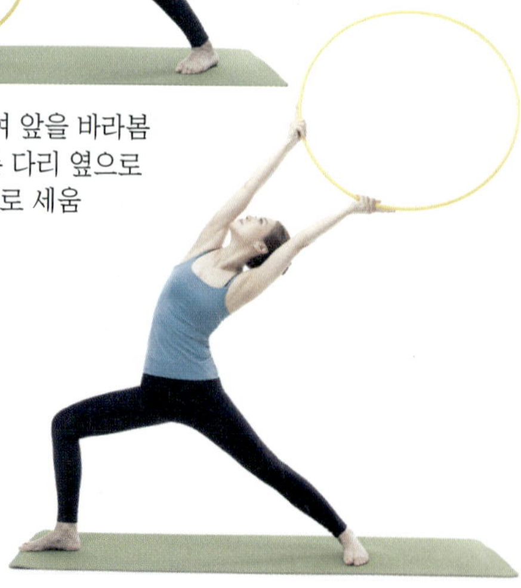

Pose - 역비라바드라아사나 2
Hoop - 대각선으로 뻗어 줌
Breathing - Exhale

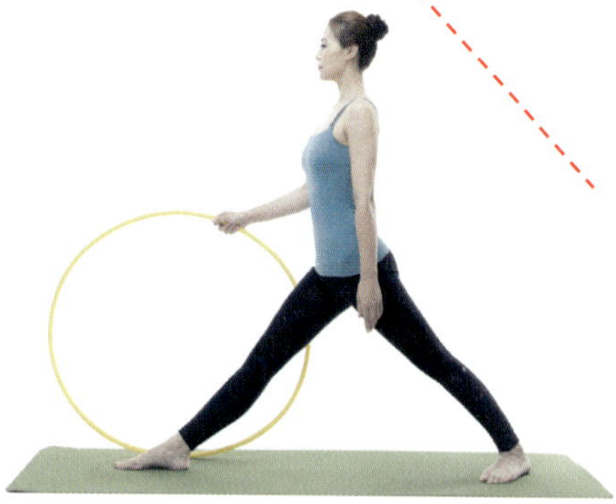

Pose - 방향전환하여 앞을 바라봄
Hoop - 후프는 오른 다리 옆으로 바닥에서 수직으로 세움
Breathing - Inhale

Standing asana & Sequence

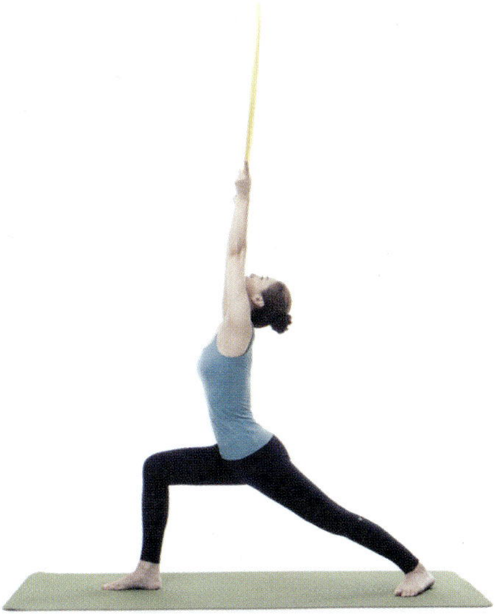

Pose - 비라바드라아사나 1
Hoop - 앞 무릎을 90° 구부림
Breathing - Inhale → Exhale

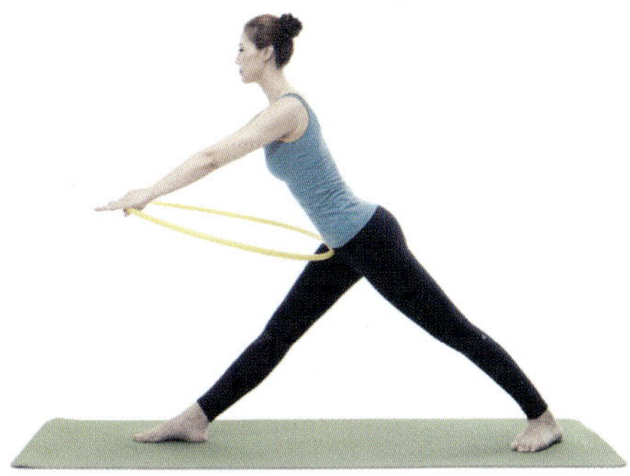

Pose - 무릎을 펴고 후프 위를 내려서 고관절에 끼우고 척추를 폄
Hoop - 후프 위를 고관절에 끼움
Breathing - Inhale

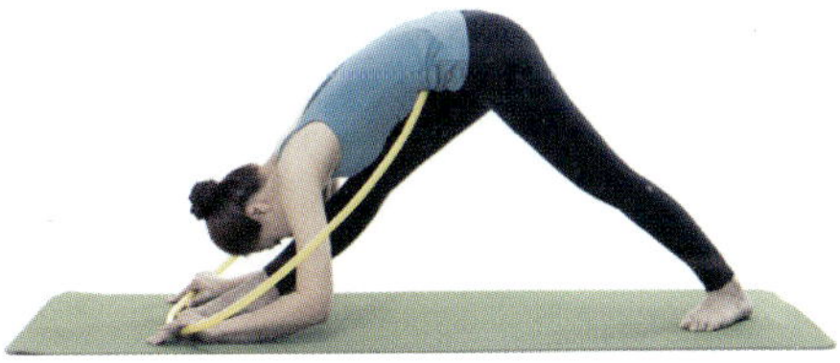

Pose - 파르스봇타나아사나
Hoop - 형태 유지
Breathing - Exhale

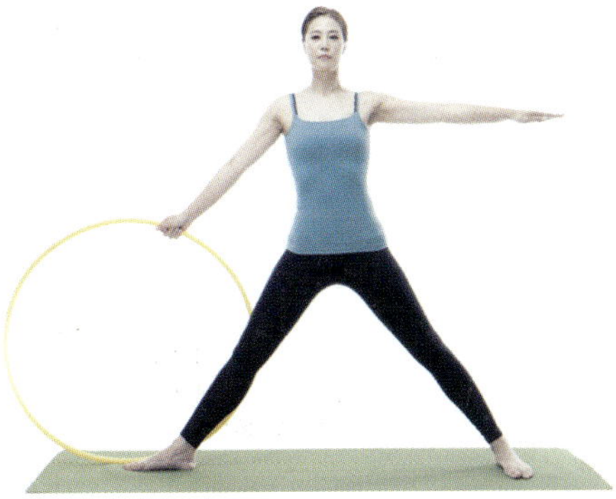

Pose - 후프를 다리 뒤에 세우고 방향전환
Hoop - 오른 다리 뒤에서 수직으로 세움
Breathing - Inhale

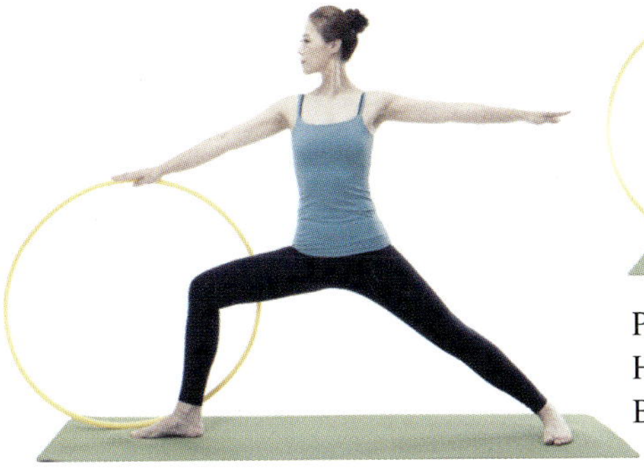

Pose - 비라바드라아사나 2
Hoop - 형태 유지
Breathing - Exhale

비라바드라아사나 1 – 척주기립근 및 하체 강화 시퀀스 1

각성 : Manipura Chakra

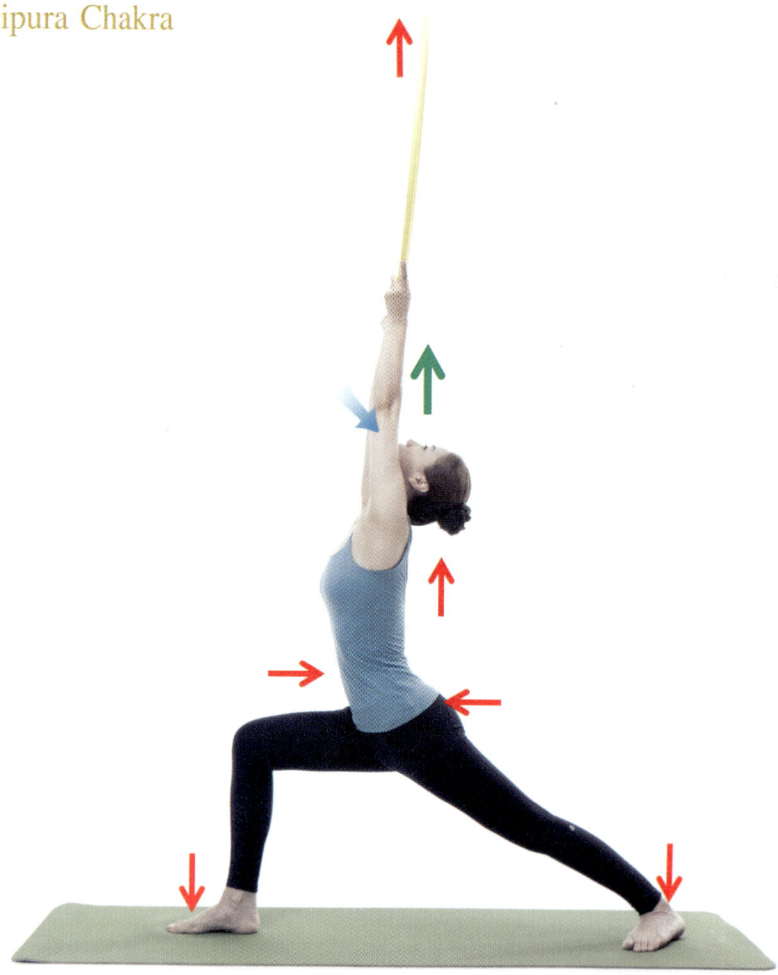

효과 Effect – 앞으로 구부린 다리의 수직 자세와 뒤로 뻗은 다리는 하체 강화 및 스트레칭을 동시에 하는 좋은 자세이다. 어깨너비로 후프를 잡아 후프를 수직으로 뻗어주며 척주기립근 강화 운동도 함께 한다.

주의사항 Caution – 고관절이 열리지 않도록 골반이 바닥과 수평으로 유지해야 하지만 무릎, 허리의 문제로 동작이 어려울 때는 뒤로 뻗은 다리의 뒤꿈치를 들어도 좋다.

핵심사항 Key point – 후프를 잡을 때 어깨너비로 잡는 것은 어깨의 경직을 해소하며 척추를 바르게 세우는 것에 집중하기 위해서이며, 에너지의 흐름을 상승시키기 위함이다.

서서하는 자세

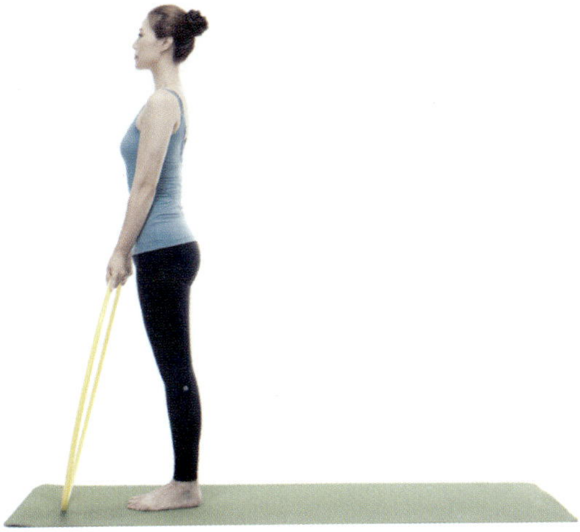

Leg - 바르게 선 자세
Hoop - 다리 앞에 세움
Motion - 손바닥을 정면 보이게 한 후 후프를 검지 세워 잡음
Drishti - 정면

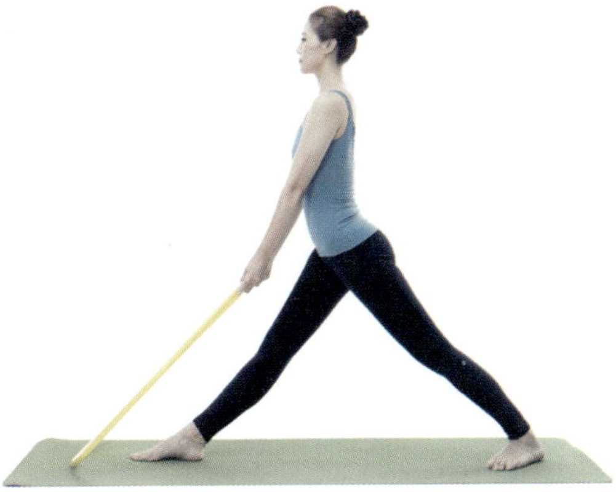

Leg - 왼발을 뒤로 어깨너비 3~4배 넓힘
Hoop - 약 45° 기울임
Motion - 바닥에 있는 후프를 축으로 왼발을 뒤로 뻗어 무릎을 펴고 골반 중립
Drishti - 정면

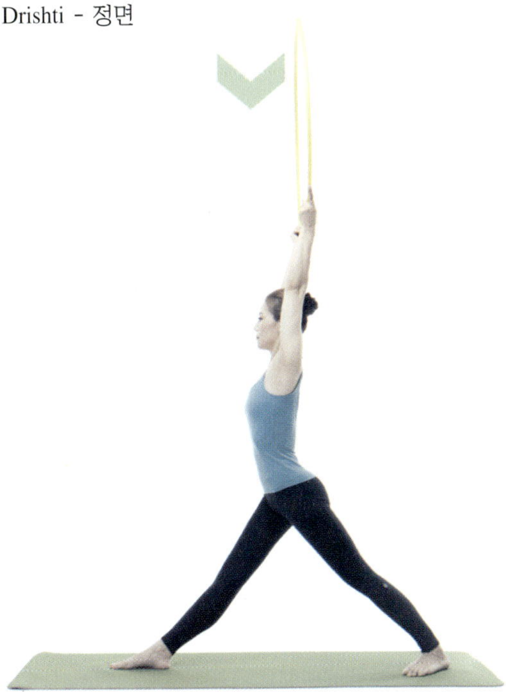

Leg - 자세 유지
Hoop - 수직으로 들어 올림
Breathing - Inhale → Exhale
Motion - 후프를 위로 올리며 기립근 신장
Drishti - 정면

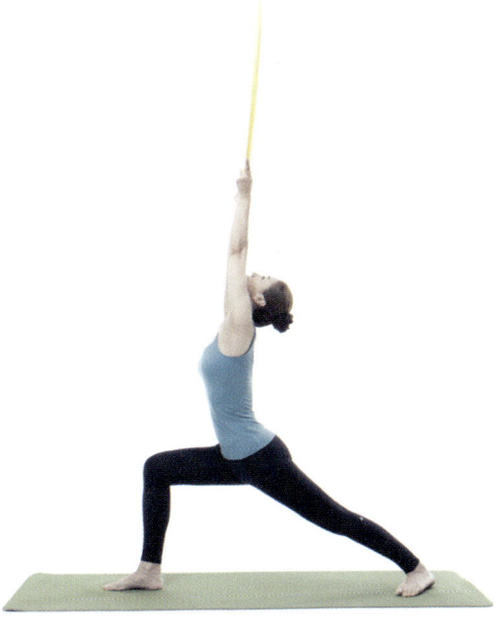

Leg - 자세 유지
Hoop - 형태 유지
Breathing - Inhale
Motion - 무릎을 90° 구부림
Drishti - 하늘

파르스봇타나아사나 – 척추를 강화하며 하체의 강한 스트레칭을 돕는 시퀀스

각성 : Manipura Chakra

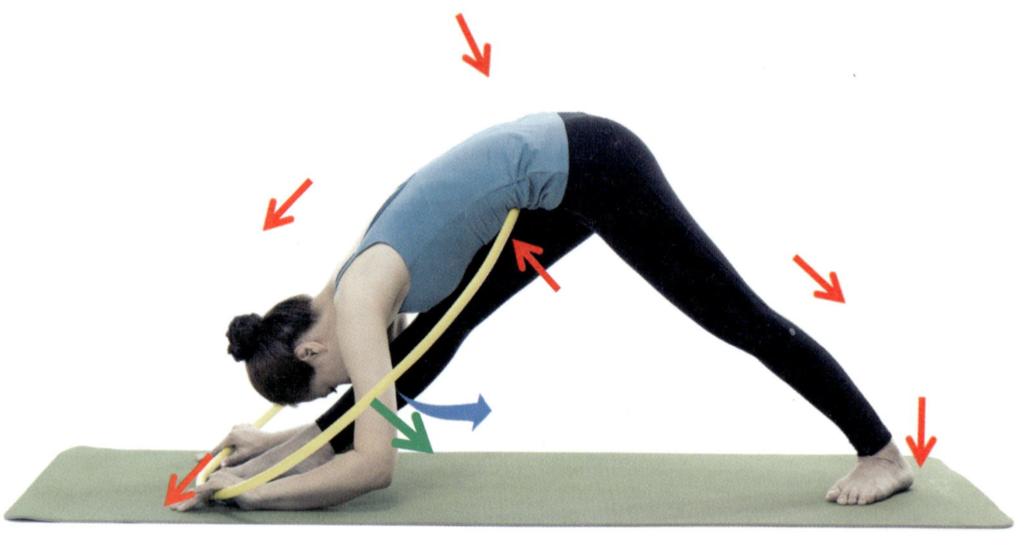

효과 Effect – 후프의 원형의 틀과 탄성을 이용하여 척주기립근을 신장한다. 당기는 힘의 에너지와 미는 힘의 에너지를 잘 느낄 수 있다.

주의사항 Caution – 후프가 어느 쪽으로도 기울어지지 않도록 하는 균형이 중요하다. 후프의 위는 고관절에 끼우고 후프를 밀며 상체를 기울일 때 하체의 견고함이 필요하다.

핵심사항 Key point – 후프의 원형의 공간은 신체를 의지할 수 있으므로 바른 자세를 쉽게 할 수 있는 장점이 있지만 심부근육의 기본적인 안정감이 없으면 후프가 찌그러지거나 기울어지므로 항상 호흡에 맞춰 후프의 면을 살펴야 한다.

서서하는 자세

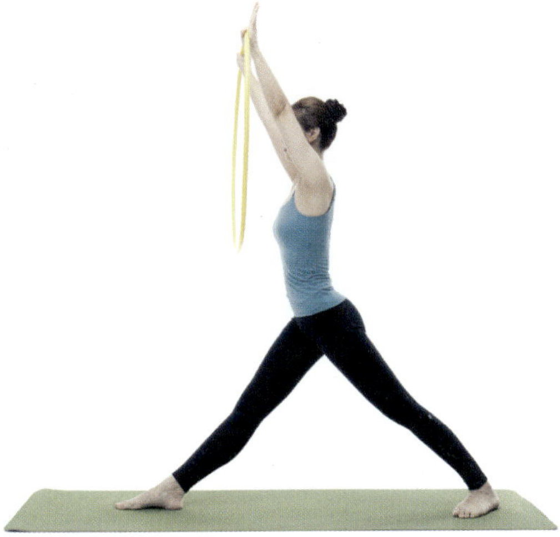

Leg - 왼발을 뒤로 어깨너비 3~4배 넓힘
Hoop - 어깨너비로 엄지손가락 고리 걸어
몸 앞에서 수직
Motion - 무릎을 펴고 골반을 중립으로 하여
후프를 손바닥을 정면으로 엄지손가락에 걸어 줌
Drishti - 정면

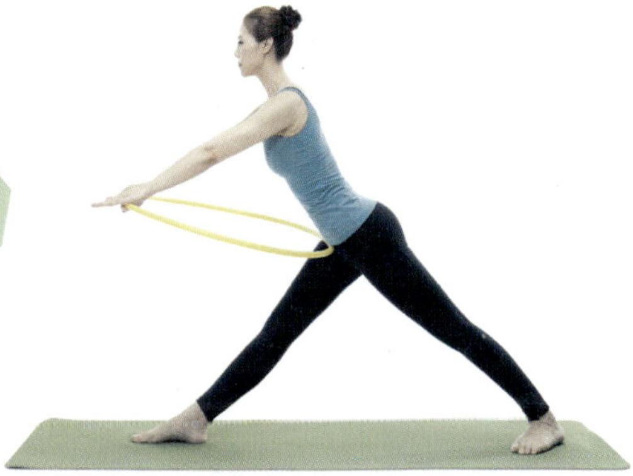

Leg - 준비자세 유지
Hoop - 고관절에 끼움
Breathing - Inhale
Motion - 후프를 안으로 당기며 기립근을 폄
Drishti - 정면

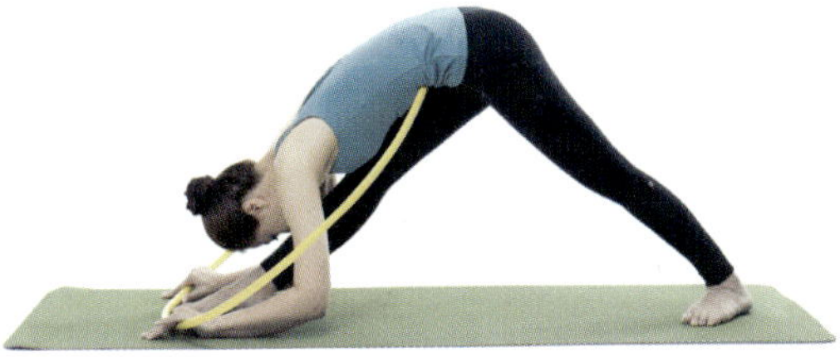

Leg - 준비자세 유지
Hoop - 형태 유지
Breathing - Exhale
Motion - 상체를 다리 쪽으로 기울이며 팔꿈치를
후프 안으로 넣고 깊은 전굴
Drishti - 바닥

비라바드라아사나 2 – 하체 및 고관절 강화 시퀀스

각성 : Muladhara Chakra

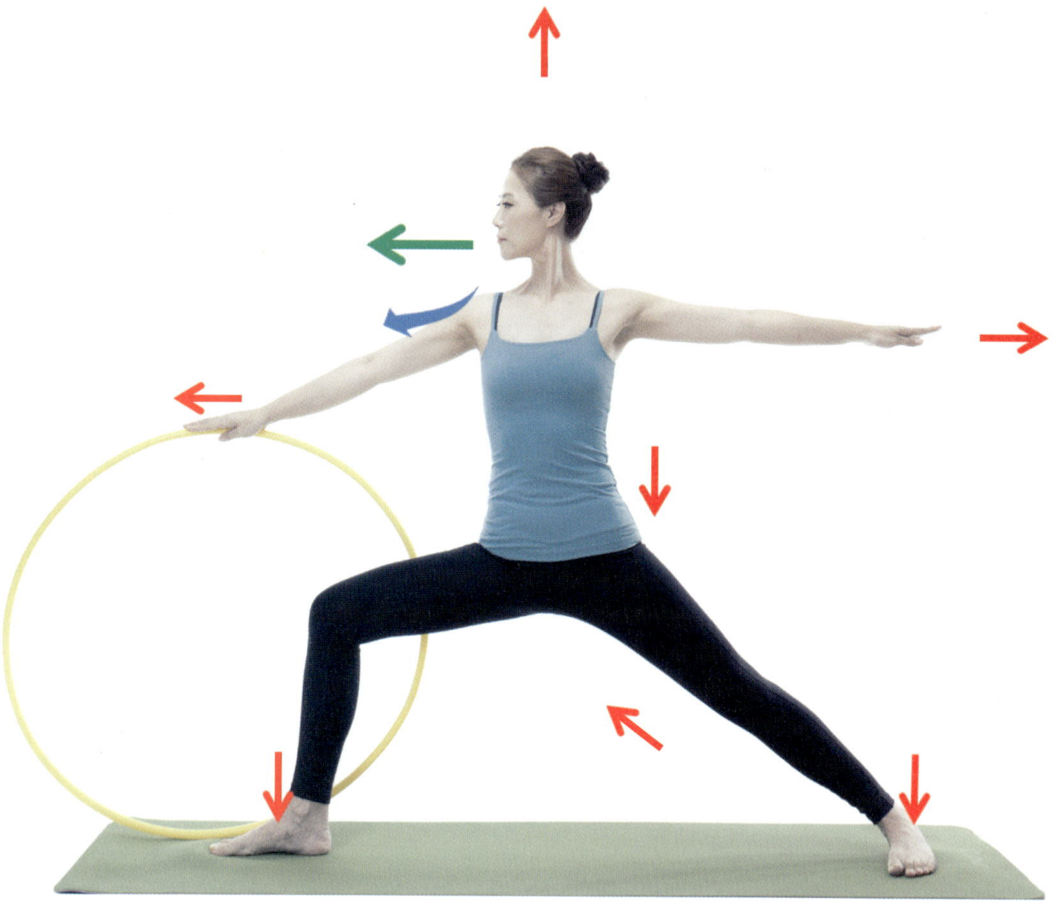

효과 Effect – 후프의 면에 굽혀진 다리의 허벅지를 대는 동작으로 무릎이 안쪽으로 향하는 자세에서 벗어나 올바른 다리의 자세를 할 수 있다. 후프를 살짝 앞으로 굴린 후 누르는 동작으로 더 낮게 무릎을 구부릴 수 있도록 후프가 적극적으로 사용되어 하체를 강화한다.

주의사항 Caution – 후프를 굴리는 동작은 손끝 에너지의 방향성이며 무릎이 구부러지는 것에 대한 자연스러운 움직임이다. 주의할 점은 굴리는 동작에서 척추가 기울어지지 않도록 한다.

핵심사항 Key point – 구부린 무릎이 안쪽으로 향해 기반이 무너지는 경우를 흔히 볼 수 있는데 후프의 면에 허벅지 바깥쪽을 대는 것만으로도 스스로 교정이 가능하다.

서서하는 자세

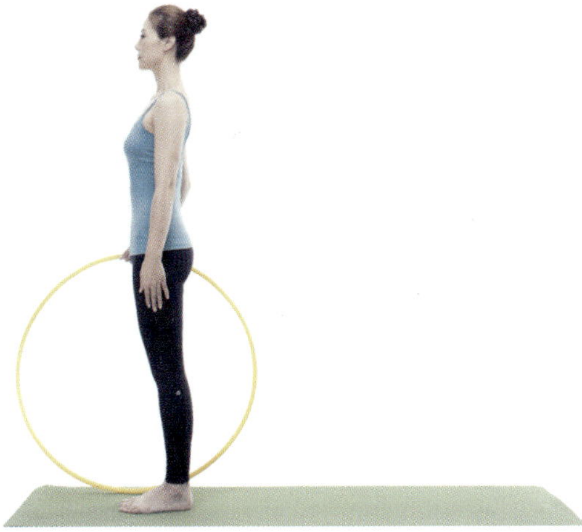

Leg - 바르게 선 자세
Hoop - 오른 다리 옆에 수직으로 세움
Motion - 오른손으로 후프를 잡고 바르게 섬
Drishti - 정면

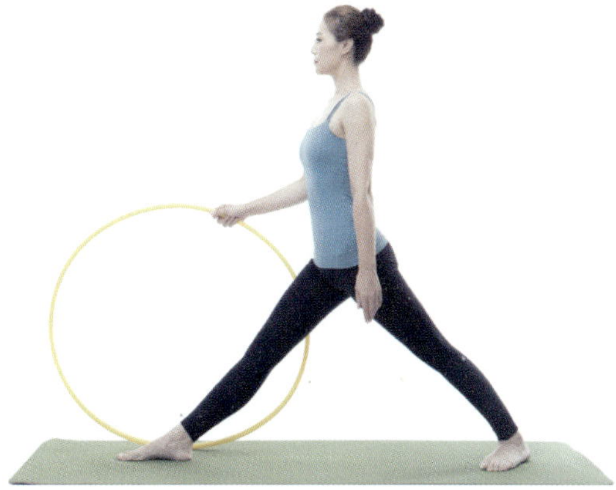

Leg - 왼발을 뒤로 어깨너비 3~4배 넓힘
Hoop - 후프 수직으로 유지
Motion - 바닥에 있는 후프를 축으로 왼발을 뒤로 뻗어 무릎을 펴서 중립을 만듦
Drishti - 정면

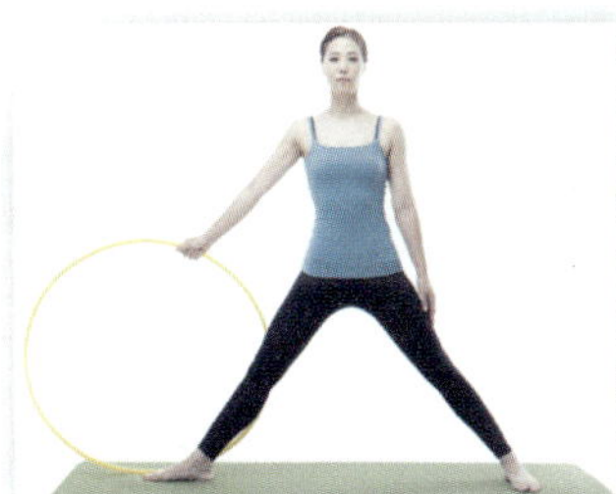

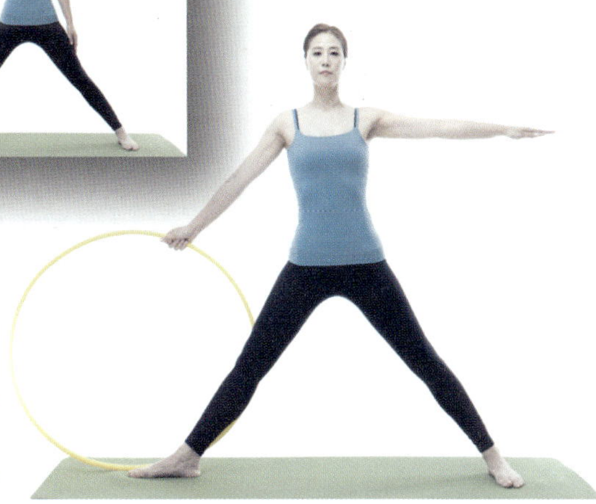

Leg - 왼발을 뒤로 어깨너비 3~4배 넓힘 (뒷발 발끝 정면 돌림)
Hoop - 형태 유지
Breathing - Inhale
Motion - 방향전환하여 마시는 호흡에 팔을 어깨 높이로 올림
Drishti - 정면

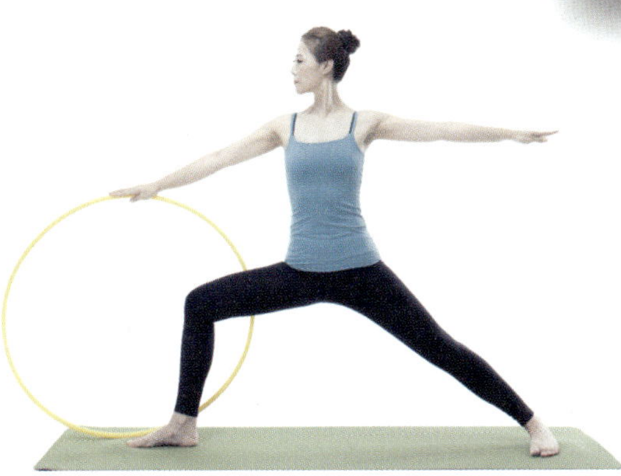

Leg - 자세 유지
Hoop - 앞으로 굴림
Breathing - Inhale
Motion - 후프를 앞으로 굴리면서 무릎을 90° 구부림
Drishti - 정면

역비라바드라아사나 – 고관절 강화 및 척추 유연성 향상 콤비네이션 시퀀스

각성 : Svadhisthana Chakra

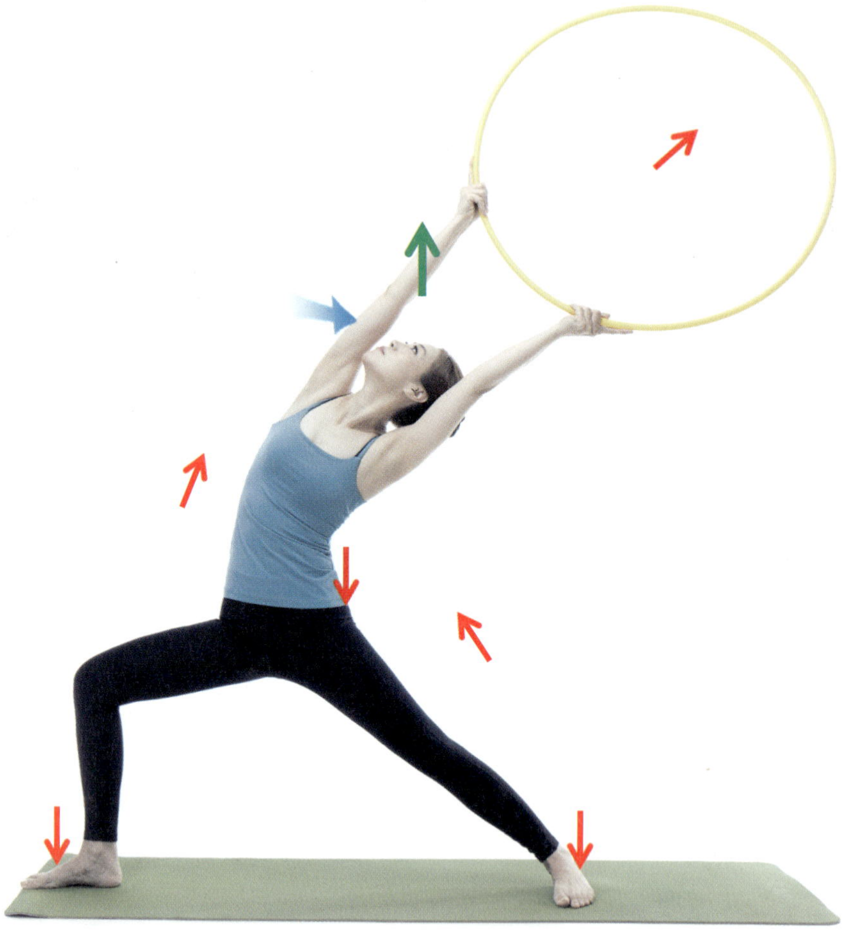

효과 Effect – 비라바드라아사나 2에서 상체를 반대 방향으로 스트레칭하는 동작의 연결은 요가 시퀀스에서 자주 볼 수 있는데 척추의 움직임을 더 바르게 하기 위해 후프를 양손으로 잡고 후프의 면과 상체의 면을 동일하게 기울여 신체의 옆면을 정확하게 스트레칭한다.

주의사항 Caution – 소도구가 없으면 한 손을 다리에 짚고 이 자세를 실시한다. 이때, 다리 위에 있는 손에 무게 중심을 싣고 하는 경우가 있어 대각선으로 뻗는 팔의 역할이 미비하므로 온전히 척추의 힘과 어깨의 가동성으로 위로 향하는 에너지를 새롭게 느낄 수가 있다.

핵심사항 Key point – 동작과 동작의 연결이 자연스럽기 위해서는 여러 번 반복해서 수련한다.

Rhythmic YOGA 리드믹요가

서서하는 자세

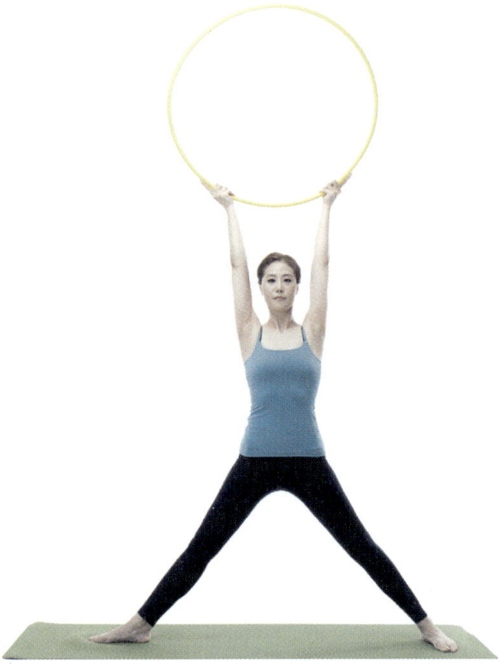

Leg - 왼발을 뒤로 어깨너비 3~4배 넓힘
(발끝 정면 돌림)
Hoop - 후프를 수직으로 올림
Breathing - Inhale
Motion - 후프를 위로 올리며
기립근을 신장
Drishti - 정면

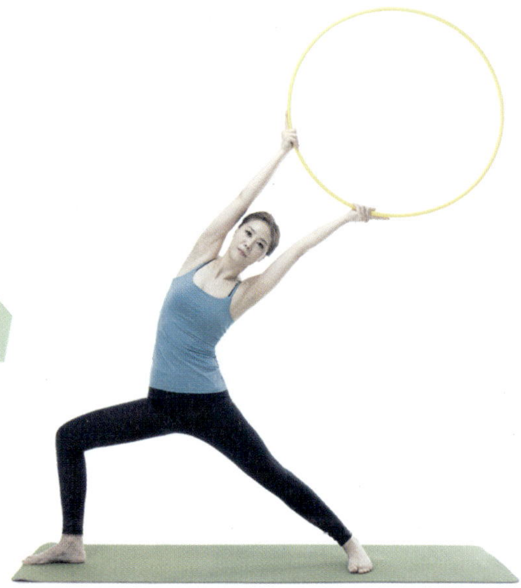

Leg - 무릎을 90° 구부림
Hoop - 후프를 왼발 쪽으로 기울임
Breathing - Exhale
Motion - 후프를 왼발 쪽으로 기울이며 무릎을
90° 구부림
Drishti - 정면

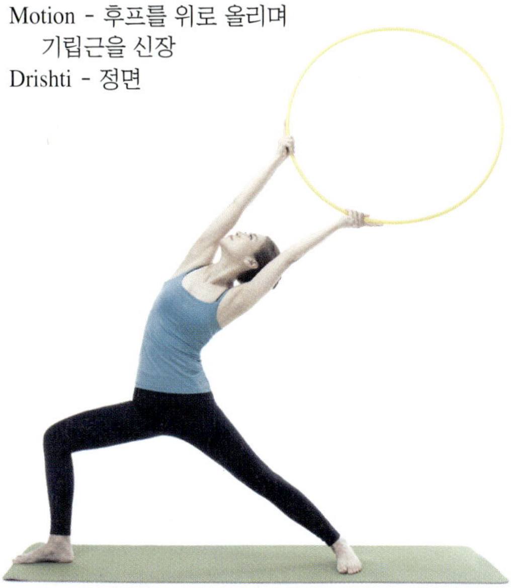

Leg - 자세 유지
Hoop - 형태 유지
Breathing - Exhale
Motion - 아래에 있는 가슴을 위로 조금 로테이션함
Drishti - 하늘

Rhythmic YOGA 리드믹요가

Standing asana & Sequence

시작 Start

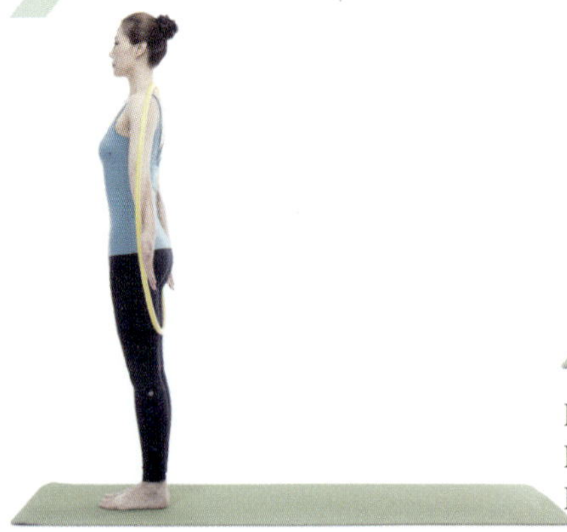

Pose - 바르게 선 자세
Hoop - 원형의 틀로 벽 만들기
Breathing - Inhale

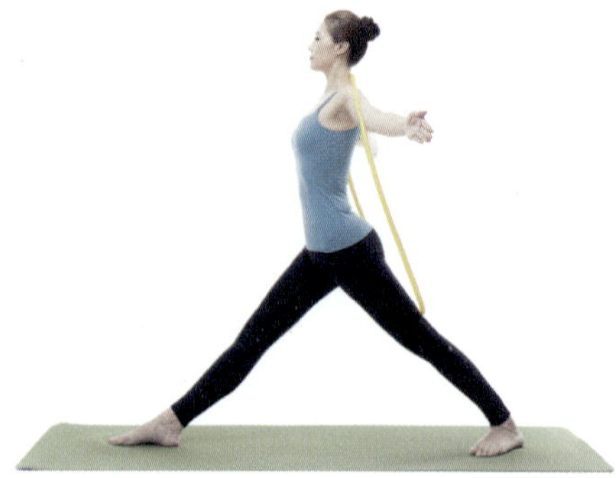

Pose - 왼발을 어깨너비 3~4배로 넓힘
Hoop - 준비자세 유지
Breathing - Exhale

바디밸런스 시퀀스 2

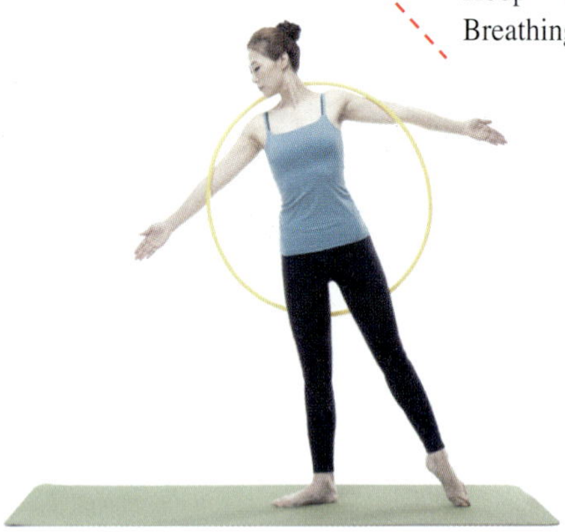

Pose - 코어에 힘을 주고 옆으로 일어남
Hoop - 형태 유지
Breathing - Inhale

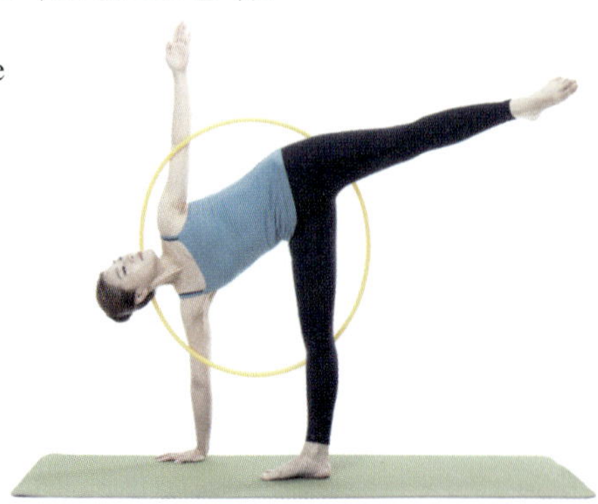

Pose - 아르다찬드라아사나
Hoop - 형태 유지
Breathing - Inhale → Exhale

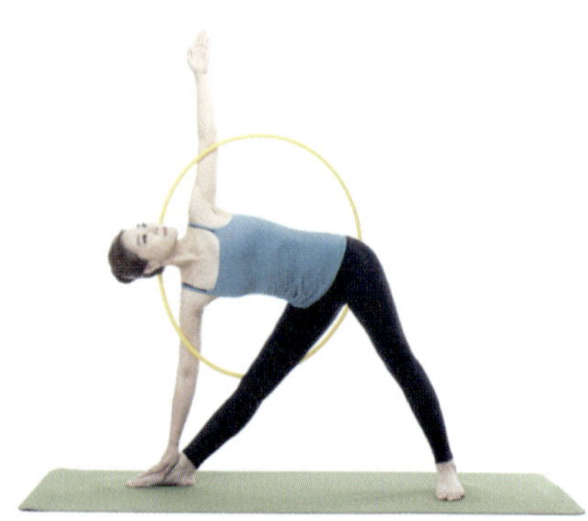

Pose - 웃티타 트리코나아사나
Hoop - 형태 유지
Breathing - Inhale → Exhale

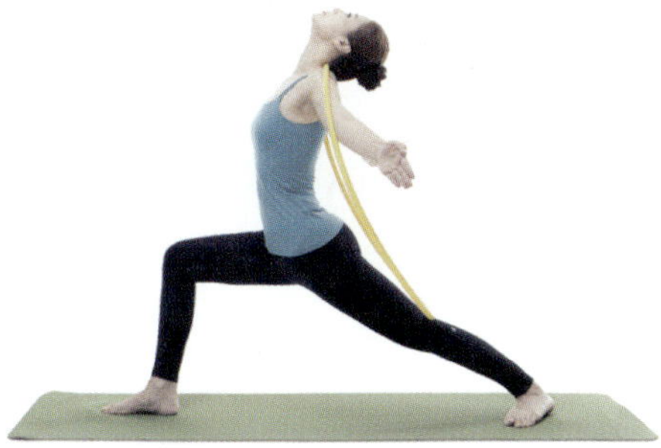

Pose - 비라바드라아사나 1
Hoop - 형태 유지
Breathing - Inhale

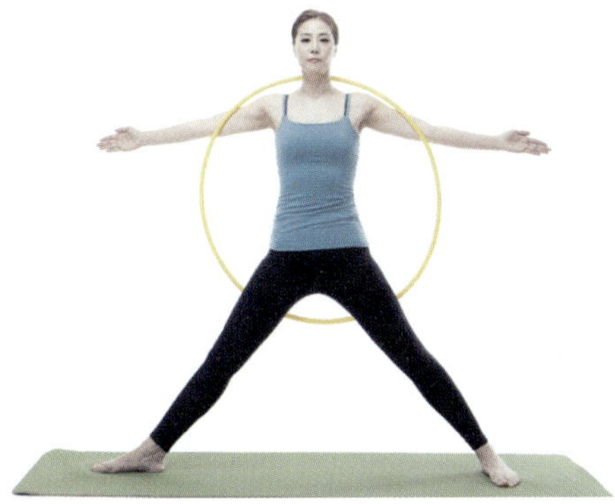

Pose - 무릎 펴 방향전환
Hoop - 형태 유지
Breathing - Exhale

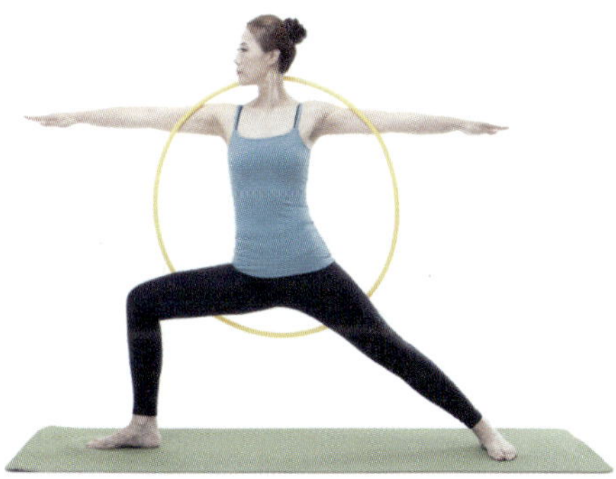

Pose - 비라바드라아사나 2
Hoop - 형태 유지
Breathing - Exhale

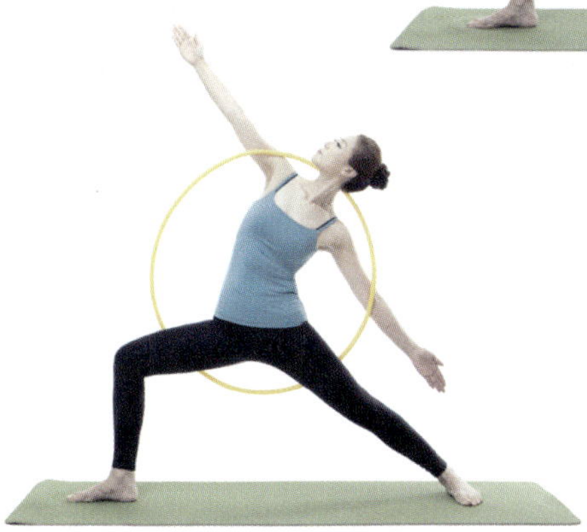

Pose - 역비라바드라아사나
Hoop - 형태 유지
Breathing - Inhale

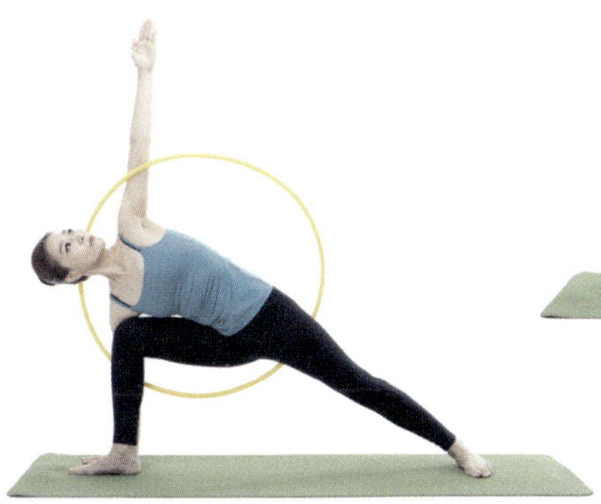

Pose - 웃티타 파르스바코나아사나
Hoop - 형태 유지
Breathing - Exhale

비라바드라아사나 1 – 척주기립근 및 하체 강화 시퀀스 2

각성 : Manipura Chakra

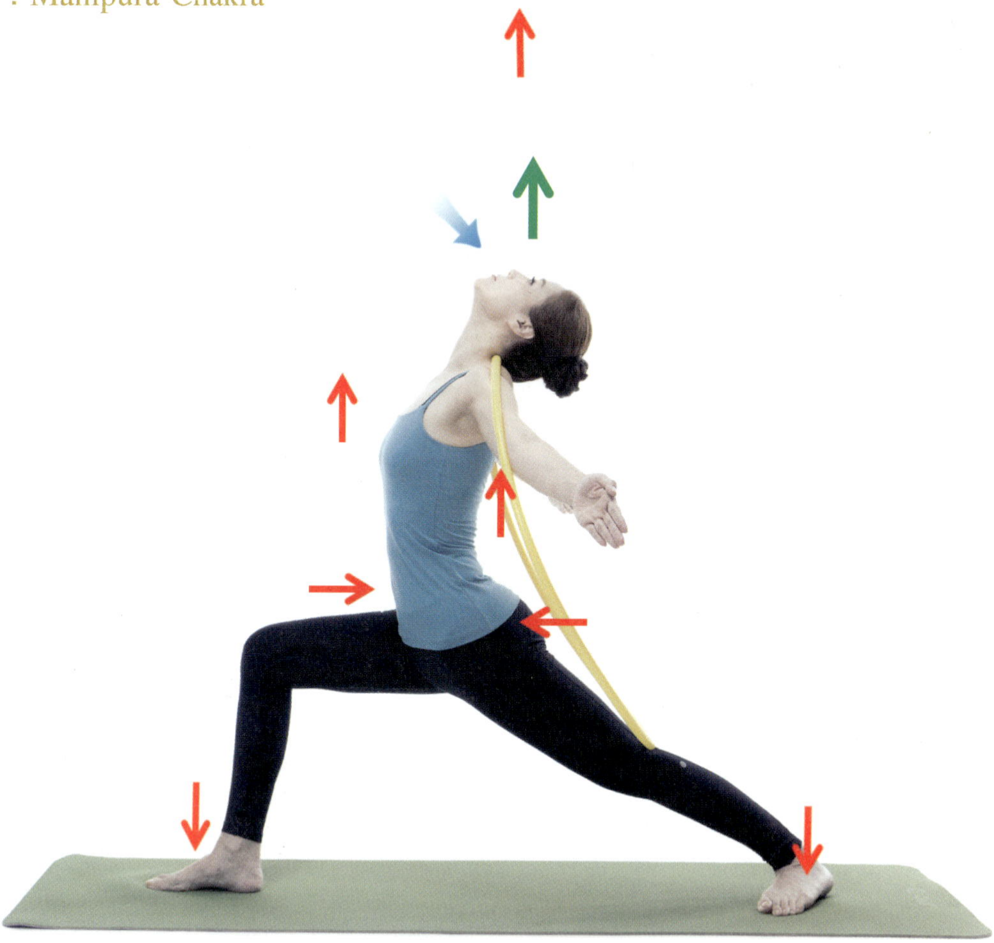

효과 Effect – 경추에 후프 원형의 가장 위를 댄다. 고개를 젖히는 동작에서 편안한 목관절 신전을 경험할 수 있다. 또한, 팔을 어깨 높이로 올렸을 때 라운드숄더를 개선하는 효과가 있으므로 목과 어깨가 불편하여 이 자세가 어려웠던 사람도 쉽게 이 자세를 따라할 수 있다.

주의사항 Caution – 목과 어깨에 문제가 있는 사람은 후프를 등 뒤에 두고 팔을 앞으로 빼서 후프를 벽처럼 이용하는 자세를 연습해보자. 훨씬 편안함을 느끼면서 바른 자세를 할 수 있다.

핵심사항 Key point – 후프의 정확한 위치는 자세를 바르게 하는 효과와 불편함을 해소하는 장점이 있다.

서서하는 자세

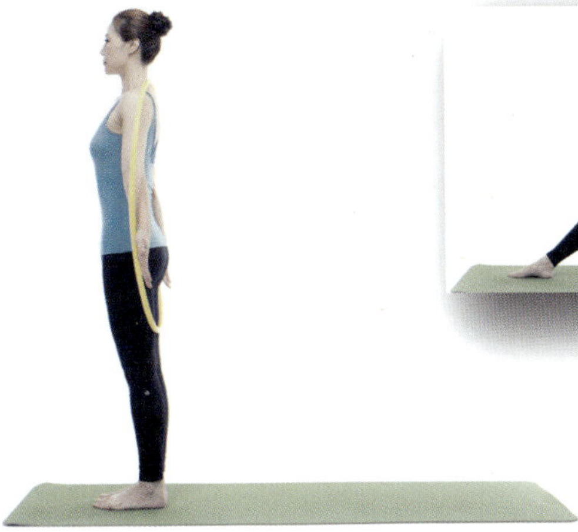

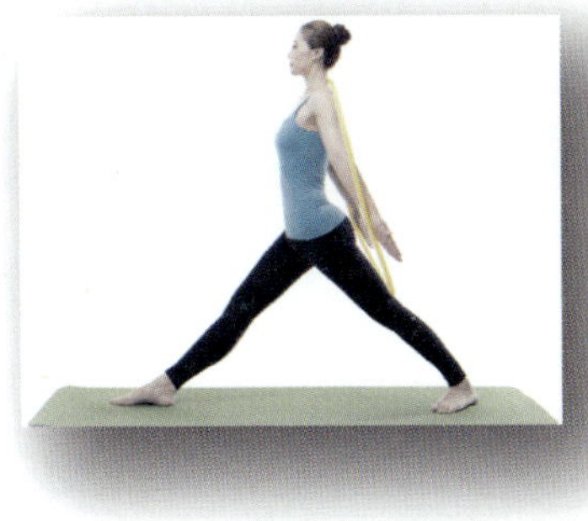

Leg - 바르게 선 자세
Hoop - 원형의 틀로 벽 만들기
Motion - 24페이지를 참고하여 후프 원형을 활용하여 벽을 만듦
Drishti - 정면

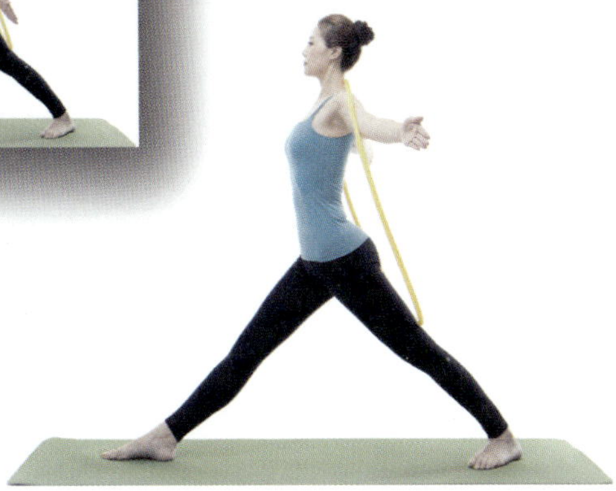

Leg - 왼발을 뒤로 어깨너비 3~4배 넓힘
Hoop - 형태 유지
Breathing - Inhale
Motion - 바닥에 있는 후프를 축으로 왼발을 뒤로 뻗어 무릎을 펴고 중립을 만듦 팔은 어깨 높이로 올림
Drishti - 성년

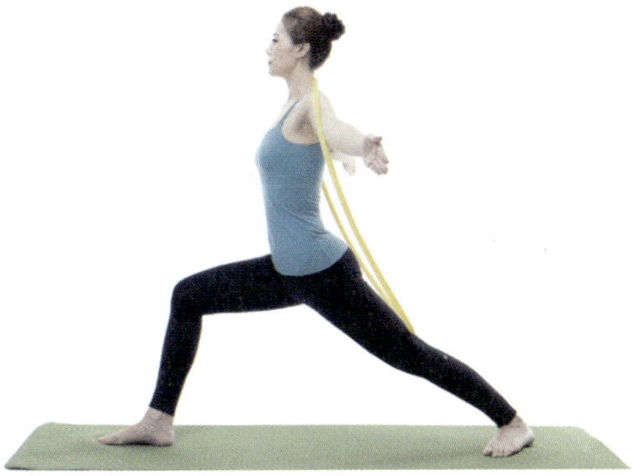

Leg - 오른 무릎 90° 구부림
Hoop - 형태 유지
Breathing - Exhale
Motion - 오른 무릎을 90° 구부림
Drishti - 정면

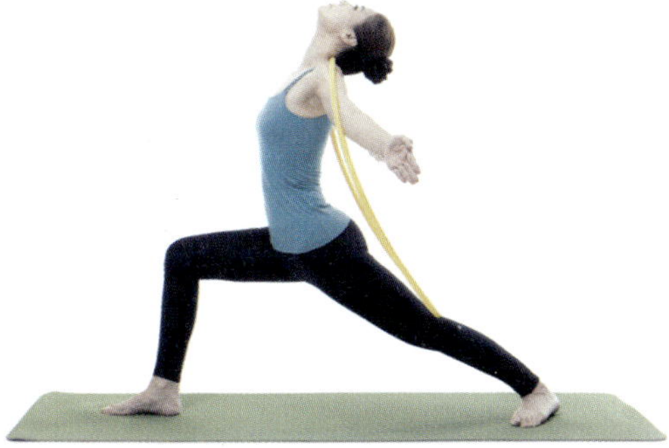

Leg - 자세 유지
Hoop - 형태 유지
Breathing - Inhale
Motion - 척주기립근을 펴고 뒷목을 후프에 의지한 채 편안하게 뒤로 젖힘
Drishti - 하늘

비라바드라아사나 2 – 하체 및 고관절 강화 시퀀스

각성 : Manipura Chakra

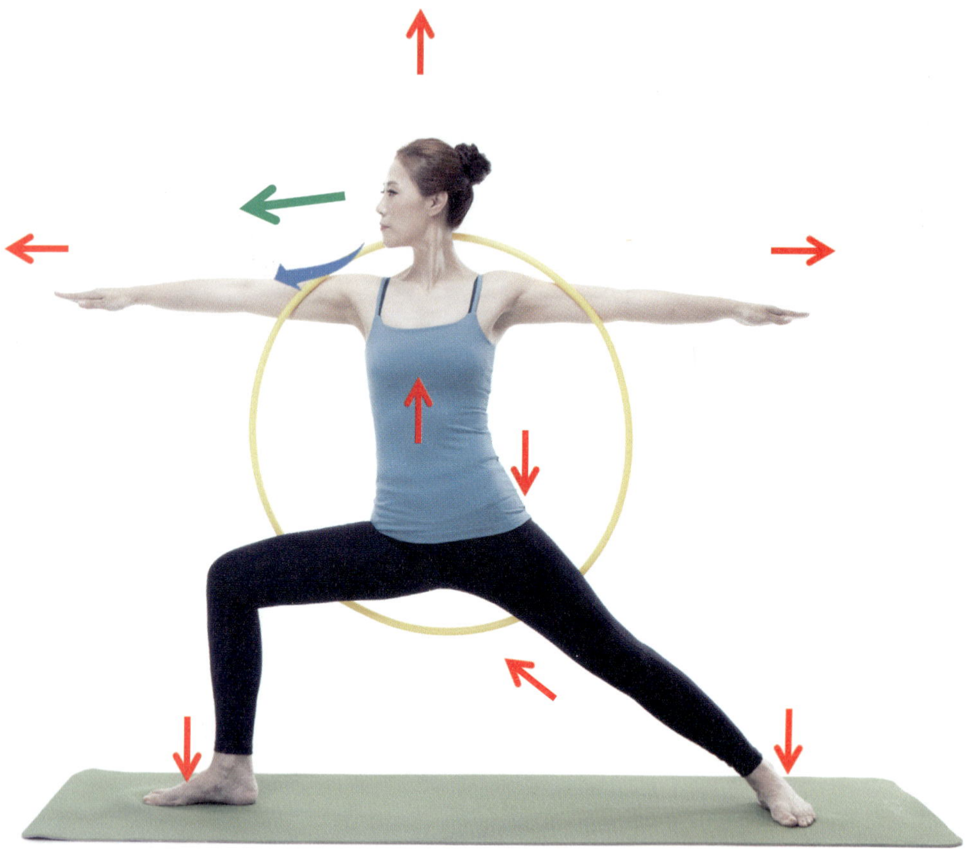

효과 Effect – 구부린 쪽 다리 바깥쪽 허벅지를 후프 면에 닿게 하여 무릎을 90° 세우는 것을 돕는다. 한편 고개를 옆으로 돌리는 동작에서 머리가 기울어지지 않도록 턱을 후프에 닿게 하는 것은 흉쇄유돌근 스트레칭에 효과적이다.

주의사항 Caution – 척추가 기울어지면 몸 안쪽 후프 공간의 차이가 두드러져 보이므로 스스로 바디 밸런스를 체크할 수 있다.

핵심사항 Key point – 후프가 벽을 만들어 주어 요가 자세를 바르고 정확하게 만든다. 처음에는 벽에 기대서 하는 것이 더 힘들게 느껴질 수 있지만 익숙해지면 스스로 바디얼라이먼트와 어저스트먼트를 경험할 수 있다.

서서하는 자세

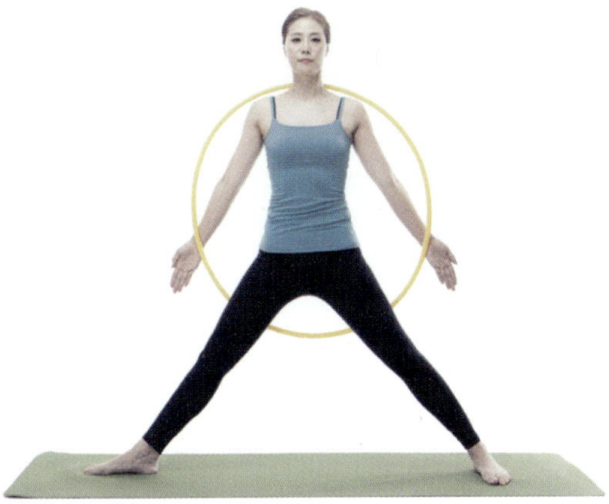

Leg - 왼발을 뒤로 어깨너비 3~4배 넓힘
Hoop - 원형의 틀로 벽 만들기
Breathing - Inhale
Motion - 후프의 공간을 보며 신체의 중립을 맞춤
Drishti - 정면

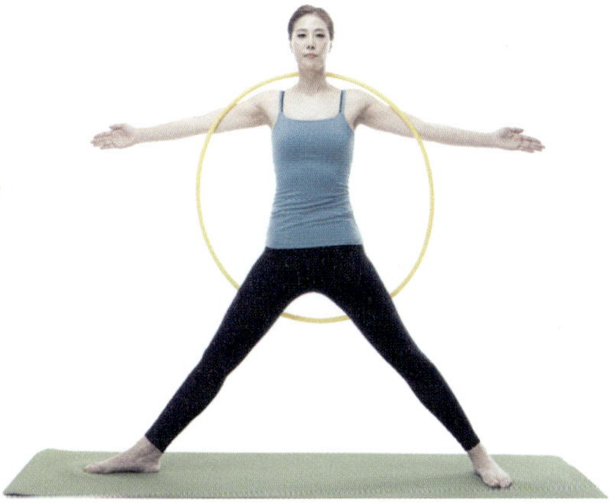

Leg - 준비자세 유지
Hoop - 형태 유지
Breathing - Inhale
Motion - 팔을 어깨 높이로 올림
Drishti - 정면

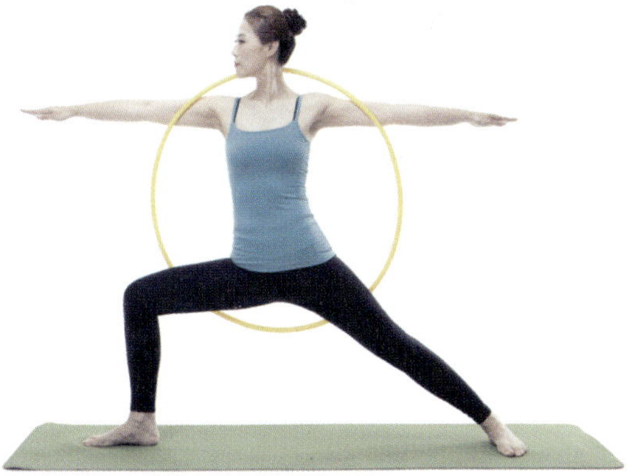

Leg - 오른 무릎 90° 구부림
Hoop - 형태 유지
Breathing - Exhale
Motion - 오른 무릎을 90° 구부림
Drishti - 손끝

역비라바드라아사나 - 고관절 강화 및 척추 유연성 향상 콤비네이션 시퀀스 2

각성 : Svadhisthana Chakra

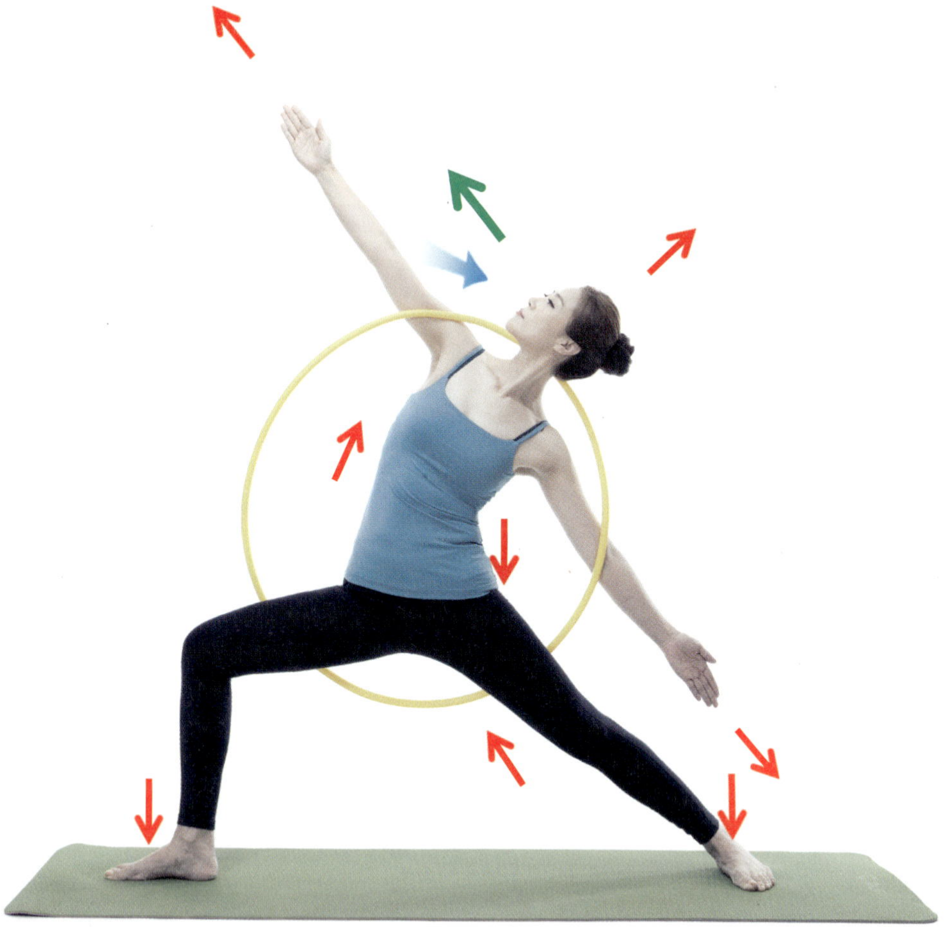

효과 Effect – 팔의 높이는 수평을 유지한 채 상체를 기울이므로 라운드숄더를 개선하기 위한 교정운동으로 유용하다. 또한 목의 정확한 각도를 안내하여 목의 불편함 없이 수련할 수 있다.

주의사항 Caution – 만일 후프의 면이 기울어진 채 이 자세를 취하고 있다면 시상면이 무너졌는지 체크한 후 다시 실시한다. 후프 없이 팔의 움직임으로 인해 상체가 앞으로 기울어진 채 이 자세를 해왔다면 후프를 벽처럼 사용하여 가동성은 조금 줄더라도 안정된 기반을 느낄 수 있다.

핵심사항 Key point – 바른 자세를 하기 위해서 자기 신체가 후프의 어디를 정확히 닿아야 하는지 힘의 방향은 어디인지를 자각한다.

서서하는 자세

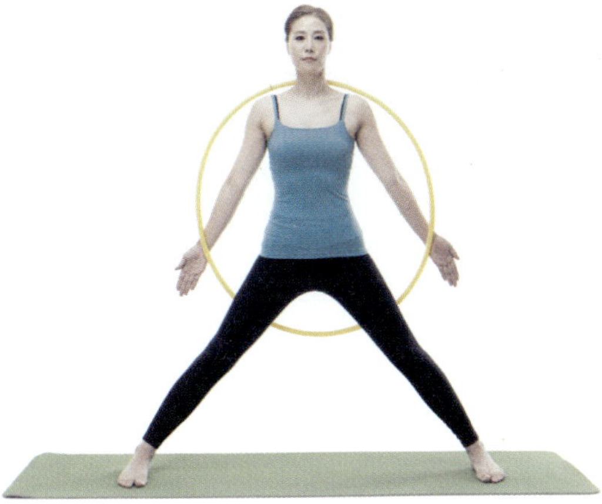

Leg - 왼발을 뒤로 어깨너비 3~4배 넓힘
Hoop - 원형의 틀로 벽 만들기
Breathing - Inhale
Motion - 후프의 공간을 보며 신체의 중립을 맞춤
Drishti - 정면

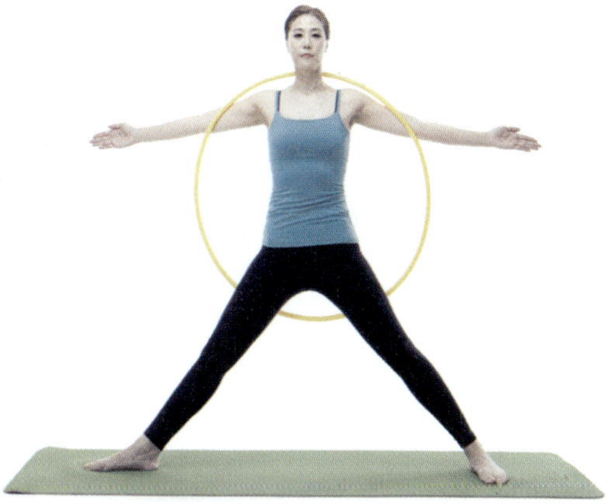

Leg - 준비자세 유지
Hoop - 형태 유지
Breathing - Inhale
Motion - 팔을 어깨 높이로 올림
Drishti - 정면

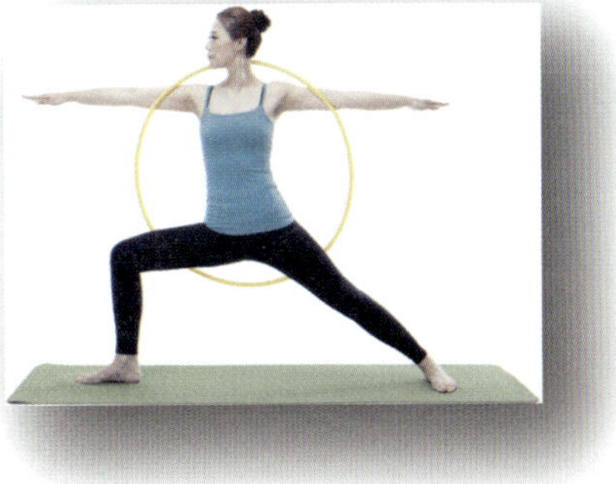

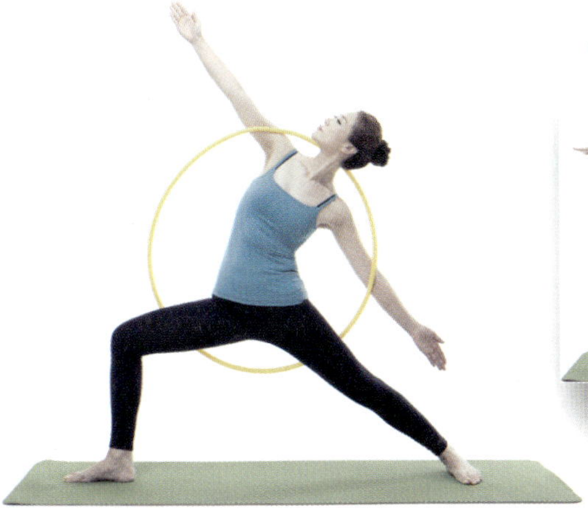

Leg - 오른 무릎 90° 구부림
Hoop - 형태 유지
Breathing - Exhale
Motion - 오른 무릎을 90° 구부리며 왼발 쪽으로 몸을 기울임
Drishti - 오른손 끝

웃티타 파르스바코나아사나 – 신체의 측면을 강하게 신전시키는 시퀀스

각성 : Svadhisthana Chakra

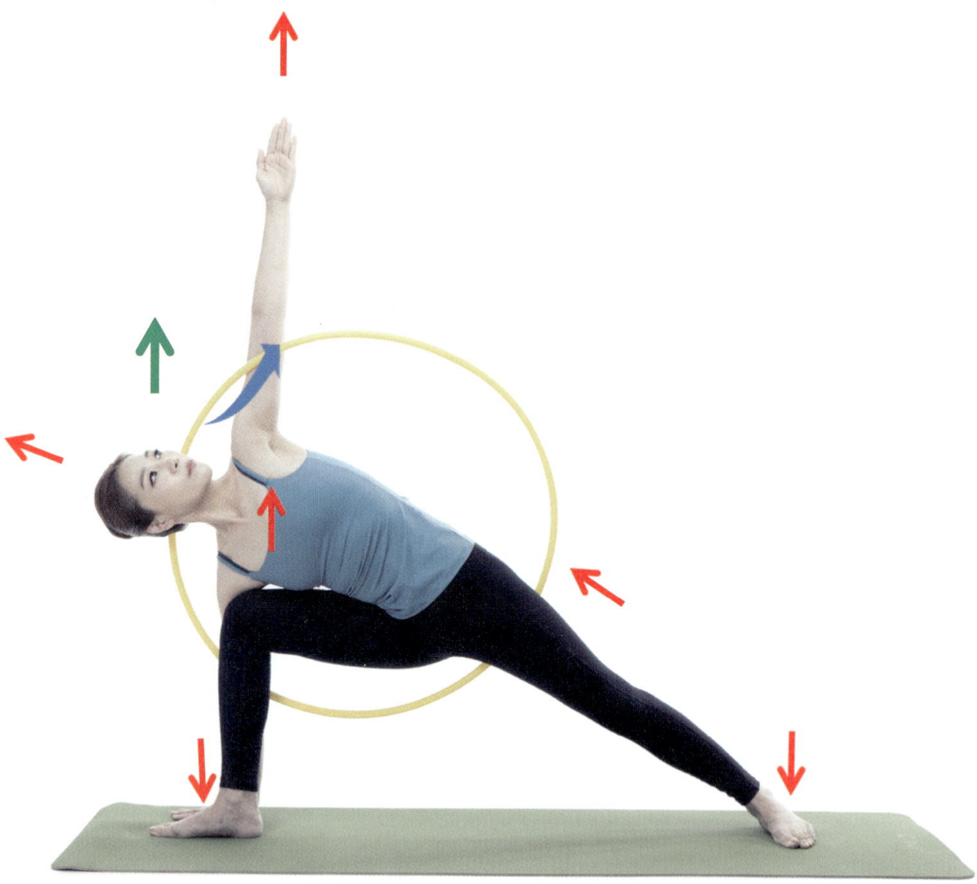

효과 Effect – 자세의 올바른 방향성을 제시한다. 상체가 기울어지지 않도록 후프가 견고하게 척추와 어깨관절을 지지해 준다.

주의사항 Caution – 이 자세는 하체와 척추가 무너지면 바른 자세가 불가능한 어렵고 힘든 자세이다. 손바닥을 발날 쪽에 짚을 때 상체가 앞으로 기울어지지 않도록 후프가 안정감 있게 지지해 줘서 가슴을 펴고 힘의 방향을 위로 뻗을 수 있다.

핵심사항 Key point – 우리 몸이 그 자세를 편한 상태로 익숙하게 해왔기 때문에 후프가 몸 뒤에서 벽을 만들고 있어서 그 동안 편하게 했던 이 자세가 어렵게 느껴질 수도 있지만 스스로 바디얼라이먼트를 맞춘다고 생각하며, 후프요가를 하다 보면 후프가 없어도 바른 자세로 수련이 가능하다.

서서하는 자세

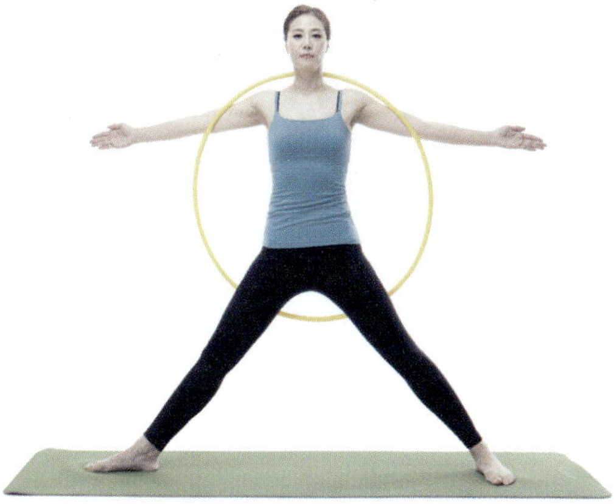

Leg - 왼발을 뒤로 어깨너비 3~4배 넓힘
Hoop - 원형의 틀로 벽 만들기
Breathing - Inhale
Motion - 후프의 공간을 보며 신체의 중립을 맞춤
Drishti - 정면

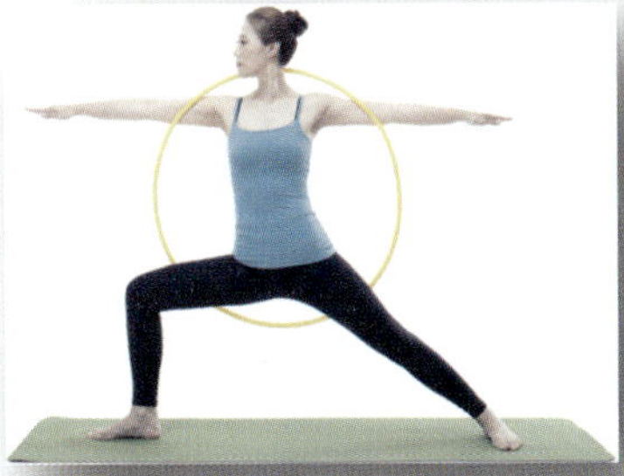

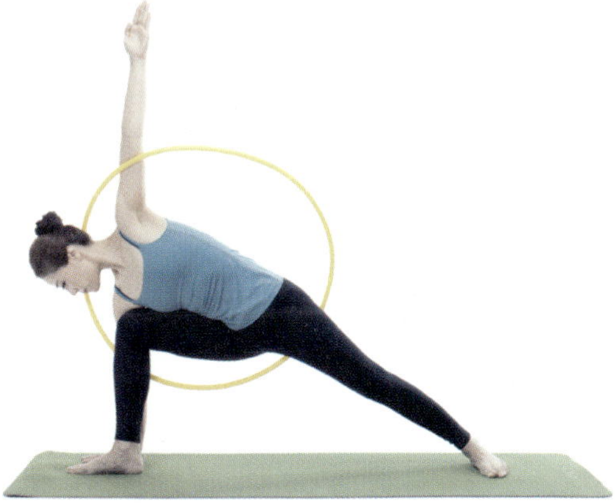

Leg - 오른 무릎 90° 구부림
Hoop - 형태 유지
Breathing - Exhale
Motion - 오른 무릎을 90° 구부리며
오른발 쪽으로 몸을 기울임
오른 발날 옆에 손을 짚음
Drishti - 오른손

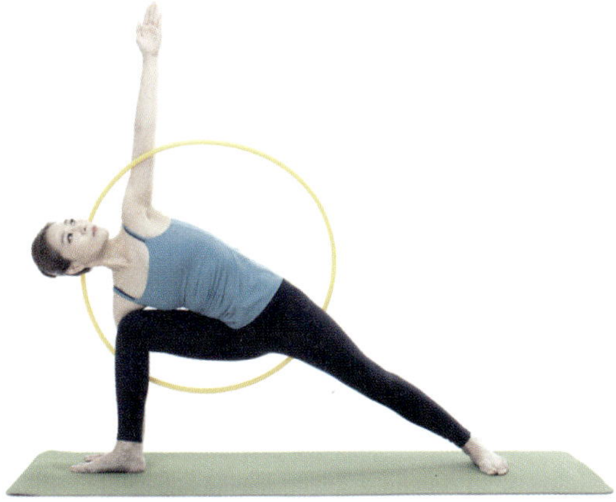

Leg - 자세 유지
Hoop - 형태 유지
Breathing - Inhale
Motion - 아래 가슴을 회전시켜 흉추를 펴고 팔을
수직으로 뻗음
Drishti - 왼손 끝

웃티타 트리코나아사나 – 고관절 강화 및 전신 스트레칭 시퀀스 1

각성 : Manipura Chakra

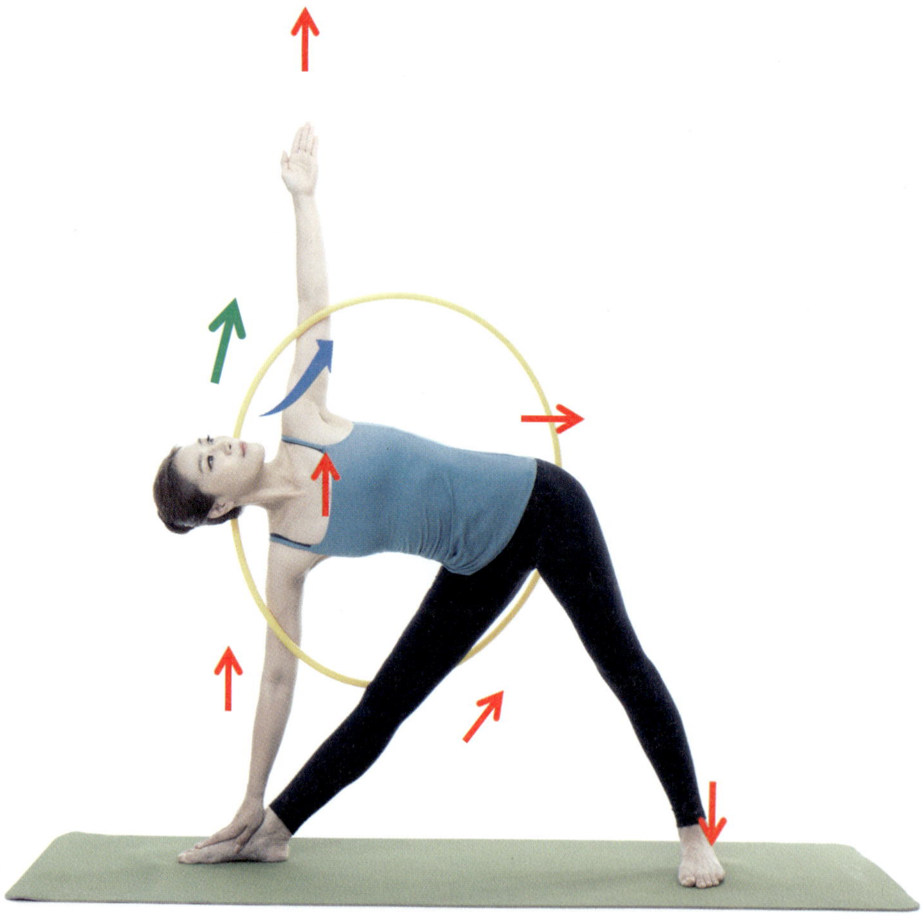

효과 Effect – 삼각자세는 신체의 모든 끝 부위를 연결하면 삼각형이 나오는 특별한 요가 자세로써 바른 자세로 했을 때 내전근 스트레칭과 고관절의 유연함을 향상시킬 수 있다. 후프로 벽을 만들고 하는 동작은 상체의 기울어짐이나 고개가 바닥으로 젖혀지는 것을 방지해 바른 자세를 쉽게 할 수 있도록 한다.

주의사항 Caution – 팔을 어깨 높이로 올리고 상체를 옆으로 기울이는 동작에서 고관절과 허리의 문제가 있다면 아래 손을 내려갈 수 있는 만큼만 아래로 하여 자세를 유지한다.

핵심사항 Key point – 목을 회전하여 후프에 턱을 대는 동작은 뒷목의 경직을 해소해 준다.

서서하는 자세

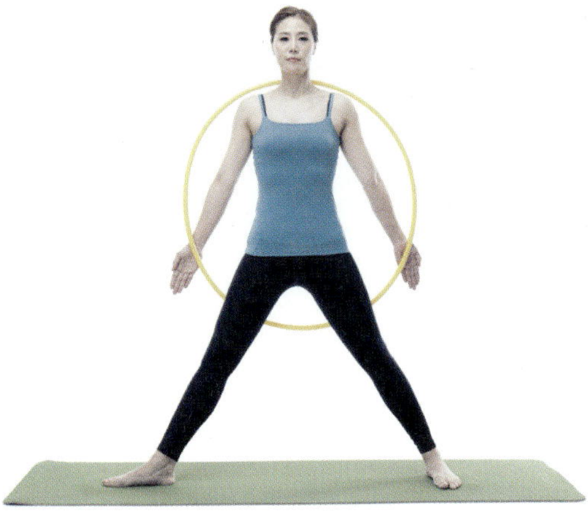

Leg - 왼발을 뒤로 어깨너비 2~3배 넓힘
Hoop - 원형의 틀로 벽 만들기
Breathing - Inhale
Motion - 후프의 공간을 보며 신체의 중립을 맞춤
Drishti - 정면

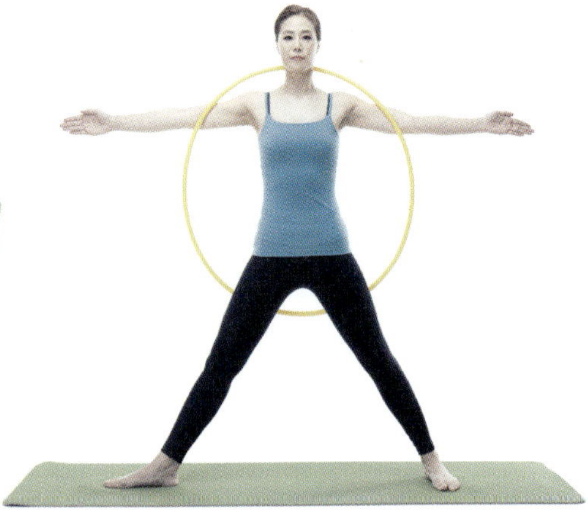

Leg - 준비자세 유지
Hoop - 형태 유지
Breathing - Inhale
Motion - 팔을 어깨 높이로 올림
Drishti - 정면

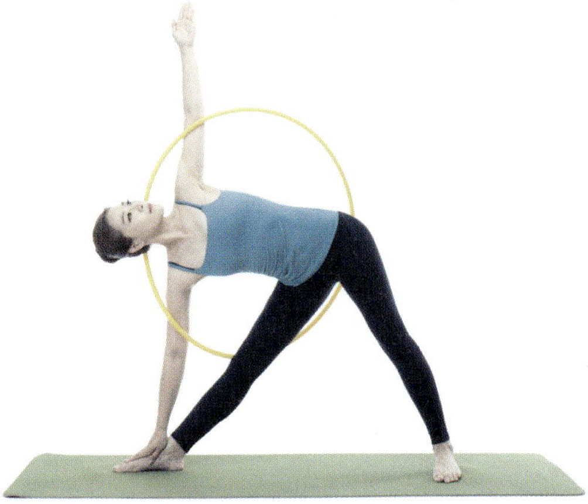

Leg - 준비자세 유지
Hoop - 형태 유지
Breathing - Exhale
Motion - 오른발 쪽으로 몸을 기울임
오른 발등에 손을 짚음
Drishti - 왼손 끝

웃티타 트리코나아사나 응용 – 고관절 강화 및 전신 스트레칭 시퀀스 2

각성 : Svadhisthana Chakra

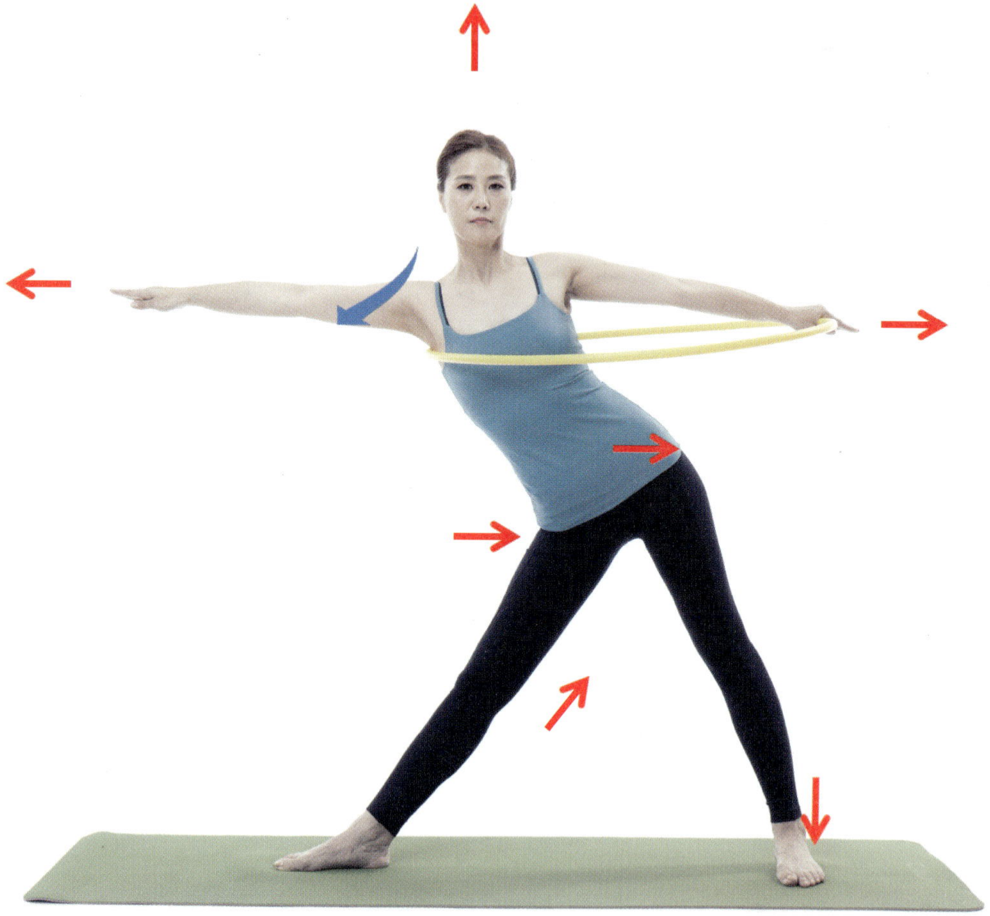

효과 Effect – 삼각자세가 척추와 고관절의 문제로 어렵게 느껴진다면 이 자세를 반복적으로 실시하여 고관절의 움직임을 향상시켜 유연하게 만들 수 있으며, 어깨 및 척추의 가동성도 부드럽게 만들어 줄 수 있다.

주의사항 Caution – 후프의 미는 힘과 반대로 움직이는 손끝의 에너지를 자각해야 한다.

핵심사항 Key point – 후프를 수평으로 미는 힘은 고관절의 운동성을 만들어 내고 내전근 스트레칭의 효과를 줄 수 있으므로 후프와 고관절을 같은 방향으로 밀며 골반 주변의 근육을 부드럽게 스트레칭한다.

Rhythmic YOGA 리드믹요가

서시하는 자세

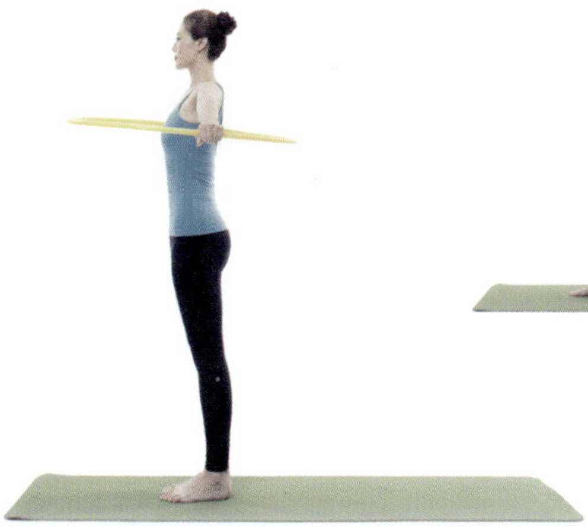

Leg - 바르게 선 자세
Hoop - 후프 수평
Motion - 후프 안으로 들어가 겨드랑이에 후프를 댄 후 팔을 어깨 높이로 올림
Drishti - 정면

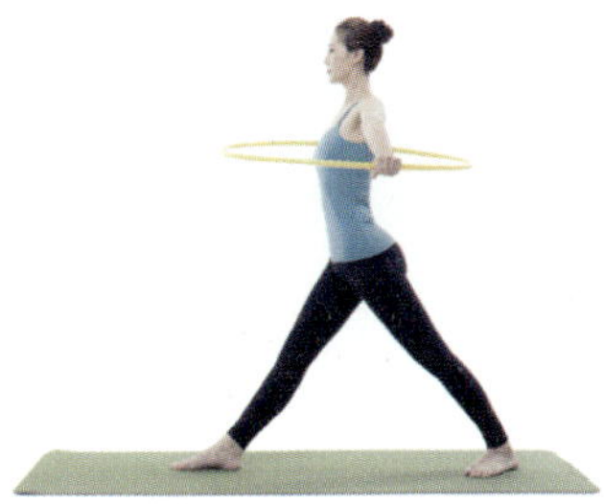

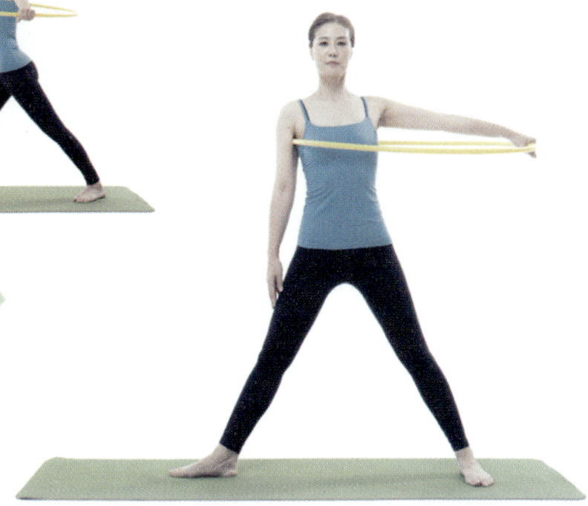

Leg - 왼발을 뒤로 어깨너비 2~3배 넓힘
Hoop - 수평
Breathing - Exhale
Motion - 방향 전환
Drishti - 정면

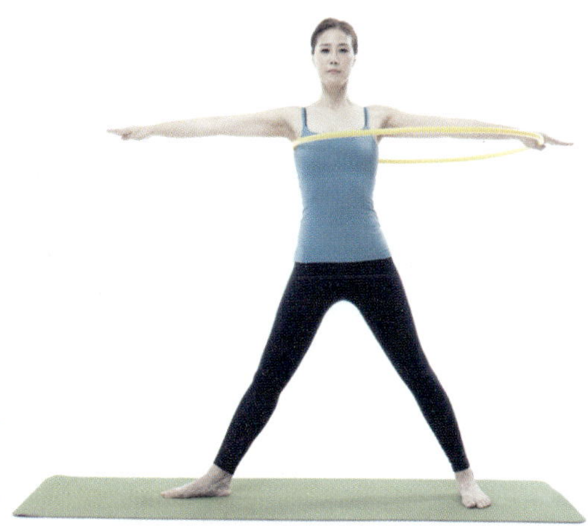

Leg - 자세 유지
Hoop - 수평
Breathing - Inhale
Motion - 왼손을 어깨 높이로 올림
Drishti - 정면

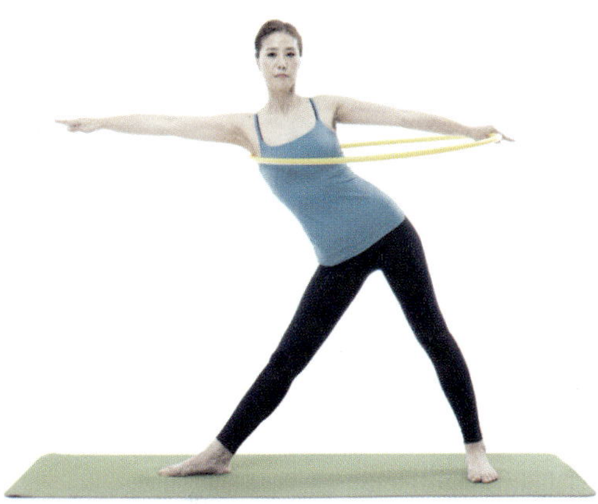

Leg - 준비자세 유지
Hoop - 수평
Breathing - Exhale
Motion - 골반을 왼쪽으로 밀 때 오른손 끝은 오른쪽으로 밀며 고관절 유연성 회복운동을 함
Drishti - 정면

웃티타 트리코나아사나 – 고관절 강화 및 전신 스트레칭 시퀀스 3

각성 : Manipura Chakra

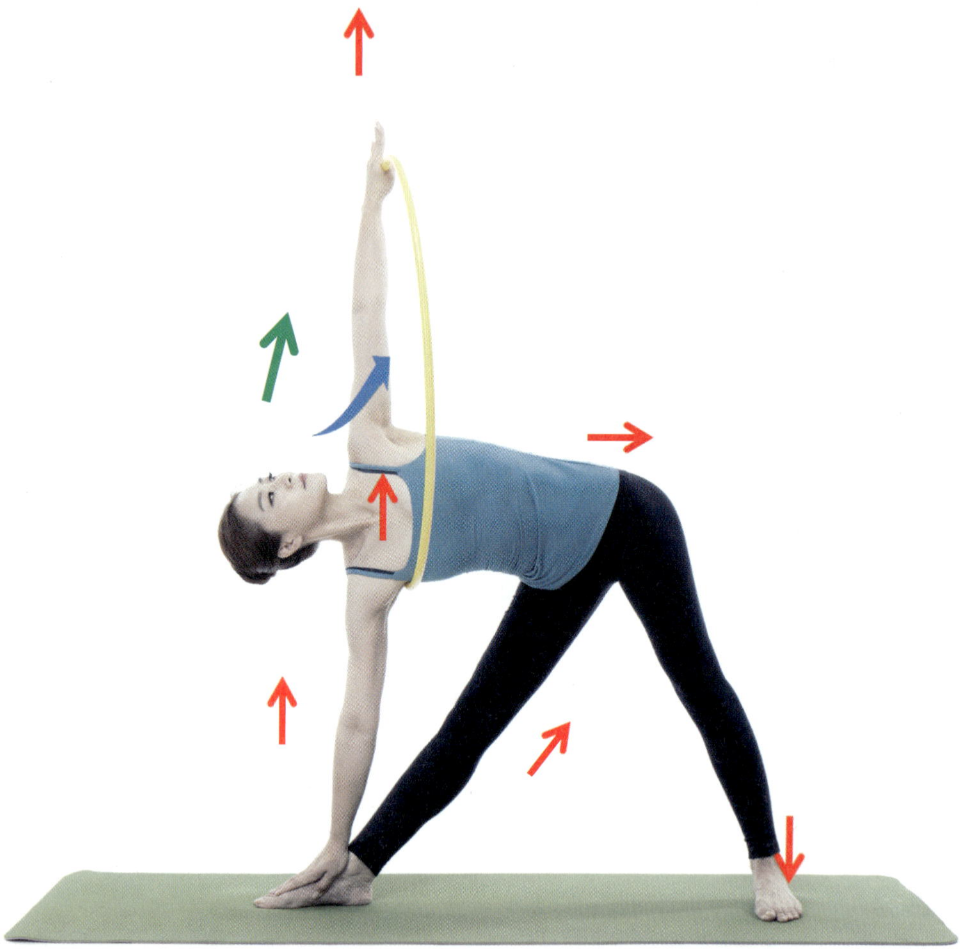

효과 Effect – 고관절의 유연성 및 척추의 가동성이 확보되었다면 후프를 엄지손가락으로 고정하고 위로 미는 힘을 유지하며 상체를 옆으로 기울인다. 맨 몸으로 할 때보다 신체 옆면이 스트레칭 되고 있음을 자극받게 된다.

주의사항 Caution – 후프를 위로 미는 동작은 아래 손에 체중이 실리며 상체가 앞으로 기울어지는 것을 방지하기 위함이다.

핵심사항 Key point – 후프가 수직으로 유지되고 있음을 상기해야 한다. 후프는 약간의 탄성이 있어 약간 늘어나는데 손끝 방향으로 후프를 밀면 후프가 늘어나는 것을 느낄 수 있다.

서서하는 자세

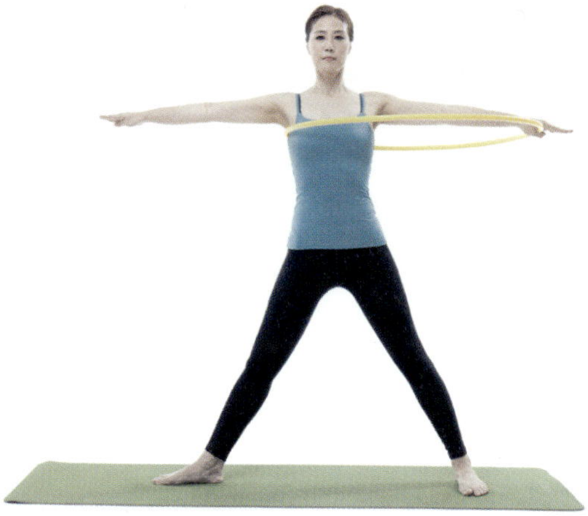

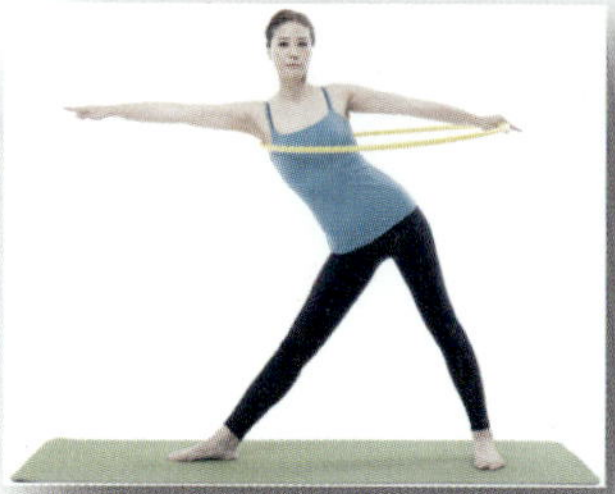

Leg - 왼발을 뒤로 어깨너비 2~3배 넓힘
Hoop - 수평
Breathing - Inhale
Motion - 후프 안으로 들어와 오른쪽 겨드랑이에 후프를 댄 후 왼손을 어깨 높이로 올림
Drishti - 정면

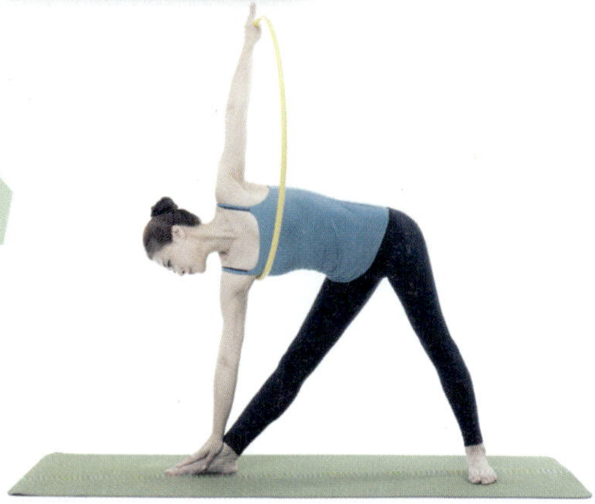

Leg - 준비 자세 유지
Hoop - 형태 유지
Breathing - Exhale
Motion - 오른발 쪽으로 몸을 기울임 오른 발등에 손을 짚음
Drishti - 오른손

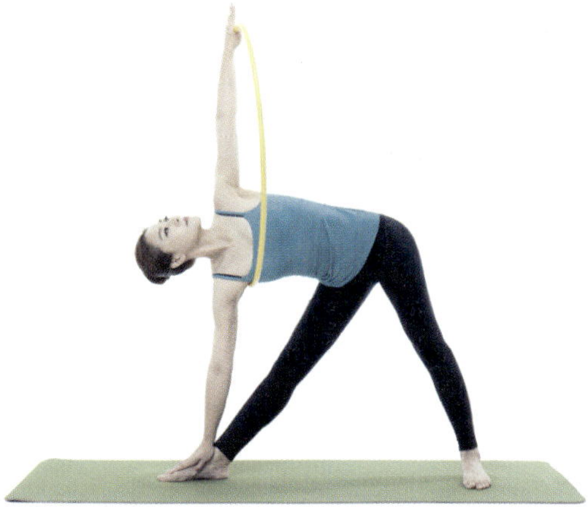

Leg - 준비 자세 유지
Hoop - 형태 유지
Breathing - Inhale
Motion - 후프를 수직으로 늘리며 손끝을 위로 향함
Drishti - 왼손 끝

파르브릿타 트리코나아사나 – 척추의 활력과 코어 안정화 시퀀스

각성 : Manipura Chakra

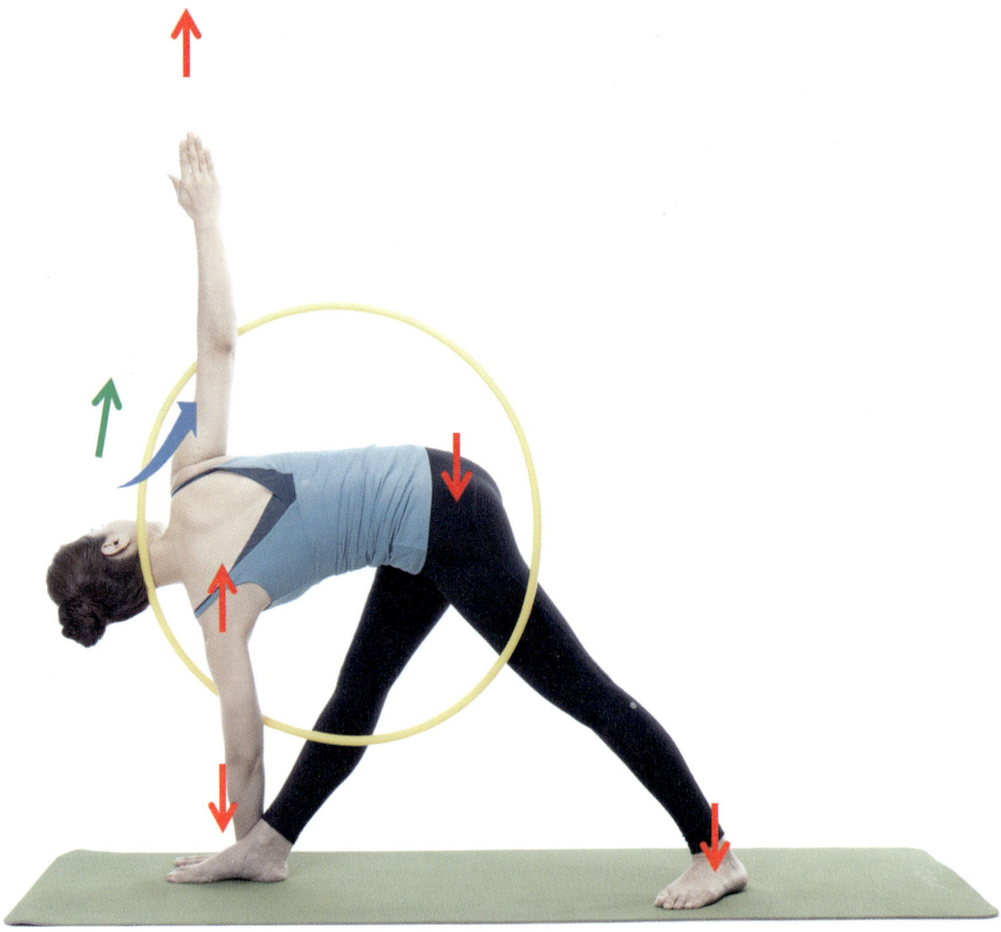

효과 Effect – 이 시퀀스는 하체가 견고하더라도 상체의 큰 가동성으로 인해 균형이 무너지는 사람을 위한 응용 동작이다. 후프가 내 몸 뒤에서 벽처럼 고정시켜 척추의 로테이션을 도와줘서 균형 감각을 향상한다.

주의사항 Caution – 발날 옆에 손을 짚는 것이 어렵다면 먼저 발아치 쪽에 손을 짚고 척추를 로테이션하는 연습 후에 완전한 동작을 실시한다.

핵심사항 Key point – 고관절이 열리면 후프가 몸 뒤에 있는 것이 불편하게 느껴진다. 고관절을 바르게 닫고 이 자세를 실시한다면 척추 로테이션의 편안함을 느끼게 된다.

서서하는 자세

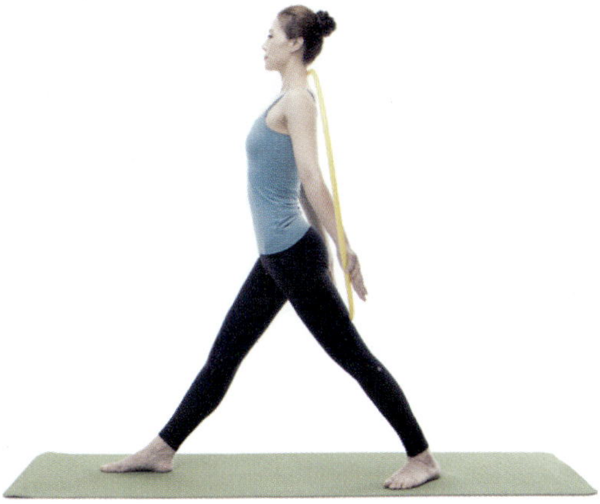

Leg - 바르게 선 자세
Hoop - 원형의 틀로 벽 만들기
Motion - 왼발을 뒤로 뻗어 어깨너비 2~3배로 넓힘
Drishti - 정면

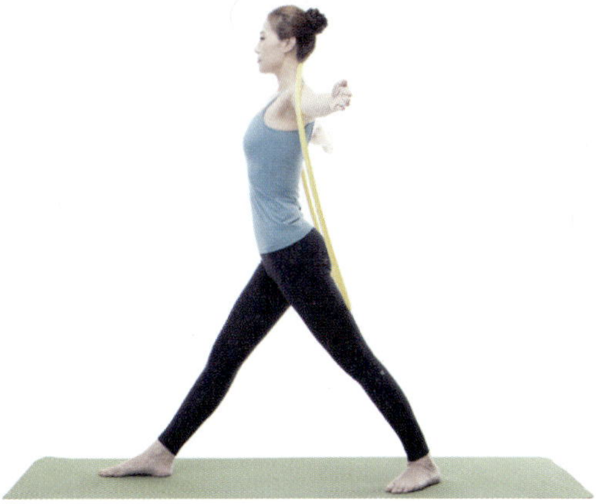

Leg - 준비자세 유지
Hoop - 형태 유지
Breathing - Inhale
Motion - 팔은 어깨 높이로 올림
Drishti - 정면

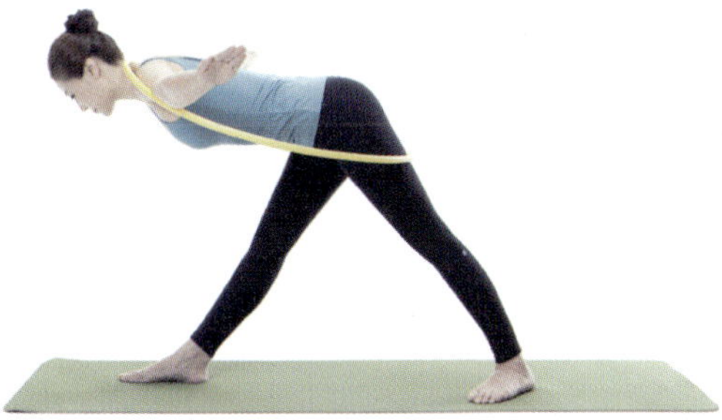

Leg - 준비자세 유지
Hoop - 형태 유지
Breathing - Exhale
Motion - 상체를 앞으로 90° 기울임
Drishti - 바닥

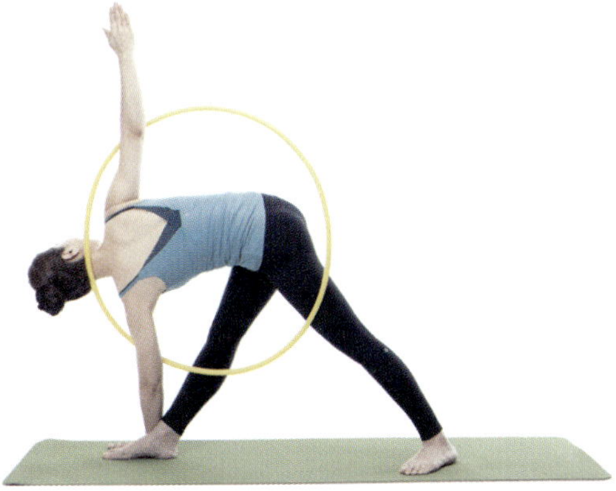

Leg - 준비자세 유지
Hoop - 형태 유지
Breathing - Inhale → Exhale
Motion - 척추를 로테이션하여 왼손을 발날 옆에 짚고 위에 있는 손을 뻗음
Drishti - 오른손 끝

비라바드라아사나 3 – 전신의 균형감각을 깨워주는 시퀀스 1

각성 : Manipura Chakra

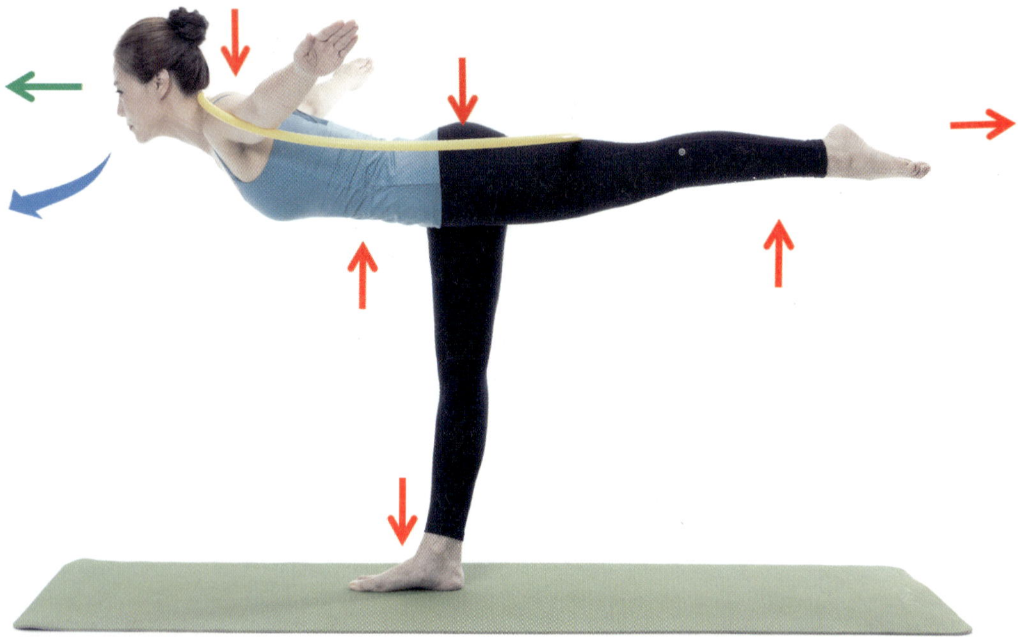

효과 Effect – 전신을 조화롭게 만들어 주는 밸런스 자세는 어느 한쪽으로 기울어져도 무너져 버리기 때문에 후프를 벽처럼 사용하여 신체의 균형감을 향상한다. 다리를 들어 올릴 때 엉덩이 근육 사용을 모르는 초보자는 허벅지에서 후프를 닿게 하여 상체가 기울어지는 만큼 다리를 뒤로 올리면 어깨부터 발끝까지 바닥과 수평을 만들며 밸런스 잡기가 쉬워진다.

주의사항 Caution – 한 발로 중심을 잡기 위해 팔을 비행기처럼 옆으로 하여 좌우의 균형을 잡는다. 고관절이 열리면 후프도 함께 기울어지므로 스스로 바디얼라이먼트 조정이 쉽다.

핵심사항 Key point – 목뒤에 안정적으로 후프가 닿을 때까지 고개를 들어 정면을 본다.

균형잡는 자세

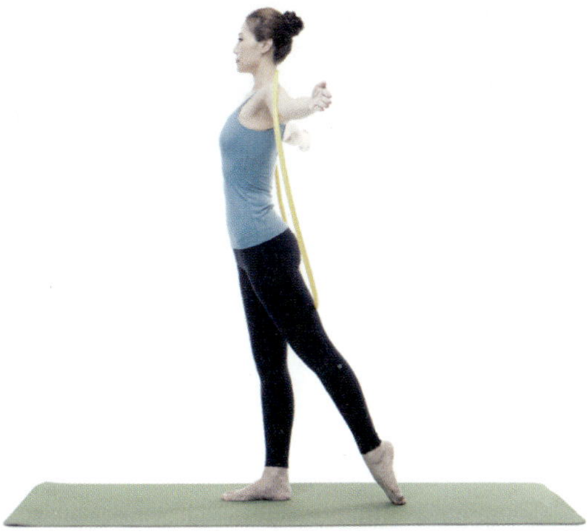

Leg - 오른발에 체중을 싣고 왼발을 뒤로 함
Hoop - 원형의 틀로 벽 만들기
Breathing - Inhale
Motion - 왼발을 뒤로 뻗을 때 발목을 펴고 골반이 열리지 않도록 주의함
Drishti - 정면

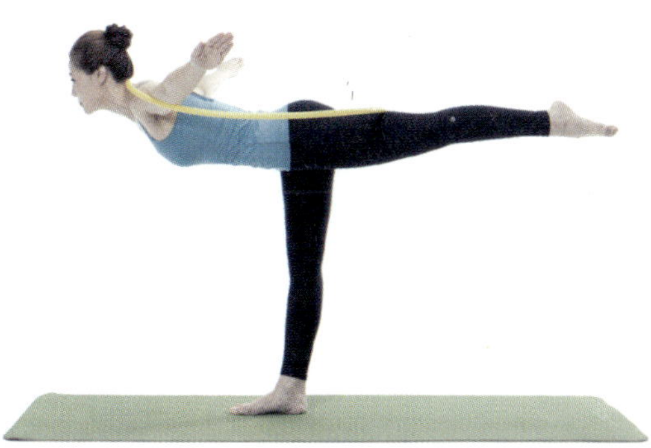

Leg - 왼 다리를 90° 들어 올림
Hoop - 원형의 틀로 벽 만들기
Breathing - Exhale
Motion - 후프에 지지하여 상체가 곧게 편 채 내려감 햄스트링은 후프를 밀어 올린다고 생각하며 떨어지지 않고 올림
Drishti - 정면

비라바드라아사나 3 – 전신의 균형감각을 깨워주는 시퀀스 2

각성 : Manipura Chakra

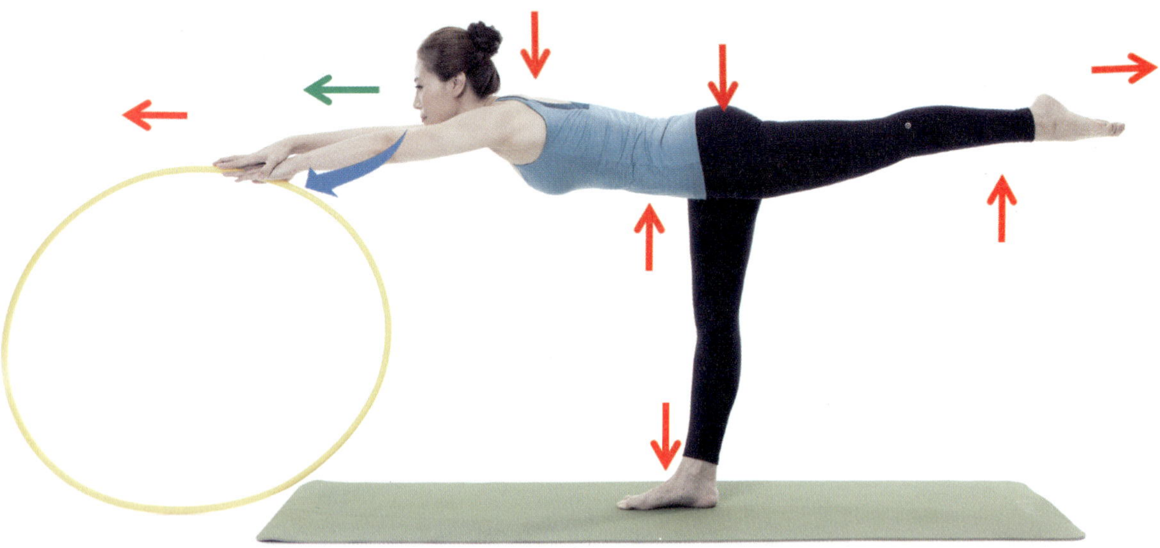

효과 Effect – 상체가 바닥과 수평이 될 때까지 후프를 앞으로 굴린다. 평소에 비라바드라아사나 3번이 불안정했거나 상체가 바닥과 수평으로 내려오는 것이 어렵게 느꼈던 사람은 후프의 높이를 이용하여 바른 자세가 가능하다.

주의사항 Caution – 후프에 너무 많이 체중을 실어 후프를 누르면 후프가 탄성을 잃고 찌그러져 버린다. 후프는 자세를 바르게 하는 데 보조적인 역할을 하므로 코어에 힘을 가지고 자세를 유지한다.

핵심사항 Key point – 상체의 안정적인 움직임은 다리를 뒤로 들기가 편해진다.

균형잡는 자세

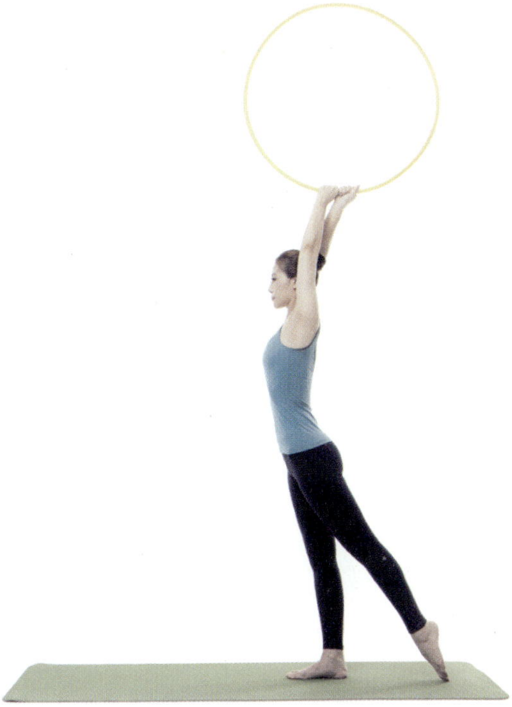

Leg - 오른발에 체중을 싣고 왼발을 뒤로 함
Hoop - 두 손 마주 잡아 수직으로 올림
Breathing - Inhale
Motion - 왼발을 뒤로 뻗으며 후프를 들어 올림
왼 발목을 펴고 골반이 열리지 않도록 주의함
Drishti - 정면

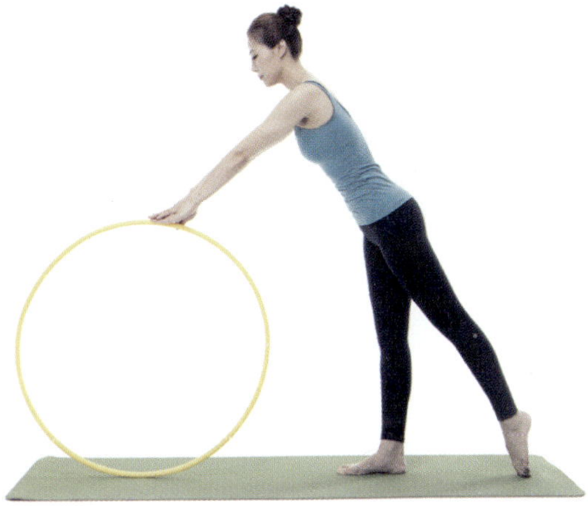

Leg - 준비자세 유지
Hoop - 두 손 겹쳐 잡기
Breathing - Exhale → Inhale
Motion - 후프를 바닥에 내리고 두 손으로
겹쳐 잡음
Drishti - 손등

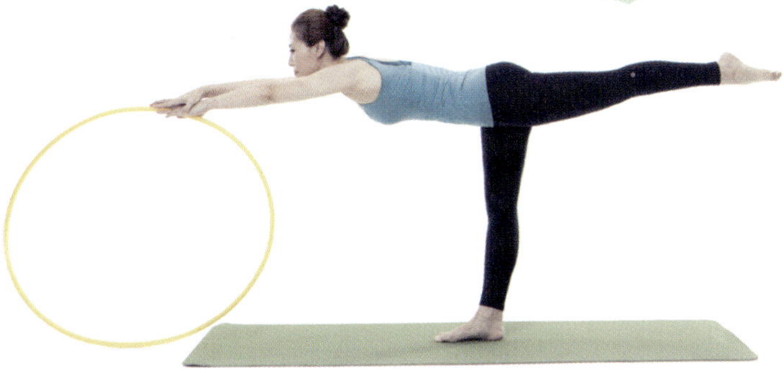

Leg - 다리를 90° 들어 올림
Hoop - 두 손 겹쳐 잡기　Breathing - Exhale
Motion - 후프를 앞으로 굴리며, 상체가 90° 내려감
동시에 다리도 90° 들어 올려 신체가 바닥과 수평이 됨
Drishti - 손등

비라바드라아사나 3 – 전신의 균형감각을 깨워주는 시퀀스

각성 : Manipura Chakra

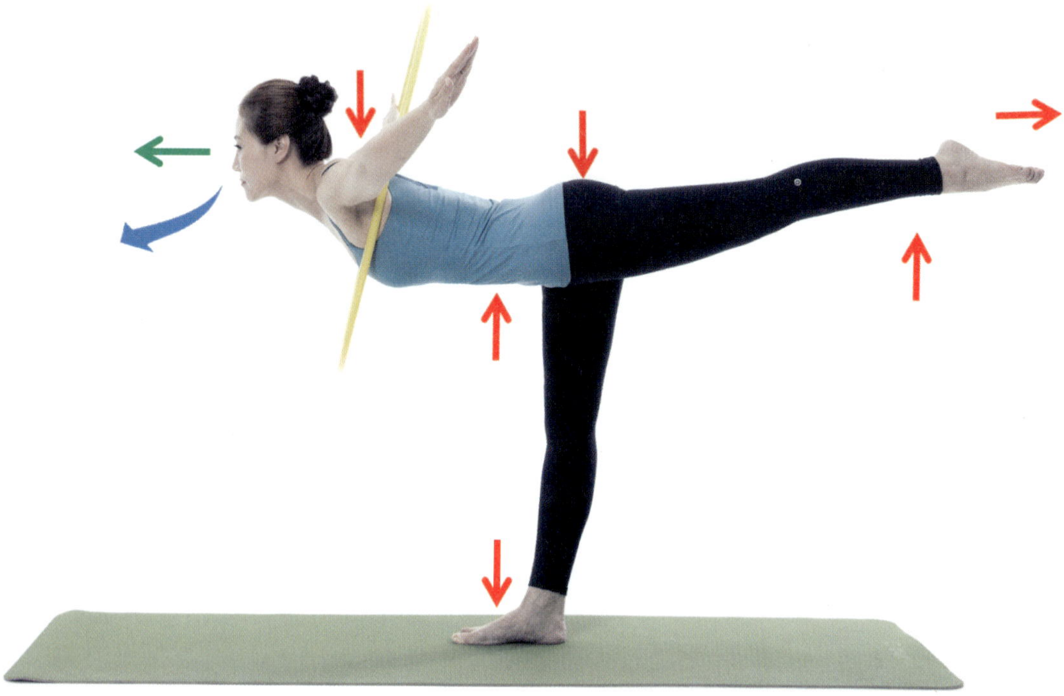

효과 Effect – 리듬체조에서 후프를 움직이는 동작을 응용하여 동작과 동작의 연결에 많이 쓰이므로 이 자세로 가는 후프의 움직임을 익숙하게 반복해본다. 후프가 겨드랑이에 머물며 어깨가 움츠러드는 것을 막아주어 바른 자세로 균형을 잡기 편하다.

주의사항 Caution – 똑같은 밸런스 자세라고 하더라도 후프가 어디에 머무는지에 따라 운동효과가 조금씩 달라지므로 손으로 후프를 밀어 후프가 늘어나는 느낌으로 균형을 잡는다.

핵심사항 Key point – 후프 밖에 있다가 후프 안으로 들어오는 연결 동작 또한 에너지의 순환을 만들고 집중력을 향상한다.

Rhythmic YOGA 리드믹요가

균형잡는 자세

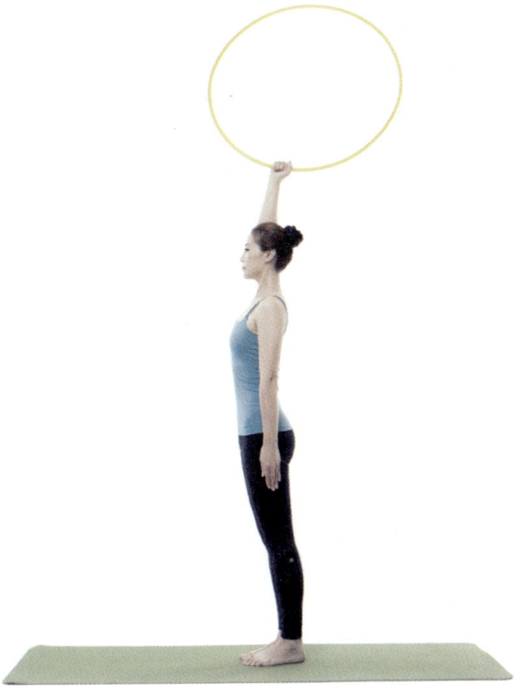

Leg - 바르게 선 자세
Hoop - 오른 손으로 잡아 수직으로 들기
Breathing - Inhale
Motion - 후프와 신체를 바닥과 수직으로 하여
바르게 신장시킴
Drishti - 정면

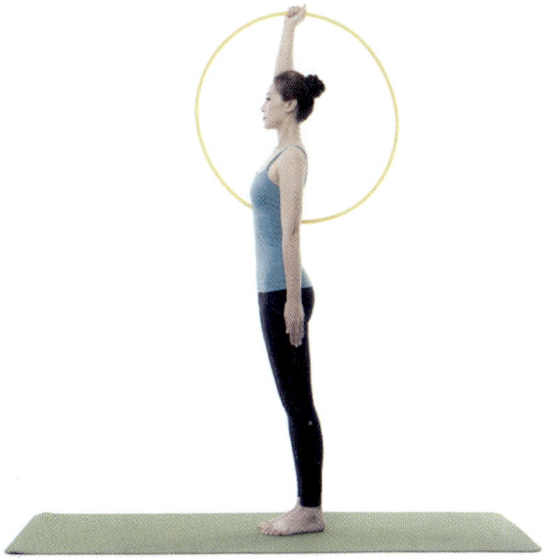

Leg - 준비자세 유지
Hoop - 팔 옆에서 수직
Breathing - Exhale
Motion - 후프가 위가 팔 바깥쪽으로 내려가서
후프 위가 옆구리에 옴
Drishti - 정면

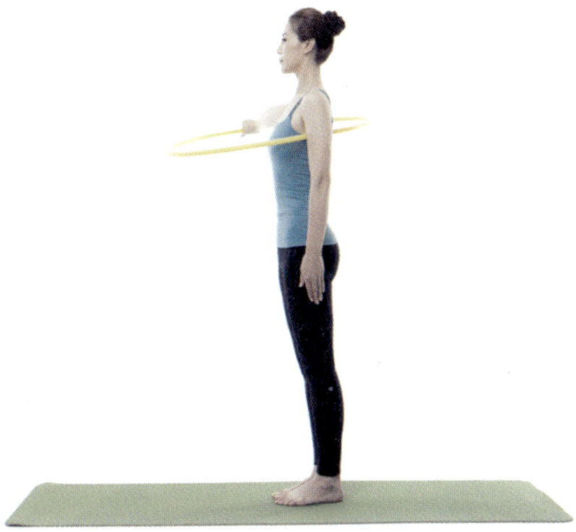

Leg - 준비자세 유지
Hoop - 겨드랑이에 후프를 끼움(수평)
Breathing - Inhale
Motion - 팔을 앞으로 내리면 몸이 후프 안으로
들어옴
왼팔을 후프 밖으로 빼고 내림
Drishti - 정면

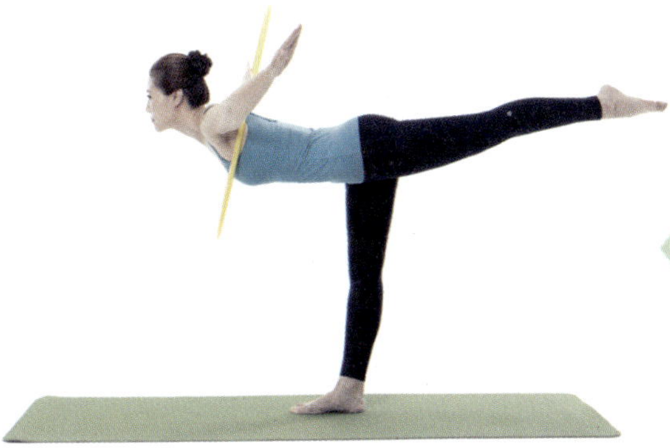

Leg - 다리를 90° 들어 올림
Hoop - 형태 유지(수직)
Breathing - Exhale
Motion - 마시는 호흡에 팔을 어깨 높이로 듦
내쉬는 호흡에 상체를 바닥쪽으로 내리고 다리를 들어 올림
Drishti - 정면

비라바드라아사나 3 – 전신의 균형감각을 깨워주는 시퀀스

각성 : Manipura Chakra

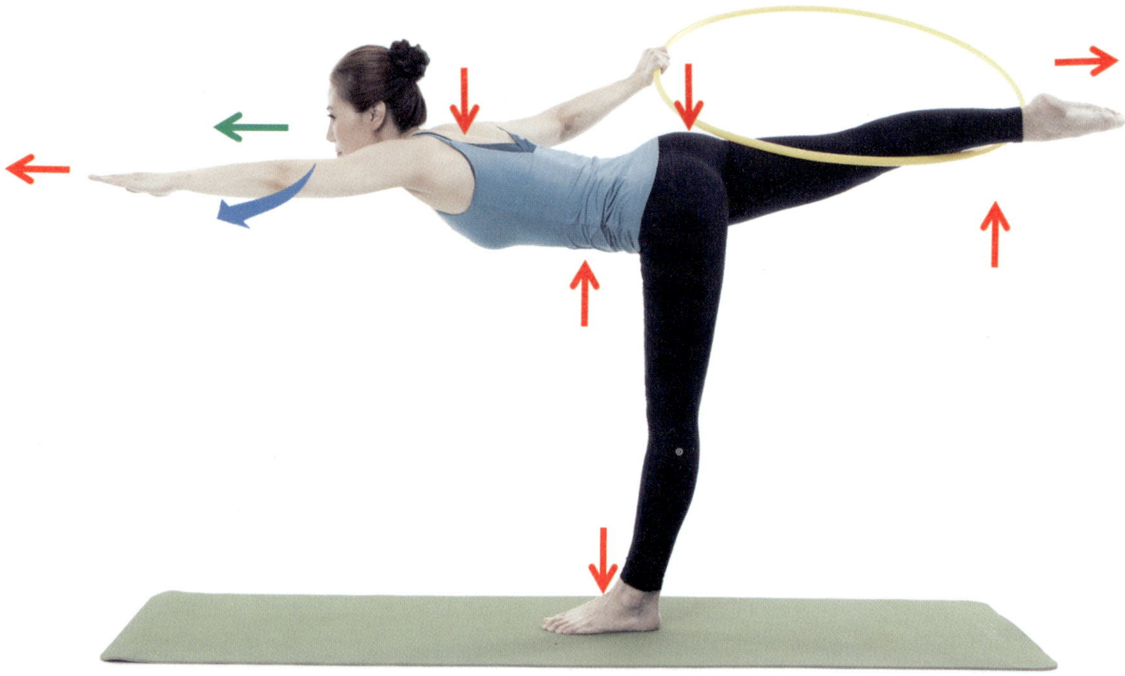

효과 Effect – 후프를 드는 다리에 걸쳐져 당겨 올린다. 다리를 드는 힘이 약한 사람을 지도자 대신 보조하여 어져스트먼트를 스스로 하게 한다.

주의사항 Caution – 후프를 당겨 올릴 때 고관절이 열리는 것이 아니라 그 힘으로 더 닫게 해야 하며, 동시에 어깨도 바닥을 향하도록 한다.

핵심사항 Key point – 후프를 다리에 걸고 하는 이 동작은 초보자가 엉덩이 근육의 힘이 약하거나 균형 잡는 동작의 어려움을 겪고 있을 때 용이하다.

균형잡는 자세

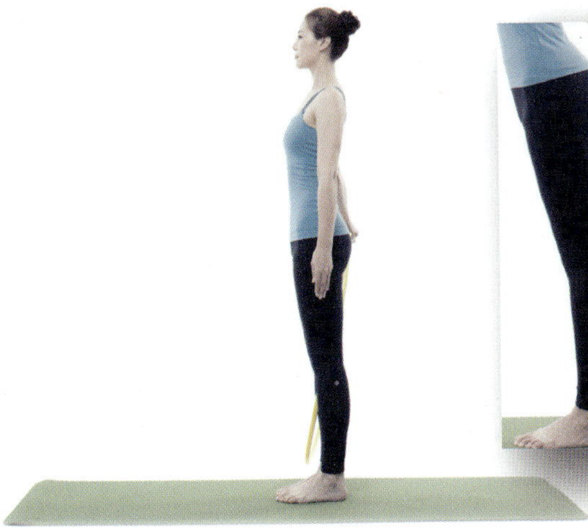

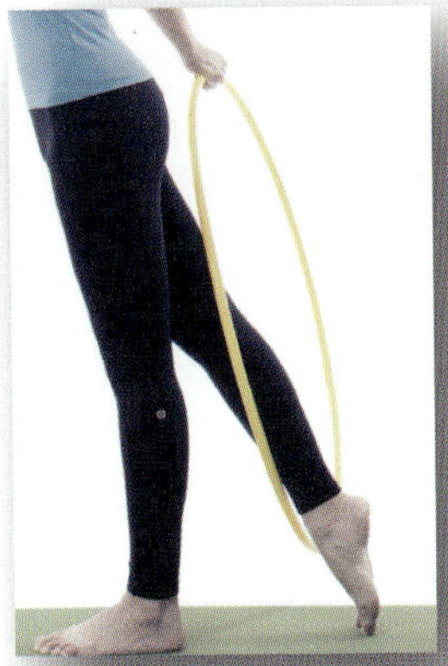

Leg - 바르게 선 자세
Hoop - 후프를 오른쪽 다리에 걸침
Motion - 오른 발을 뒤로 해서 후프에 걸어 줌
Drishti - 정면

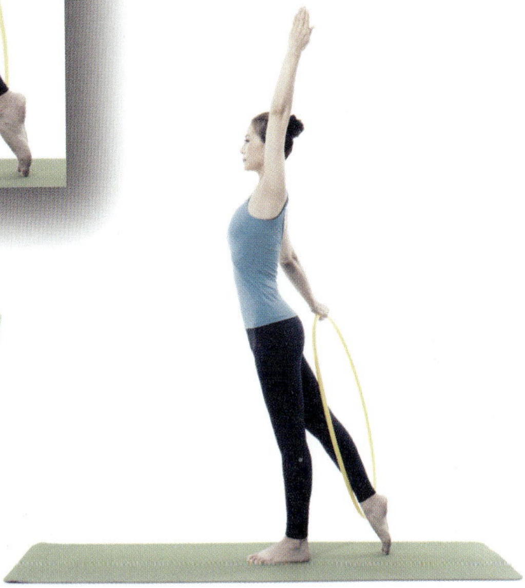

Leg - 왼 다리에 체중을 싣고 오른 다리를 조금 뒤로 함
Hoop - 형태 유지
Breathing - Inhale
Motion - 후프를 옆으로 조금 당김
Drishti - 정면

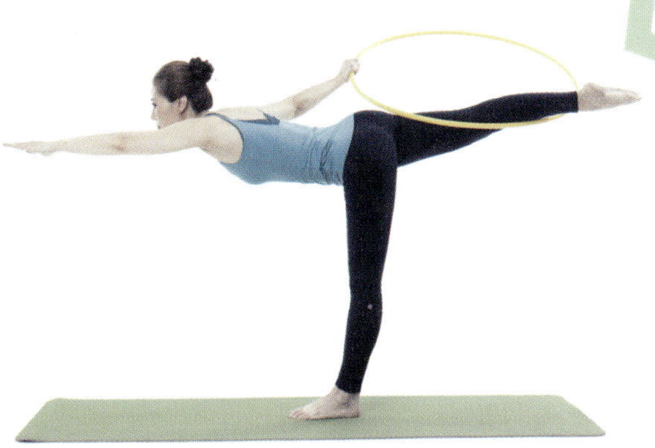

Leg - 다리를 90° 들어 올림
Hoop - 형태 유지
Breathing - Exhale
Motion - 왼손을 앞으로 뻗으며 상체가 90°로 내려감 동시에 후프를 당기면 다리도 90° 들어 올려져 신체가 바닥과 수평이 됨
Drishti - 손끝

브륵샤아사나 – 척주기립근을 신장시키는 밸런스 시퀀스 1

각성 : Sahasrara Chakra

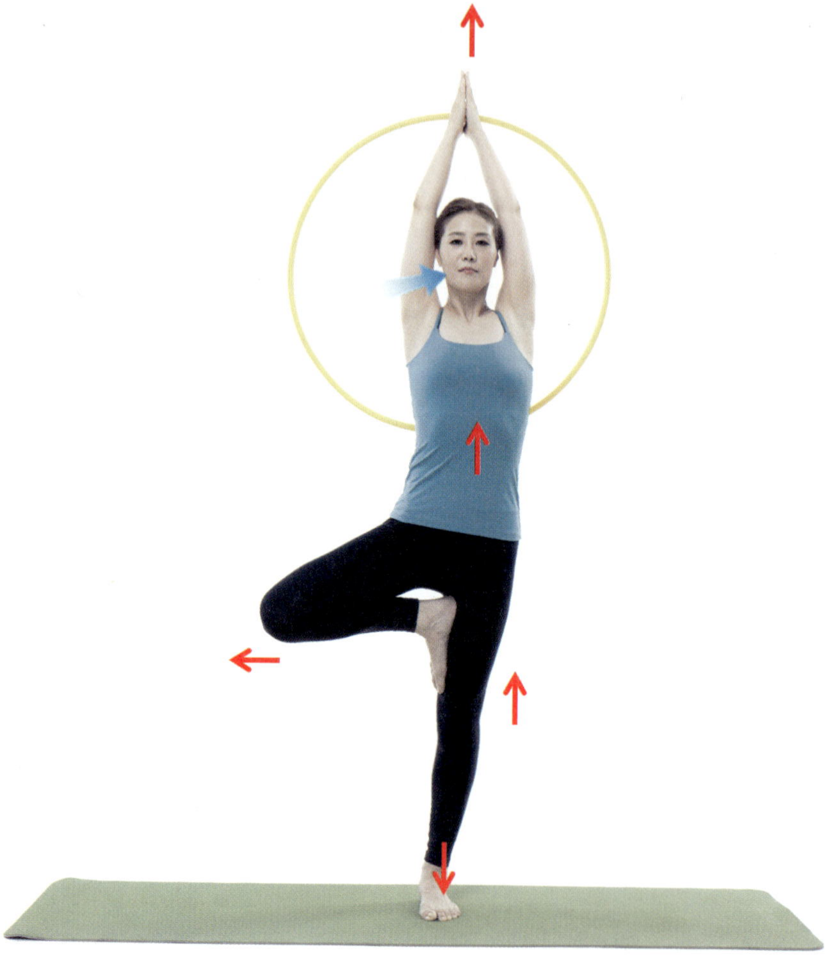

효과 Effect – 후프가 등 뒤에서 수직으로 만들어 자신의 척주기립근이 펴지는 것을 도와준다. 만일 등이 굽는다면 등으로 후프를 밀게 되어 후프가 수직이 아닌 기울어지게 된다.

주의사항 Caution – 나무자세로 가는 준비 과정에서 고관절을 확장할 때 허벅지 뒷면에 후프가 닿을 때까지 충분히 연다. 어깨의 문제가 있다면 귀와 팔의 간격을 넓혀서 팔꿈치를 후프 쪽으로 살짝 구부려도 좋다.

핵심사항 Key point – 후프 위를 엄지손가락으로 고정하고 마치 벽에 대고 나무자세를 하는 것처럼 후프가 신체 후면을 타고 수직으로 올라가는 것에 집중하여 척추를 신장한다.

균형잡는 자세

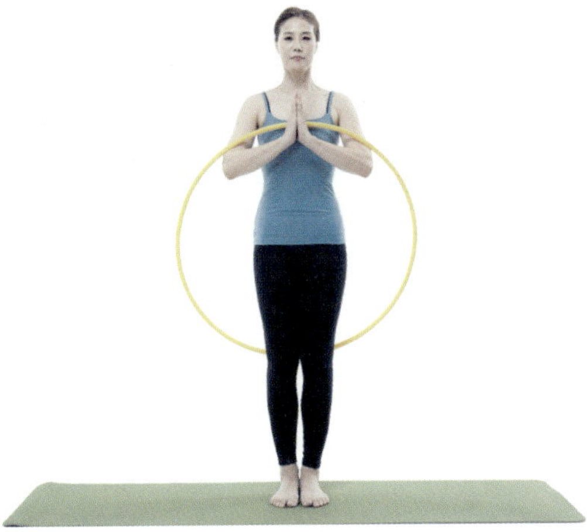

Leg - 바르게 선 자세
Hoop - 나마스테로 잡기
Motion - 바르게 서서 신체 정렬 맞춤
Drishti - 정면

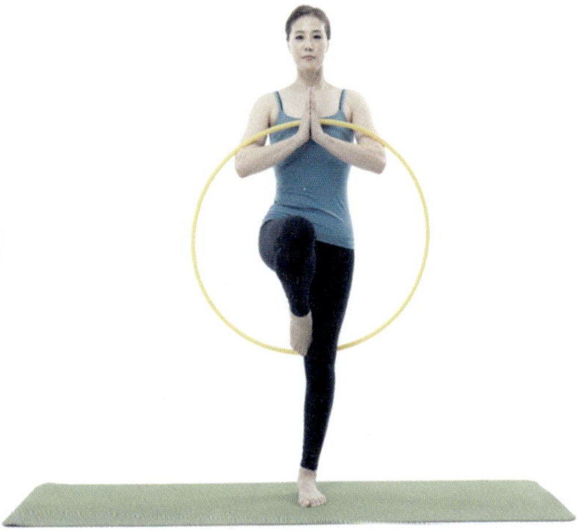

Leg - 오른 무릎을 구부려 들어 올림
Hoop - 형태 유지
Breathing - Inhale
Motion - 오른 무릎을 앞으로 올려 발끝을
 왼 무릎 안쪽에 댐
Drishti - 정면

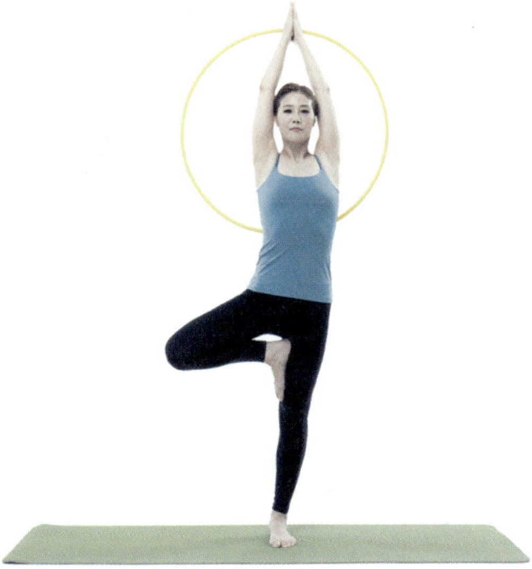

Leg - 오른 무릎을 바깥쪽으로 하여 고관절 확장
Hoop - 형태 유지
Breathing - Exhale
Motion - 오른 무릎을 옆으로 하여 발바닥을 왼 다리 허벅지 안쪽에 댐
 후프를 수직으로 올림
Drishti - 정면

아르다 찬드라아사나 – 에너지의 균형과 협응을 향상시키는 밸런스 시퀀스

각성 : Manipura Chakra

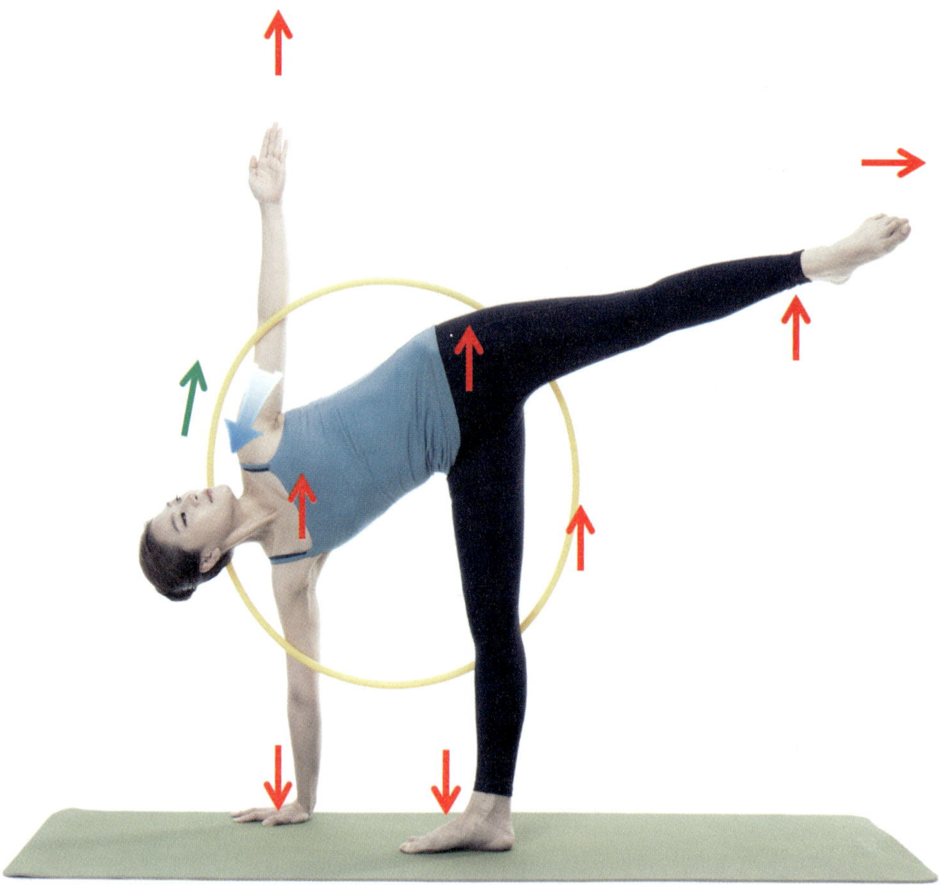

효과 Effect – 아름다운 반달자세는 옆에서 몸을 보면 일직선이 되어야 하는 어려운 균형 자세이다. 보통의 경우는 벽에서 수련을 많이 하며 팔, 어깨, 등, 엉덩이가 벽에 완전히 닿도록 연습하는데 후프로 벽을 만들고 이 자세를 하면 벽에 대고 밸런스를 잡는 효과가 있을 뿐만 아니라 다리가 뒤로 젖혀져 중심을 무너뜨리는 것을 예방한다.

주의사항 Caution – 바닥을 짚는 손에 체중이 실리지 않도록 바닥을 저항하며 가슴을 편다.

핵심사항 Key point – 바른 자세는 고관절과 가슴이 열려 정면을 향해 있어야 한다. 엉덩이 또는 허벅지에 후프가 닿는 것을 의식하며 고관절을 외회전해서 발등이 정면을 향하게 한다.

Rhythmic YOGA 리드믹요가

균형잡는 자세

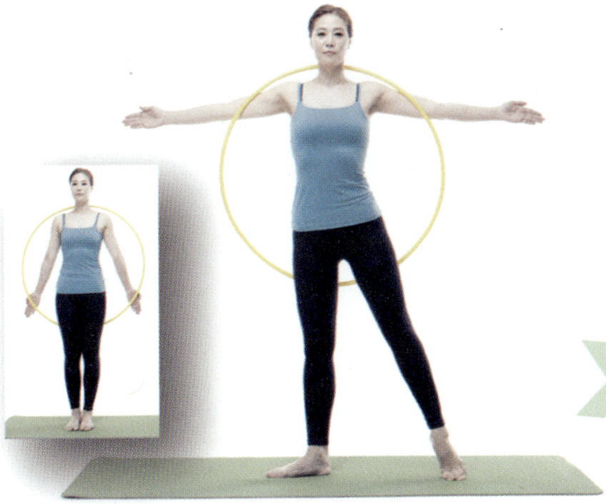

Leg - 오른 다리로 중심잡고 왼 다리를 옆으로 뻗음
Hoop - 후프로 벽 만들기
Breathing - Inhale
Motion - 어깨높이로 팔을 올리며 왼 다리를
옆으로 넓힘
Drishti - 정면

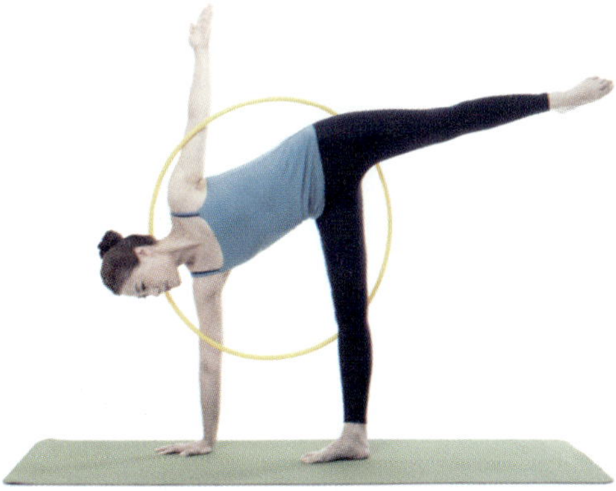

Leg - 왼 다리를 옆으로 들어 올림
Hoop - 형태 유지
Breathing - Exhale
Motion - 몸을 옆으로 기울여 오른손으로
바닥을 짚으며 왼 다리를 들어 올림
Drishti - 바닥

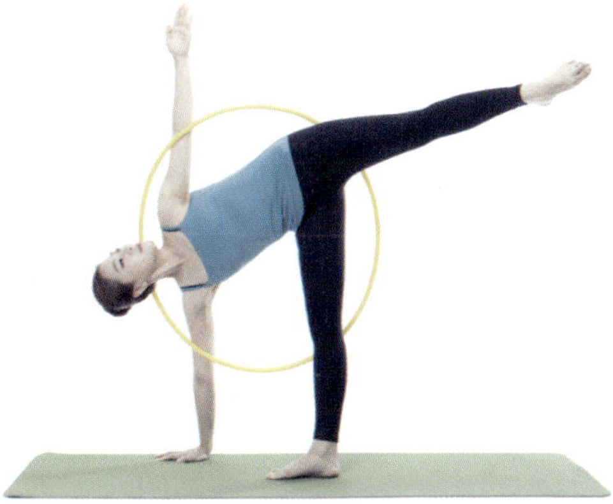

Leg - 자세 유지
Hoop - 형태 유지
Breathing - Inhale → Exhale
Motion - 가슴을 펴며 손끝을 위로 뻗음
Drishti - 왼손 끝

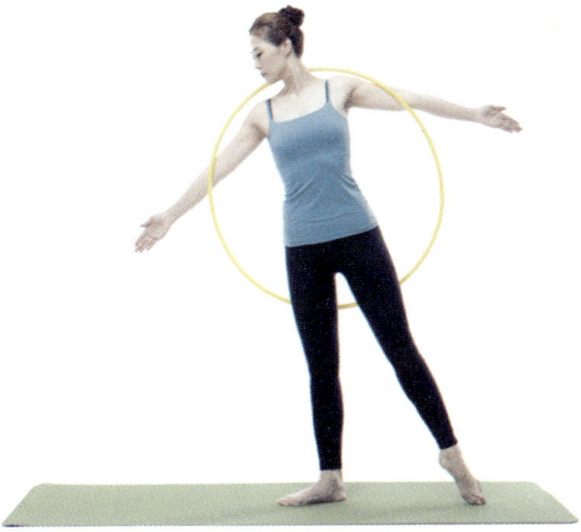

Leg - 왼 다리를 내리며 발끝을 바닥에 댐
Hoop - 형태 유지
Breathing - Inhale
Motion - 짚은 손으로 바닥을 밀면서 다리를 내려
몸을 바로 세움
Drishti - 오른쪽 손끝

나타라자아사나 – 척주기립근 및 하체 강화 밸런스 시퀀스 1

각성 : Anahata Chakra

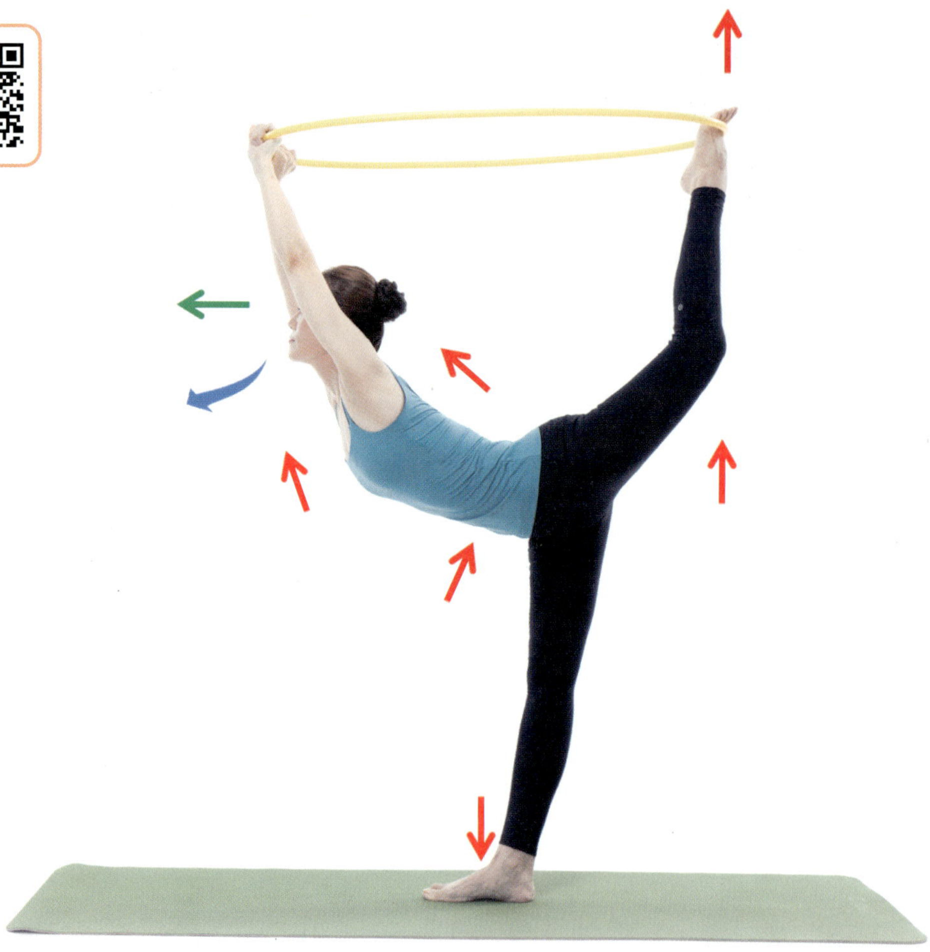

효과 Effect – 후프의 원형의 틀을 이용하여 평소에 부족한 허리의 유연성 및 척주기립근의 강화를 돕는다. 또한, 맨손으로 춤의 여신자세를 했을 때 고관절이 접히거나 발끝을 위로 올리지 못하는 사람은 준비동작 만으로 고관절이 펴지게 만들어 동작을 바르게 해준다.

주의사항 Caution – 기반이 먼저 견고해야 하므로 준비자세에서 충분히 균형을 오래 잡는다.

핵심사항 Key point – 머리보다 발끝이 위로 올라갈 수 있도록 점진적으로 고관절의 가동범위를 넓혀야 한다. 하지만 상체가 너무 앞으로 많이 숙이면 되돌아오는 동작에서 균형 감각이 무너질 수 있으므로 준비동작으로 돌아오는 것을 염두에 두어 상체를 많이 숙이지 않는다.

균형잡는 자세

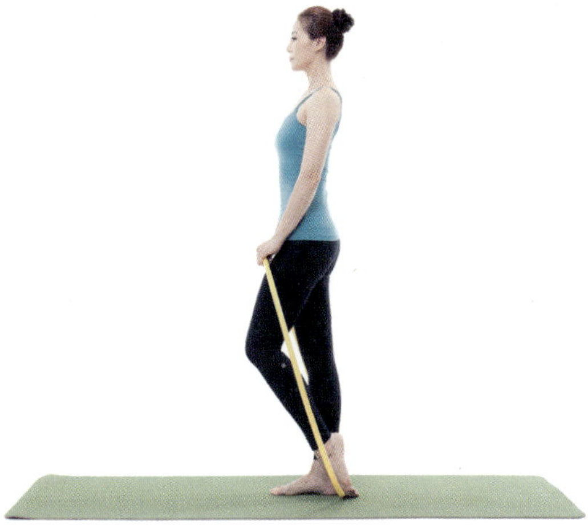

Leg - 바르게 서서 왼쪽 발등에 후프를 댐
Hoop - 후프 안으로 들어와 바닥에 세움
Motion - 후프를 어깨너비로 잡고 왼쪽 발목을 펴서 발등에 후프를 댐
Drishti - 정면

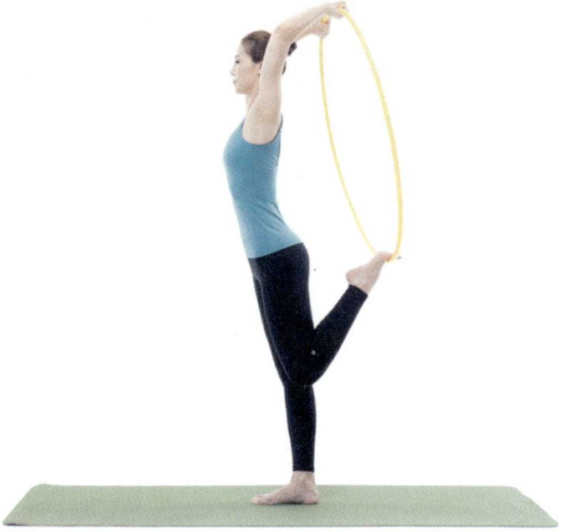

Leg - 왼 무릎을 뒤로 구부림
Hoop - 후프를 등 뒤에서 들어 올림
Breathing - Inhale → Exhale
Motion - 왼쪽 발목은 펴고 발가락은 꺾어서 후프를 걸어 줌
손으로 후프를 당기며 무릎을 구부려 올림
Drishti - 정면

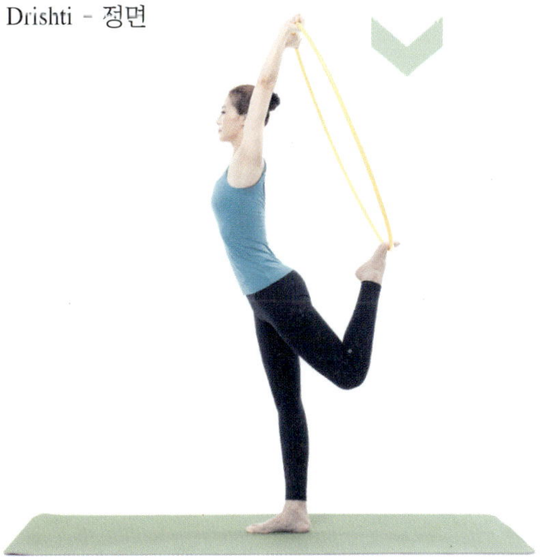

Leg - 왼쪽 고관절 신전
Hoop - 형태 유지
Breathing - Inhale
Motion - 팔을 펴서 고관절을 신전하며, 굽은 등과 어깨를 폄
Drishti - 정면

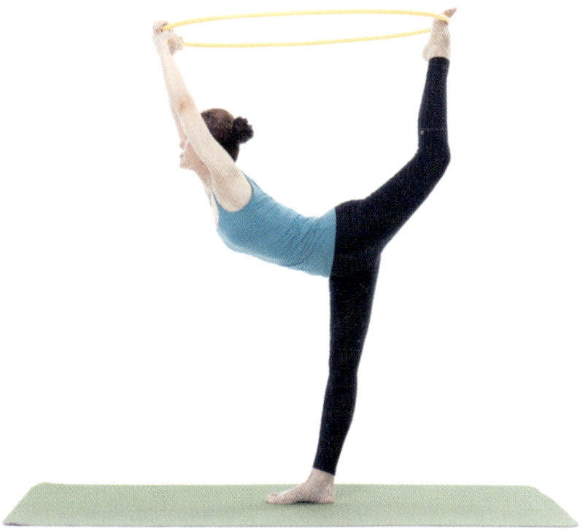

Leg - 다리를 위로 뻗음
Hoop - 형태 유지
Breathing - Inhale
Motion - 상체를 앞으로 기울이며 후프가 바닥과 수평이 될 때까지 발끝을 위로 뻗음
Drishti - 정면

우티타 하스타 파당구스타아사나 응용– 전신 밸런스 시퀀스 1

각성 : Muladhara Chakra

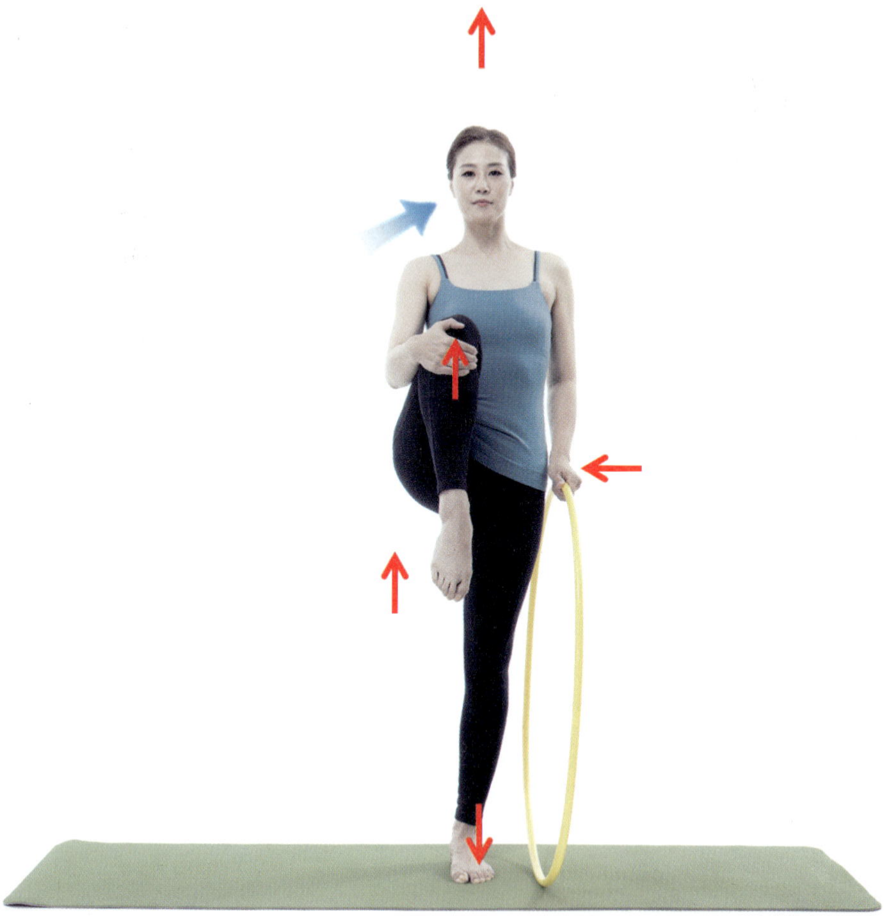

효과 Effect – 후프를 수직으로 골반 옆에 세운다. 다리를 들어 올릴 때 골반이 밀리지 않도록 견고한 기반을 형성하며, 마치 발레바를 잡고 하는 것처럼 균형감각이 떨어지는 사람도 후프를 수직으로 세워 밸런스를 잡게 하면 평소보다 오랫동안 중심을 잡을 수 있다.

주의사항 Caution – 후프에 너무 의지하여 체중을 실으면 후프가 눌려서 오히려 균형을 무너뜨릴 수 있으므로 후프는 바른 자세를 위한 보조적인 것으로 활용한다.

핵심사항 Key point – 신체를 반듯하게 세워 무릎을 잡는다. 이 자세를 활용하여 고관절을 옆으로 확장하는 응용 동작으로 시퀀스를 연결할 수 있다.

균형잡는 자세

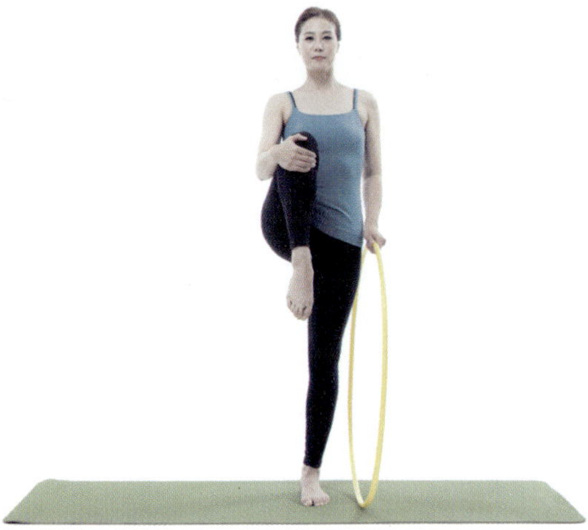

Leg - 오른 무릎을 구부려 위로 들어 올림
Hoop - 바닥에 수직으로 내려놓음
Breathing - Inhale
Motion - 오른 다리를 들어 올려 무릎을 잡아 몸 쪽으로 당기며 균형을 잡음
Drishti - 정면

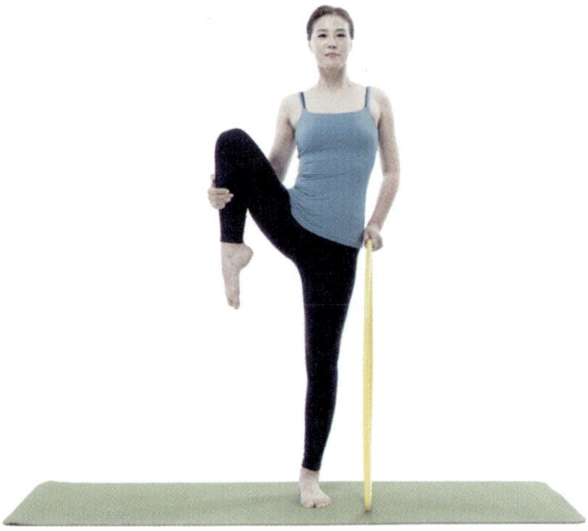

Leg - 오른 무릎을 옆으로 하여 고관절 확장
Hoop - 형태 유지
Breathing - Exhale
Motion - 무릎의 각도를 유지하며 다리를 바깥쪽으로 회전함 고관절이 밀리지 않도록 후프를 집은 왼손을 장골에 밀착함
Drishti - 정면

우티타 하스타 파당구스타아사나 – 전신 밸런스 시퀀스 2

각성 : Muladhara Chakra

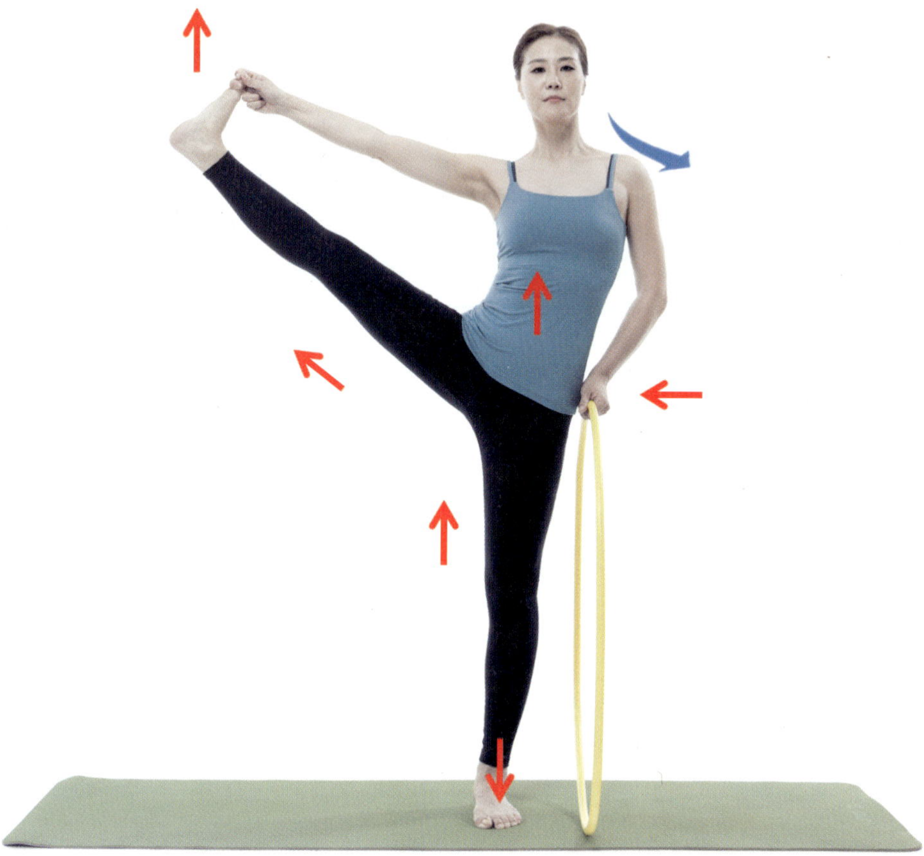

효과 Effect – 후프의 역할은 고관절의 균형을 잡는 것이다. 기반의 견고함은 가동성이 커져도 신체의 균형을 만들어 내기 때문에 이 동작은 고관절의 힘을 길러서 척추를 반듯하게 세울 수 있도록 돕고 들어 올리는 다리를 안정적으로 만든다.

주의사항 Caution – 유연성과 균형 감각이 부족하다면 100페이지의 자세부터 연습을 충분히 하고 가동성을 넓히는 시퀀스로 연결해도 좋다.

핵심사항 Key point – 이 자세는 발가락을 잡아 무릎을 펴는 것에 집중하는 것 보다는 긴 시간 동안 고관절의 힘으로 밸런스를 유지하는 것에 초점을 맞추는 것이 유용하기 때문에 후프를 잡은 손으로 고관절을 밀며 균형의 힘을 유지한다.

균형잡는 자세

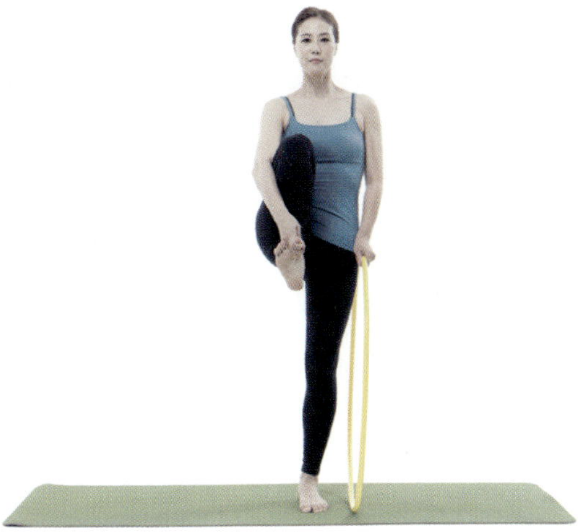

Leg - 오른 무릎을 구부려 위로 들어 올림
Hoop - 바닥에 수직으로 내려놓음
Breathing - Inhale
Motion - 오른 다리를 들어 올려 발가락에 고리를 걸어 견고하게 잡아 몸 쪽으로 당기며 균형을 잡음
Drishti - 정면

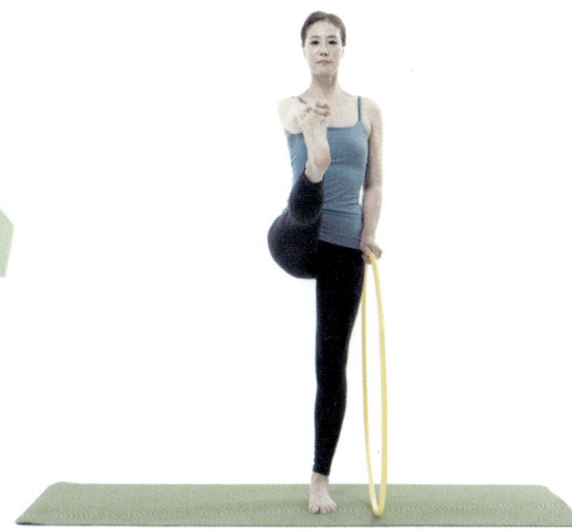

Leg - 오른 무릎을 구부려 위로 들어 올림
Hoop - 형태 유지
Breathing - Exhale → Inhale
Motion - 오른 무릎을 편 후 앞으로 밀린 어깨를 뒤로 가져와 상체 정렬함
Drishti - 정면

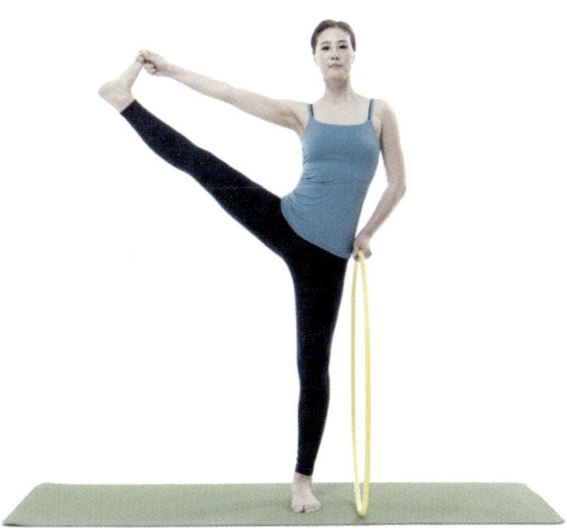

Leg - 오른 다리를 옆으로 뻗음
Hoop - 형태 유지
Breathing - Exhale
Motion - 뻗은 다리의 각도를 유지한 채 옆으로 고관절을 확장한 후 견봉을 수평으로 정렬함
골반이 왼쪽으로 밀리지 않도록 후프를 잡은 왼손을 장골에 밀착함
Drishti - 정면

우티타 하스타 파당구스타아사나 – 전신 밸런스 시퀀스 2

각성 : Muladhara Chakra

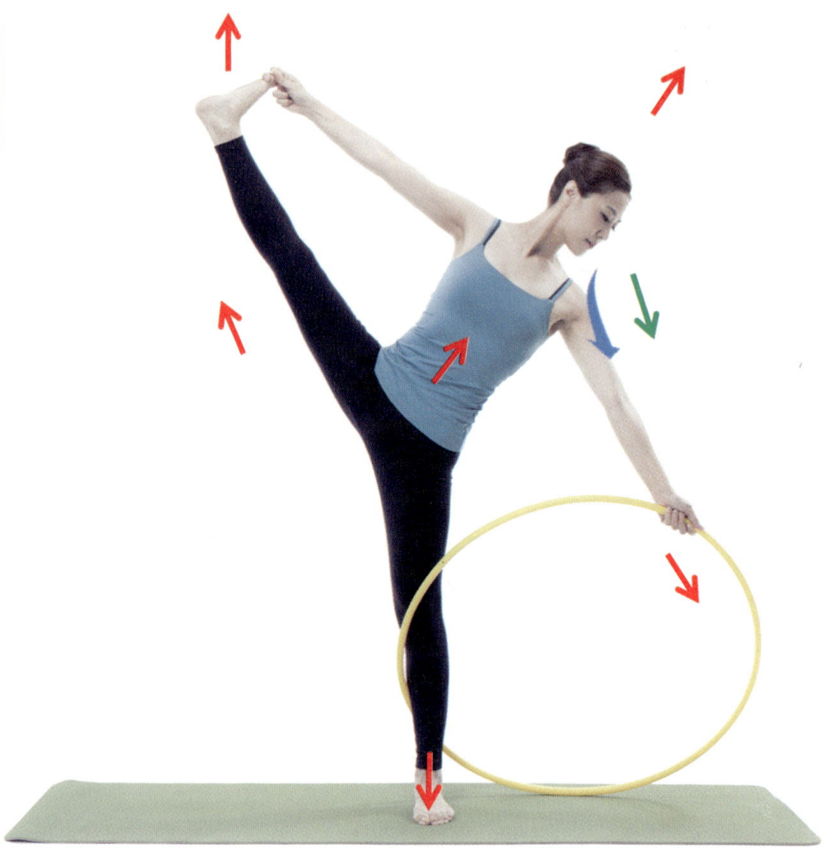

효과 Effect – 전통요가 자세와 리듬체조 선수가 하는 밸런스 동작을 융합한 자세이다. 다리에 닿고 있는 후프에 에너지가 느껴지도록 후프를 바깥쪽으로 당기며, 팔을 펴서 다리를 위로 더 올린다. 이때 상체가 후프 있는 방향으로 조금 기울어지는데 척추가 수직으로 세워지지 않아도 밸런스가 유지할 수 있도록 집중한다.

주의사항 Caution – 다리를 들고 밸런스를 충분히 잡을 수 있어야 후프를 수직으로 올릴 수 있으며, 후프 안으로 몸이 들어오는 시퀀스를 연결할 수 있다.

핵심사항 Key point – 후프가 없으면 균형을 잡기 어려운 자세이다. 후프는 이렇게 맨몸으로는 어려운 자세를 원형의 공간 안에서 창의적으로 할 수 있는 장점이 있다.

균형잡는 사세

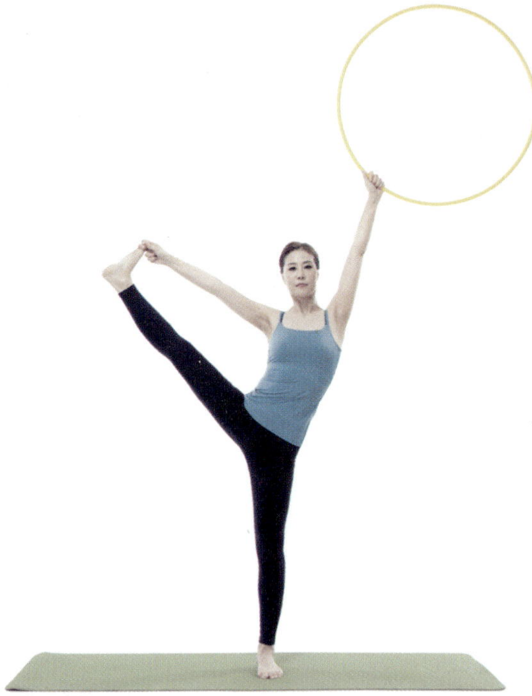

Leg - 오른 다리를 옆으로 들어 올림
Hoop - 위로 들어 올림
Breathing - Inhale
Motion - 균형을 잘 잡으며 후프의 원형의 면을 앞으로 하여 위로 듦
Drishti - 정면

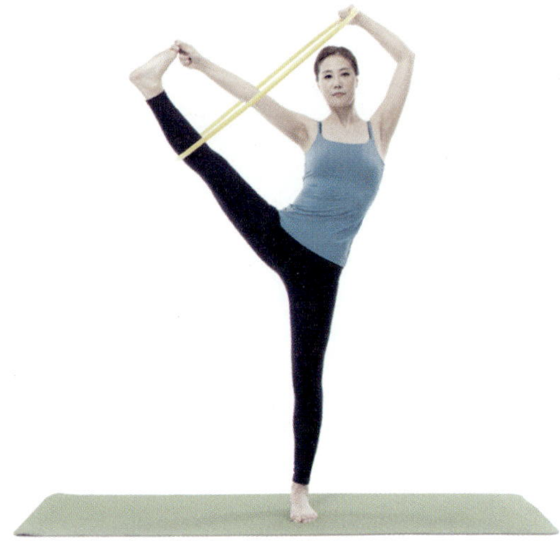

Leg - 준비자세 유지
Hoop - 다리와 상체 안으로 통과시킴
Breathing - Exhale
Motion - 후프를 천천히 내리며 다리와 상체 안으로 통과함
후프가 신체에 닿지 않도록 집중해야 함
Drishti - 정면

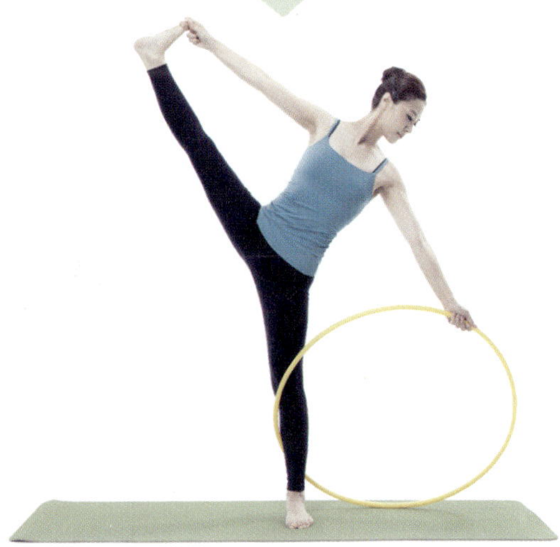

Leg - 준비자세 유지
Hoop - 왼 다리에 걸침
Breathing - Inhale → Exhale
Motion - 후프가 바닥으로 내려와 왼 다리에 걸쳐질 때까지 밸런스를 유지함
후프를 바깥쪽으로 당기며 발끝을 더 높이 올림
Drishti - 정면

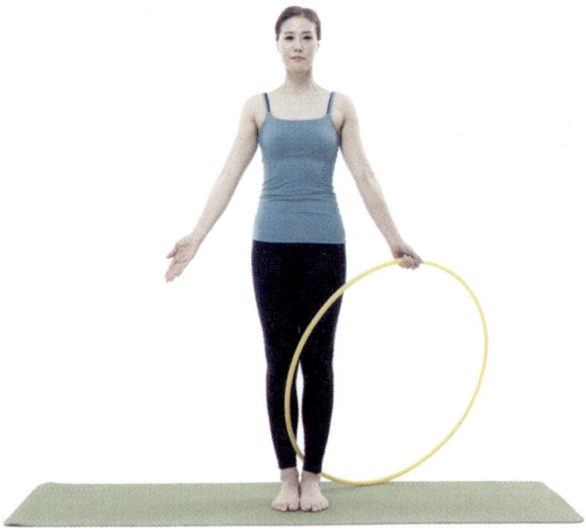

Leg - 자세 유지
Hoop - 왼 다리에 걸침
Breathing - Exhale
Motion - 마시는 호흡에 오른 다리를 앞으로 하고 내쉬는 호흡에 바르게 서는 자세로 돌아옴
Drishti - 정면

단다아사나 → 파스치못타나아사나 연결 – 척주기립근 강화 시퀀스

각성 : Muladhara Chakra

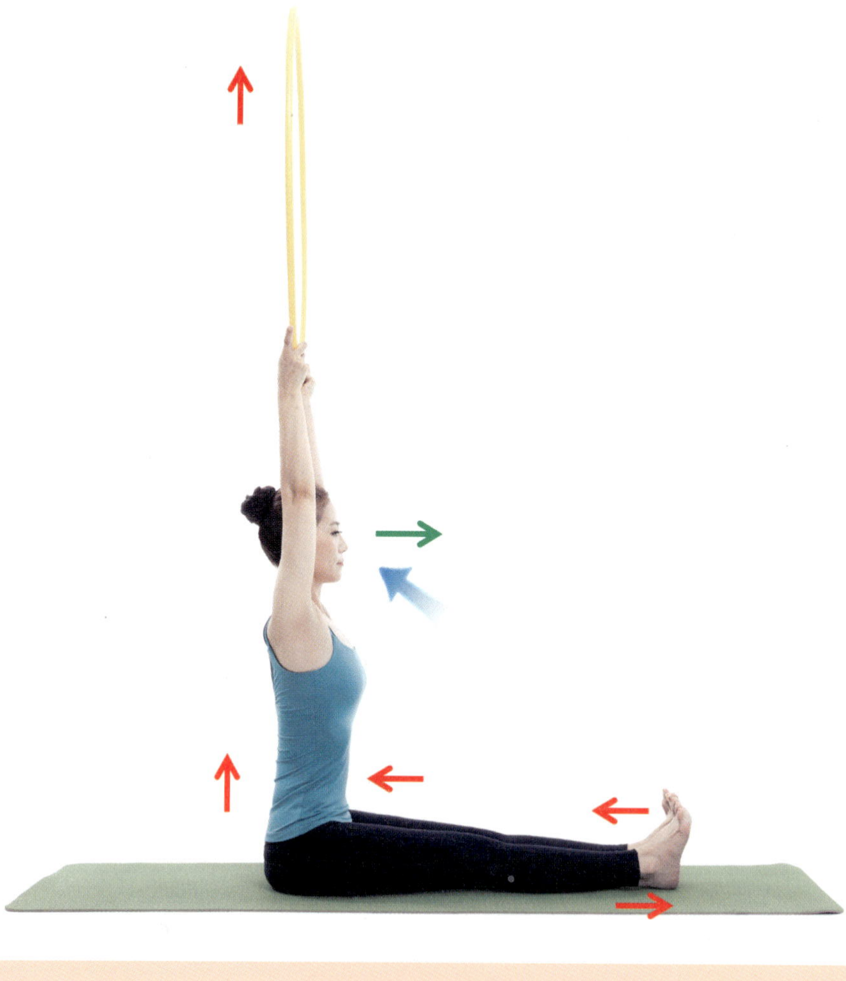

효과 Effect – 앉아서 하는 요가 자세는 다리와 몸을 수직으로 만드는 단다아사나로 시작하여 단다아사나로 되돌아온다. 이 자세를 더욱 바르게 하기 위해 후프를 수직으로 세우며, 상체를 굴곡 없이 수직으로 세운다. 어깨의 유연성 회복과 굽은 척추 문제를 해결하는 데 효과적이다.

주의사항 Caution – 후프를 잡을 때 어깨너비로 잡아 귀와 팔의 공간이 생겨 승모근의 긴장 없이 팔을 올리는 데 집중한다.

핵심사항 Key point – 옆모습에서 후프와 상체가 수직이 되도록 하는 것이 중요하며, 체중이 좌골에 고르게 실리도록 좌우의 균형을 맞춘다.

전굴자세

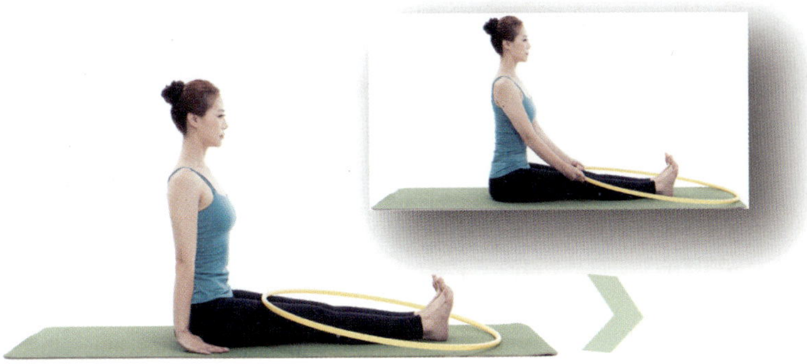

Leg - 단다아사나(바르게 앉는 자세)
Hoop - 다리 위에 올림
Motion - 후프를 다리 위에 올려놓고 바르게 앉음
Drishti - 정면

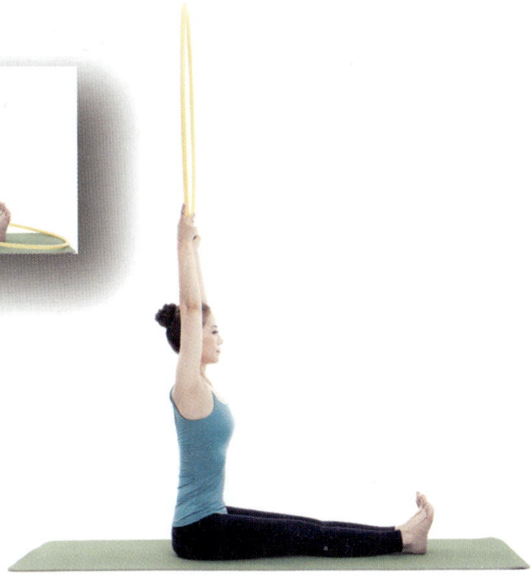

Leg - 준비자세 유지
Hoop - 후프를 수직으로 올림
Breathing - Inhale → Exhale
Motion - 후프를 검지 세워 어깨너비로 잡고
위로 올려 기립근을 신장시킴
Drishti - 정면

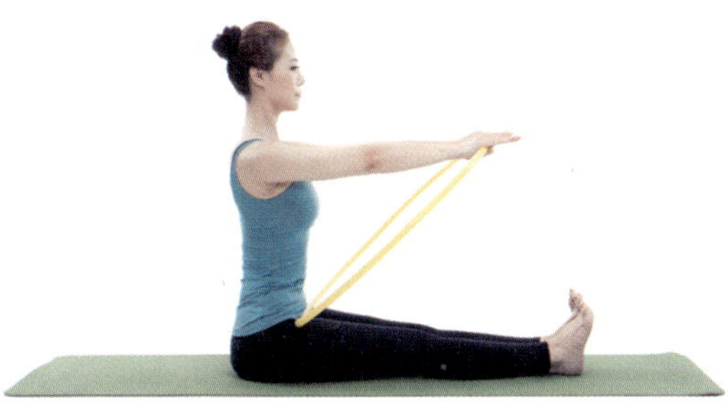

Leg - 준비자세 유지
Hoop - 고관절에 끼움
Breathing - Inhale
Motion - 몸 쪽에 위치한 후프 면을 고관절에 끼움
엄지손가락을 어깨너비로 하여 고정한 후
후프를 몸 쪽으로 당기며 기립근을 폄
Drishti - 정면

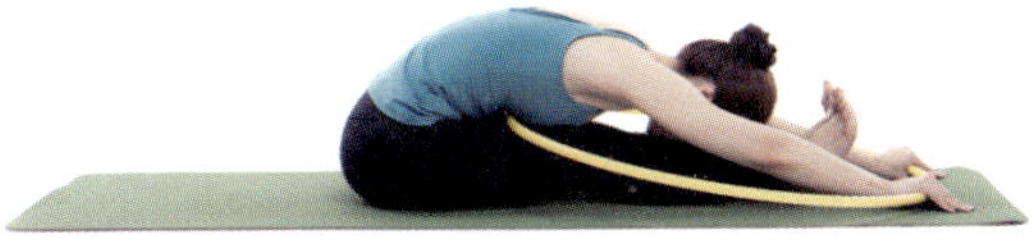

Leg - 준비자세 유지
Hoop - 고관절에 끼움
Breathing - Inhale
Motion - 후프가 고관절에 끼워진 채 빠지지 않는다는
느낌으로 후프를 밀며 깊은 전굴
Drishti - 바닥

자누시르사아사나 – 고관절 교정 및 유연성 향상 시퀀스 1

각성 : Ajna Chakra

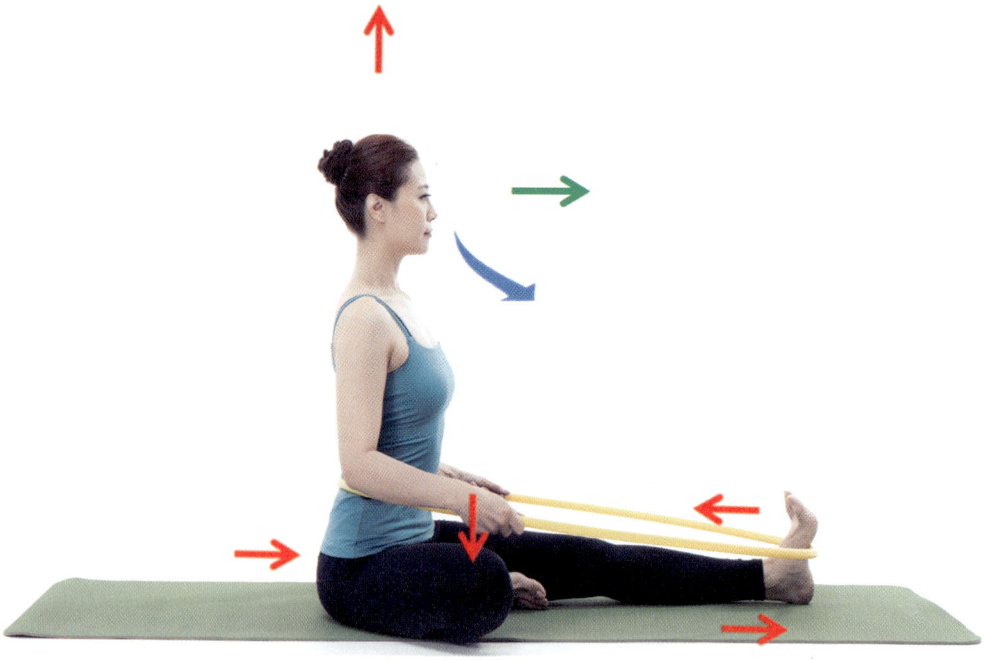

효과 Effect – 고관절의 유연성을 회복하고 순환을 향상한다. 전체적으로 이어진 전굴 동작에서 후프가 기울어지지 않게 균형을 잡는 것이 중요하다.

주의사항 Caution – 깊은 전굴자세를 유지하는 마지막 유지 자세에서는 상체가 다리에 가까워진다는 느낌보다는 후프를 당기며, 정수리가 발등에 가깝게 전진한다는 느낌이 필요하다.

핵심사항 Key point – 후프 안으로 몸이 들어와 후프 후면에 허리를 닿았을 때 골반이 틀어졌으면 한 쪽 허리만 닿는다. 뻗은 다리 엉덩이를 뒤로 옮겨 골반의 균형을 맞춰 허리 양쪽이 똑같이 후프에 닿을 수 있게 조정한다.

전굴자세

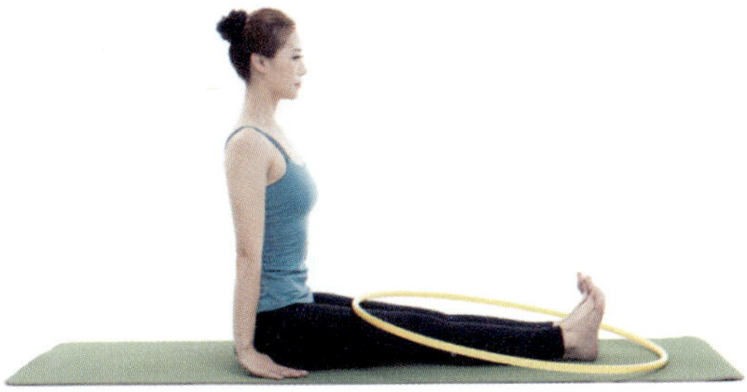

Leg - 단다아사나(바르게 앉는 자세)
Hoop - 다리 위에 올림
Motion - 후프를 다리 위에 올려놓고 바르게 앉음
Drishti - 정면

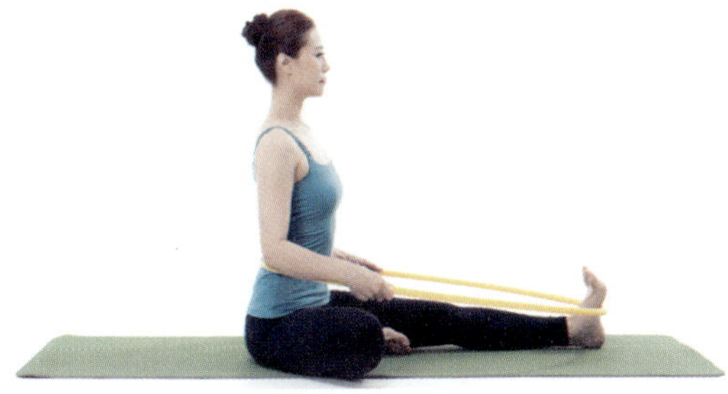

Leg - 왼 무릎을 구부려 발바닥을 허벅지 안에 댐
Hoop - 허리 뒤와 발바닥에 위치
Motion - 후프 안으로 들어와 무릎을 구부리고 후프에 허리 뒤와 발바닥을 대고 신체 정렬함
Drishti - 정면

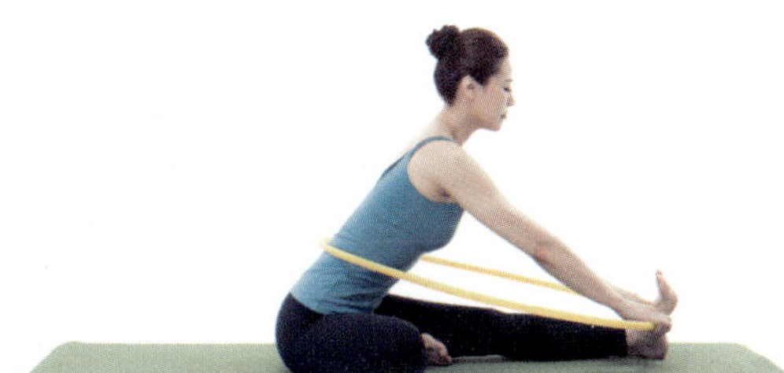

Leg - 자세 유지
Hoop - 허리 뒤와 발바닥에 위치
Breathing - Inhale
Motion - 발 가까이 후프를 잡고 가볍게 당기며 굽은 기립근을 폄
Drishti - 발끝

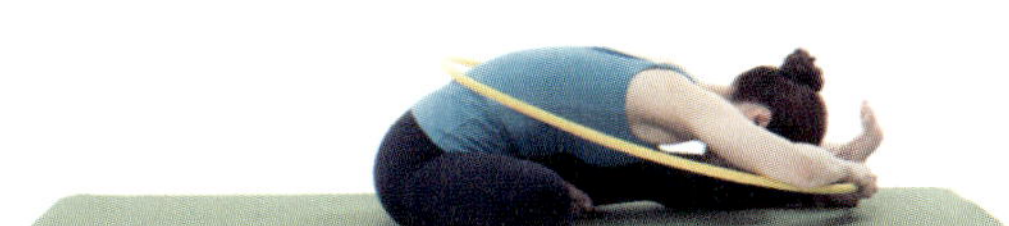

Leg - 자세 유지
Hoop - 허리 뒤와 발바닥에 위치
Breathing - Exhale
Motion - 팔을 후프 위에 올려 등과 어깨를 바닥과 수평으로 유지한 채 깊은 전굴함
Drishti - 바닥

크라운차아사나 응용 – 고관절 교정 및 유연성 향상 시퀀스 2

각성 : Manipura Chakra

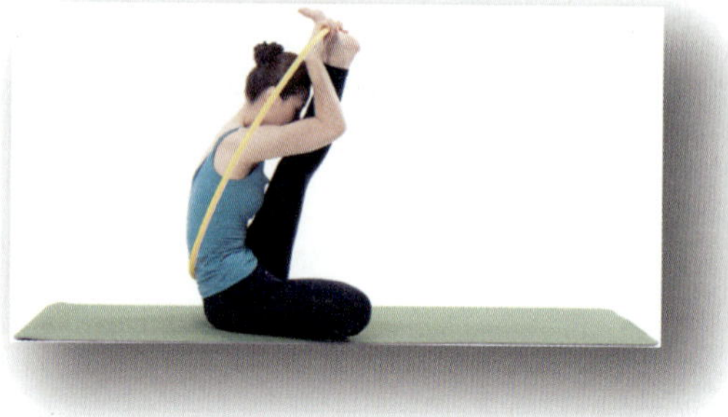

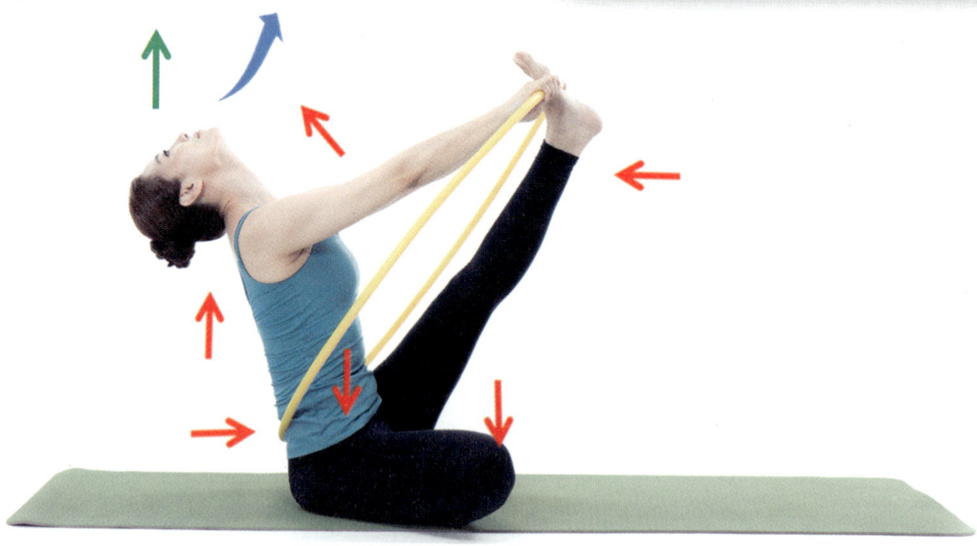

효과 Effect – 허리 뒤의 후프는 허리가 뒤로 밀리지 않고 척주기립근을 신장시키는 역할을 한다. 이 자세는 앉아서 하는 밸런스 자세로 코어의 안정적인 움직임을 느끼게 한다.

주의사항 Caution – 후프를 늘려서 허리 뒤와 발바닥에 위치한다. 단단하게 허리 뒤를 받쳐주므로 고관절의 힘이 약한 사람도 충분히 후프의 힘을 빌려 이 자세를 바르게 할 수 있지만 발 옆에 손을 가까이 잡고 후프를 당겨야 후프가 꺾이지 않는다.

핵심사항 Key point – 평소에 크라운차아사나가 어려웠던 사람은 후프요가를 통해 바른 자세로 수련한다.

전굴자세

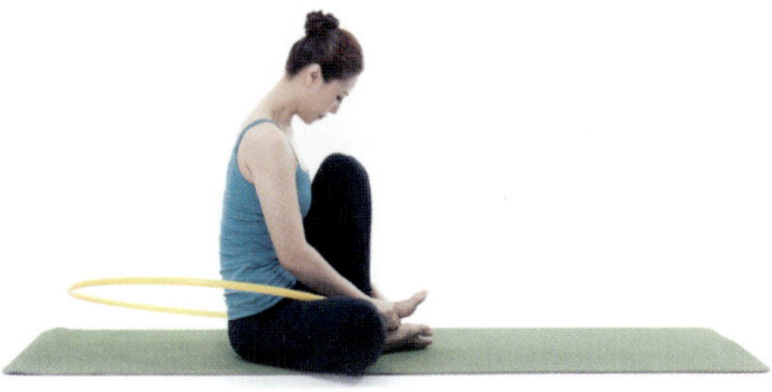

Leg - 오른 무릎을 몸 쪽으로 구부림
Hoop - 발바닥에 위치
Breathing - Exhale
Motion - 무릎을 구부린 후 발을 바닥에서 조금 들어 올림
Drishti - 발끝

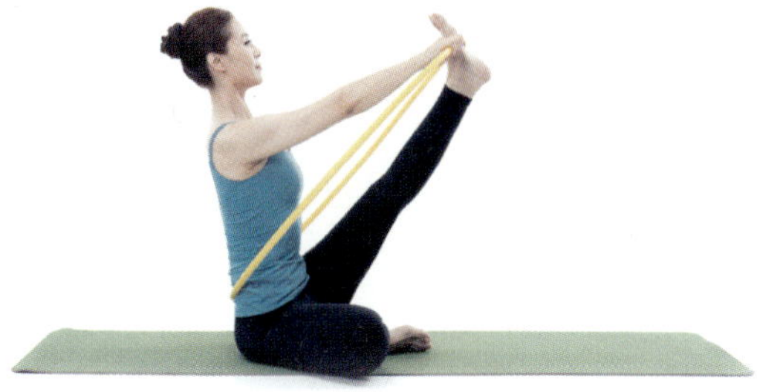

Leg - 오른 다리를 폄
Hoop - 허리 뒤와 발바닥에 위치
Breathing - Inhale → Exhale
Motion - 다리를 편 후 후프에 허리 양쪽이 닿고 있는지 확인하며 신체 정렬함
다리는 뻗고 후프는 당기며 기립근을 신장시킴
Drishti - 발끝

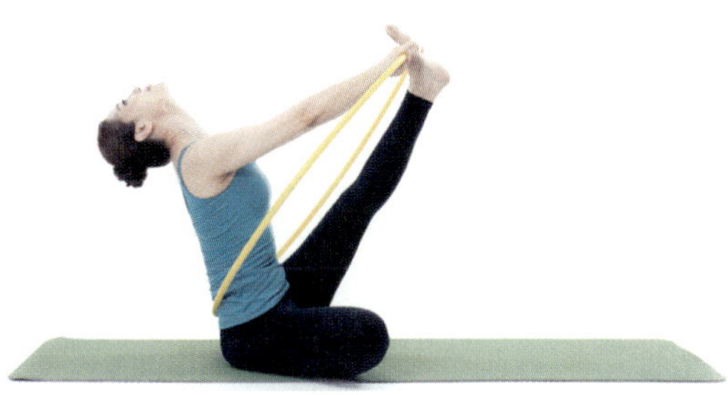

Leg - 자세 유지
Hoop - 형태 유지
Breathing - Inhale
Motion - 가슴과 등을 펴며 머리를 뒤로 젖힘
Drishti - 뒤

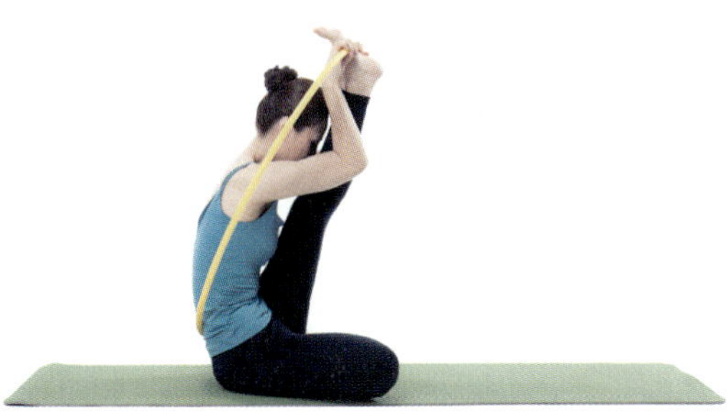

Leg - 자세 유지
Hoop - 형태 유지
Breathing - Exhale
Motion - 다리를 몸 쪽으로 당기며 전굴함
후프를 당기며 척추를 신장시킴
Drishti - 다리

트리앙 무카에카파다 파스치못타나아사나 - 고관절 교정 및 유연성 향상 시퀀스 3

각성 : Svadhisthana Chakra

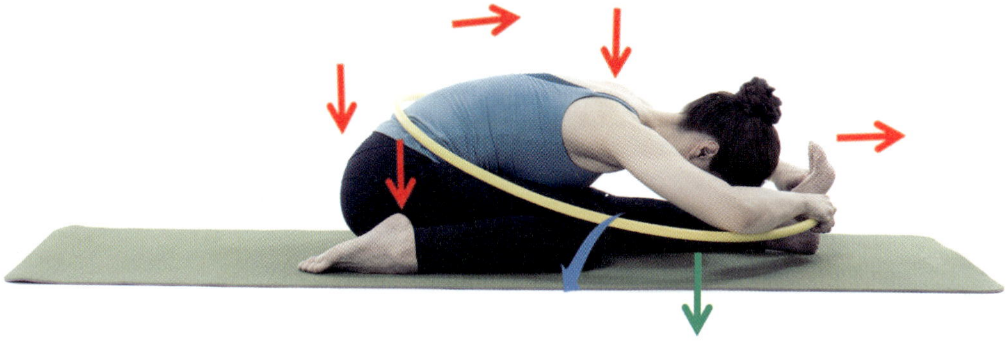

효과 Effect - 무릎을 구부린 쪽 다리의 대퇴사두근, 봉공근의 스트레칭을 해주며, 고관절 유연성 회복에 도움을 준다. 후프 위에 팔을 올려 상체가 어느 쪽으로도 기울어지지 않게 유지한다.

주의사항 Caution - 무릎과 발목에 문제가 있거나 봉공근의 타이트니스에 의한 통증이 있다면 109페이지의 자세로 수련한다.

핵심사항 Key point - 후프에 닿고 있는 무릎에 의식을 두고 좌골이 바닥에서 뜨지 않게 주의를 기울인다. 이 자세는 O자 다리 변형을 수정하는 데 좋은 자세이므로 꾸준하게 수련하길 권장한다.

진굴자세

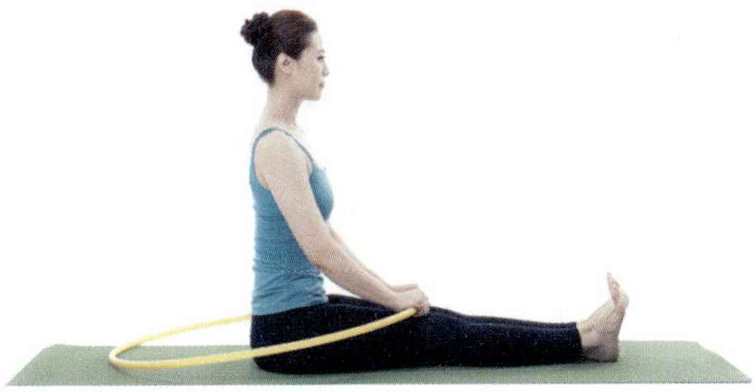

Leg - 단다아사나(바르게 앉는 자세)
Hoop - 다리 위에 올림
Motion - 후프를 다리 위에 올려놓고 바르게 앉아 어깨너비로 후프를 잡음
Drishti - 정면

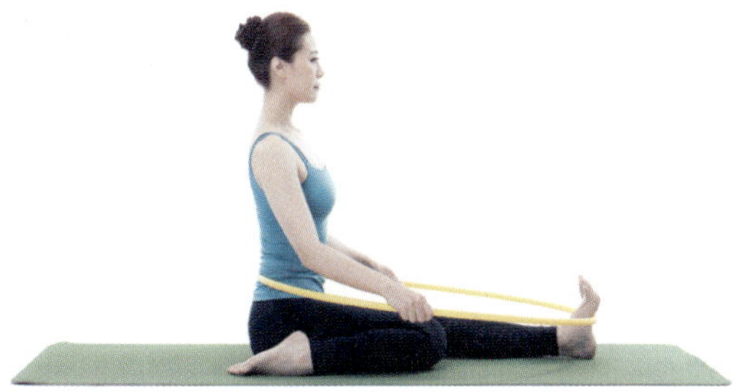

Leg - 왼 무릎을 바깥쪽으로 구부려 뒤꿈치를 골반 옆에 댐
Hoop - 허리 뒤와 발바닥에 위치
Motion - 후프 안으로 들어와 무릎을 구부리고 후프에 허리 뒤와 발바닥을 대고 신체 정렬함
Drishti - 정면

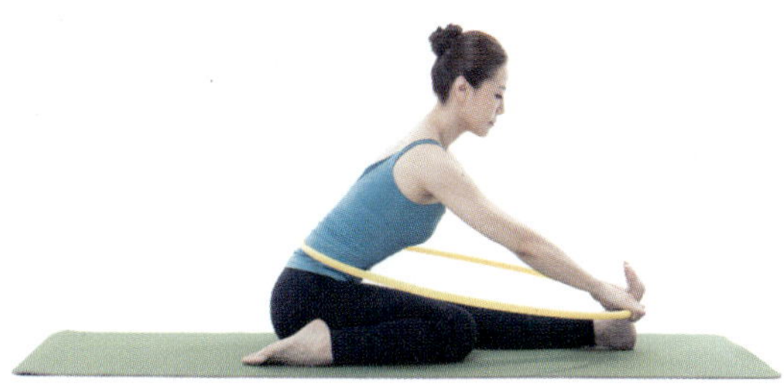

Leg - 자세 유지
Hoop - 허리 뒤와 발바닥에 위치
Breathing - Inhale
Motion - 발 가까이 후프를 잡고 가볍게 당기며 굽은 기립근을 폄
Drishti - 발끝

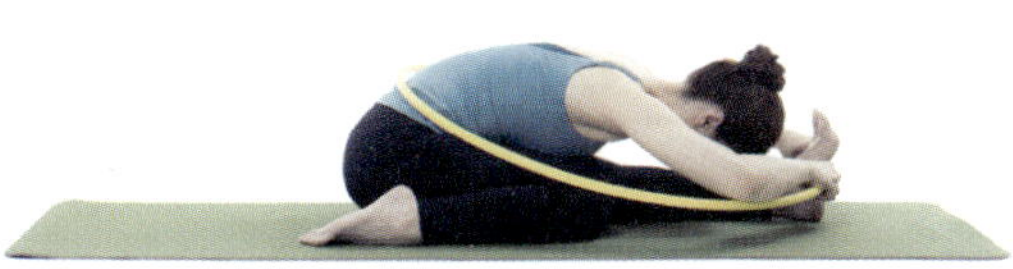

Leg - 자세 유지
Hoop - 허리 뒤와 발바닥에 위치
Breathing - Exhale
Motion - 팔을 후프 위에 올려 등과 어깨를 바닥과 수평으로 유지한 채 깊은 전굴함
Drishti - 바닥

크라운차아사나 – 고관절 교정 및 유연성 향상 시퀀스 4

각성 : Manipura Chakra

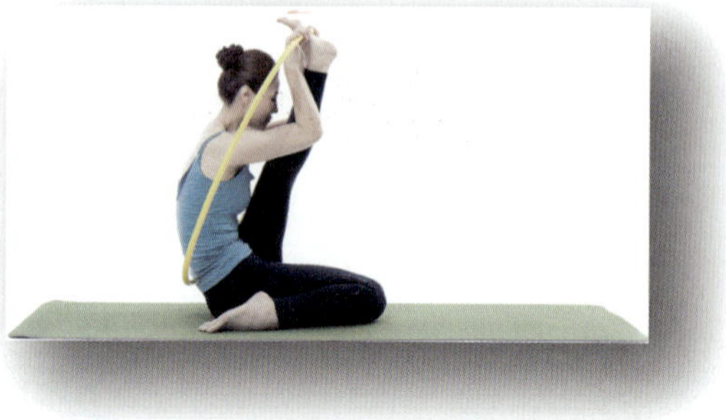

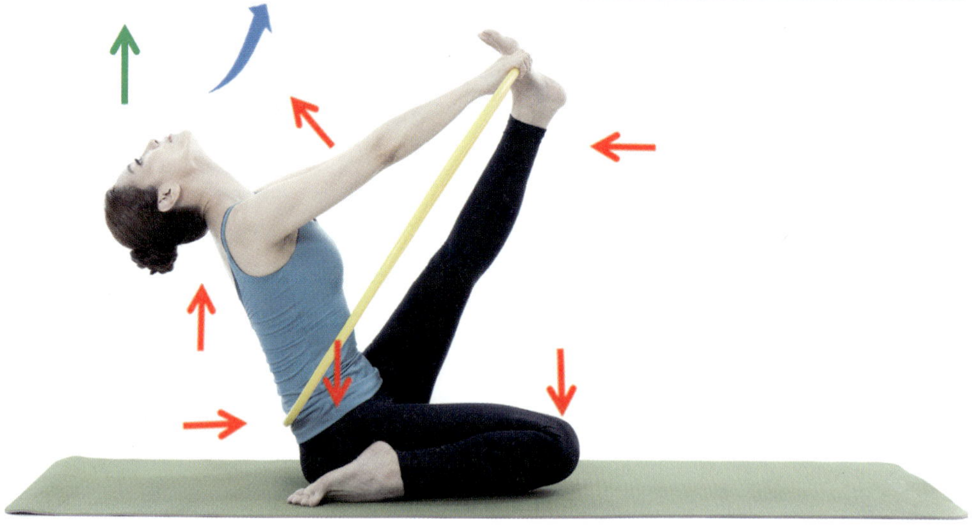

효과 Effect – 대퇴직근은 대퇴사두근 중 유일하게 두 개의 관절을 지난다. 따라서 무릎에 영향을 미치는 특별한 근육이므로 이 자세를 통해 좀 더 강하게 스트레칭 한다. 또한, 후프를 사용해 다리를 들어 올려 코어를 깨워 신체를 앞뒤 고르게 균형 잡게 한다.

주의사항 Caution – 무릎과 허리에 통증을 느낀다면 앞의 110페이지의 자세로 수련해도 좋다.

핵심사항 Key point – 매일 앉아있는 사람은 장요근 및 대퇴직근에 단축이 올 수 있는 만큼 스트레칭이 필요한데 이 자세는 고관절을 접은 채 대퇴직근을 스트레칭하는 좋은 자세이다.

전굴사세

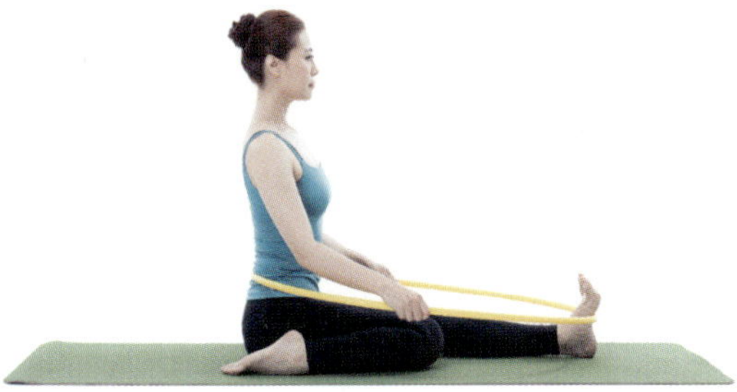

Leg - 왼 무릎을 바깥쪽으로 구부려 뒤꿈치를 골반 옆에 댐
Hoop - 허리 뒤와 발바닥에 위치
Motion - 후프 안으로 들어와 무릎을 구부리고 후프에 허리 뒤와 발바닥을 대고 신체 정렬함
Drishti - 정면

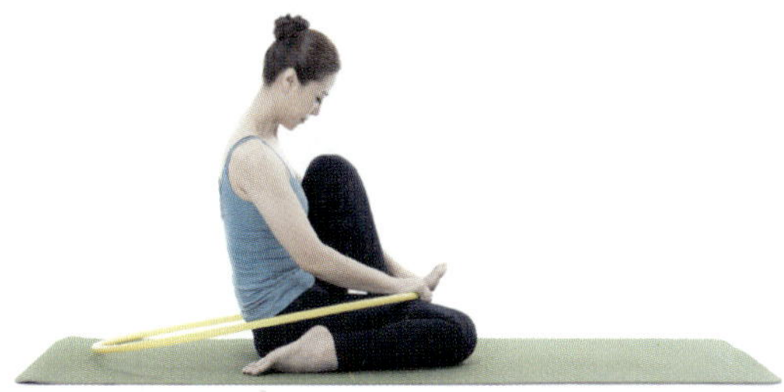

Leg - 오른 무릎을 몸 쪽으로 구부림
Hoop - 발바닥에 위치
Breathing - Exhale
Motion - 무릎을 구부린 후 발을 바닥에서 조금 들어 올림
Drishti - 발끝

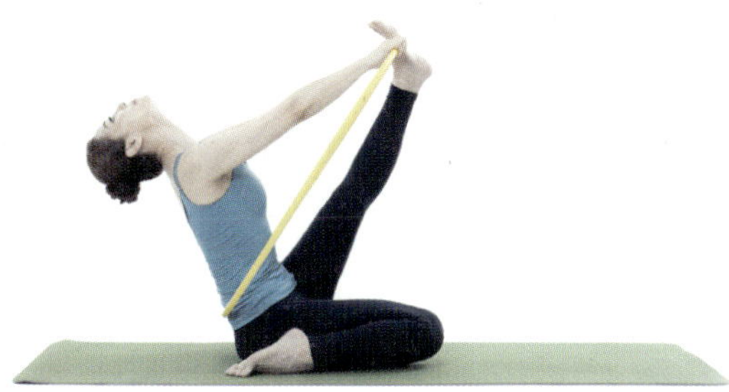

Leg - 자세 유지
Hoop - 형태 유지
Breathing - Inhale
Motion - 가슴과 등을 펴며 머리를 뒤로 젖힘
Drishti - 뒤

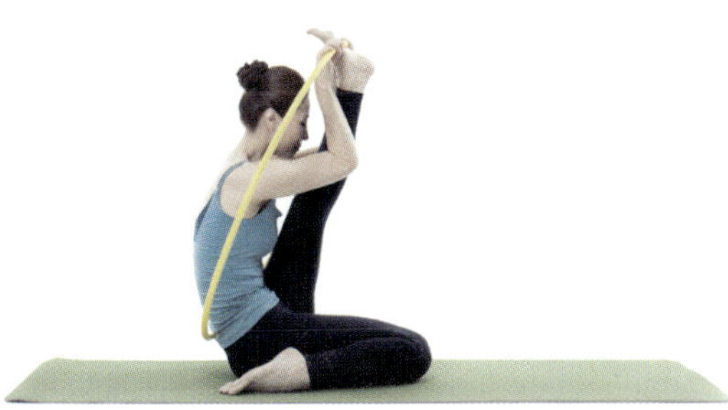

Leg - 자세 유지
Hoop - 형태 유지
Breathing - Exhale
Motion - 다리를 몸 쪽으로 당기며 전굴함 호프를 당기며 척추를 신장시킴
Drishti - 다리

비라아사나 – 고관절 및 견관절 이완 스트레칭 콤비네이션 시퀀스

각성 : Manipura Chakra

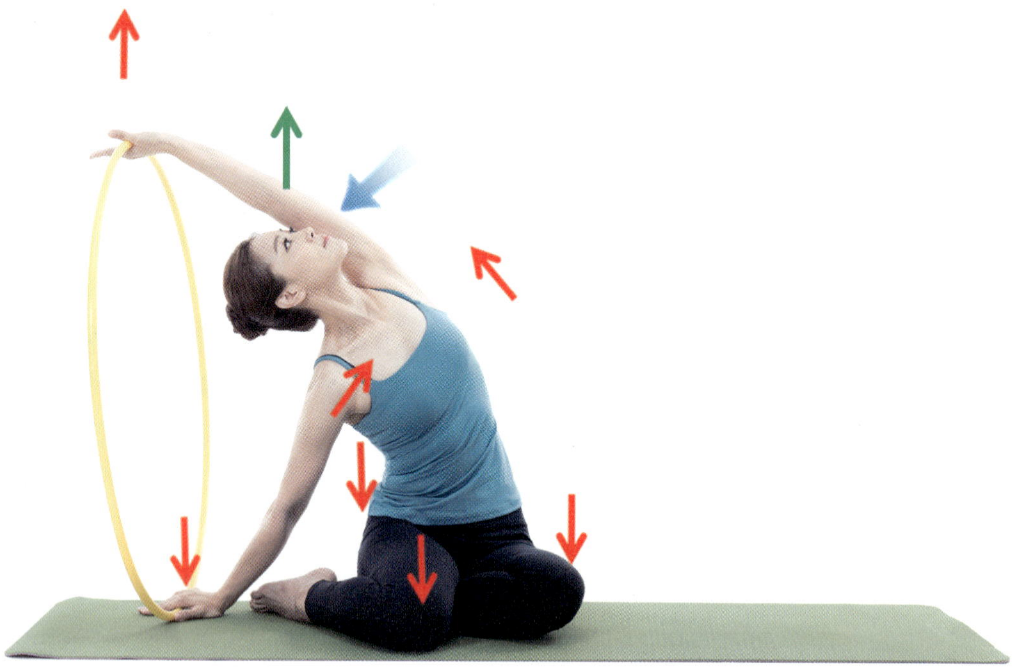

효과 Effect – 후프의 높이를 활용하여 어깨 회전근의 피로를 개선하여 유연성을 회복한다. 또한, 요방형근을 스트레칭하여 요통 완화에 도움을 준다.

주의사항 Caution – 무릎과 좌골이 바닥에 닿을 수 있게 주의가 필요하다. 척추와 어깨에 문제가 있는 사람은 위에 팔을 구부리고 가벼운 측굴로 자세를 유지한다.

핵심사항 Key point – 옆으로 기울이는 측굴의 느낌보다는 아래 있는 손으로 후프를 누르며, 위에 있는 팔을 펴서 좀 더 몸이 하늘 방향으로 가볍게 회전하도록 가슴을 편다.

측굴자세

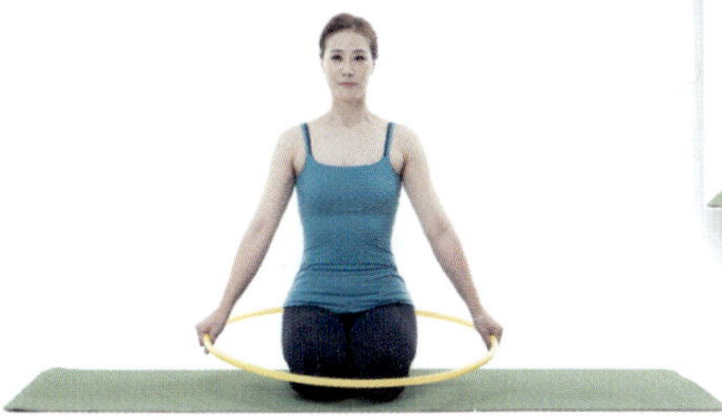

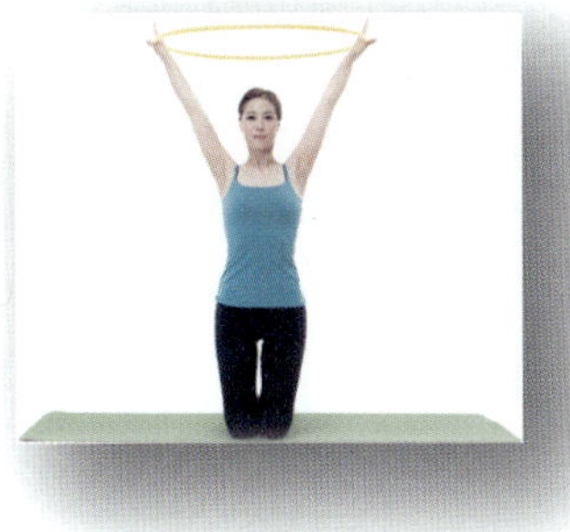

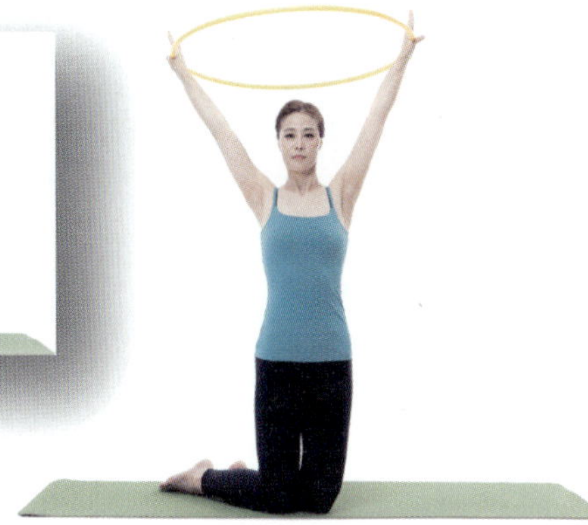

Leg - 무릎을 바닥에 대고 앉음
Hoop - 후프 바깥쪽 중앙을 잡음
Drishti - 다리

Leg - 고관절을 펴고 발을 오른쪽으로 향함
Hoop - 머리 위로 올림
Breathing - Inhale
Motion - 후프를 위로 올리며 고관절을 펴고 발을 붙인 채 오른쪽으로 이동함
Drishti - 다리

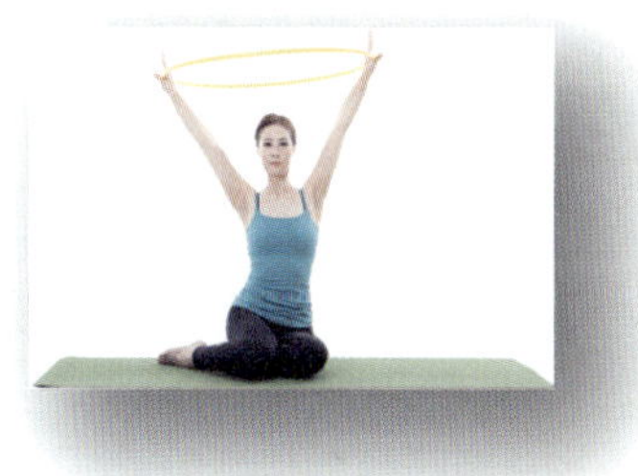

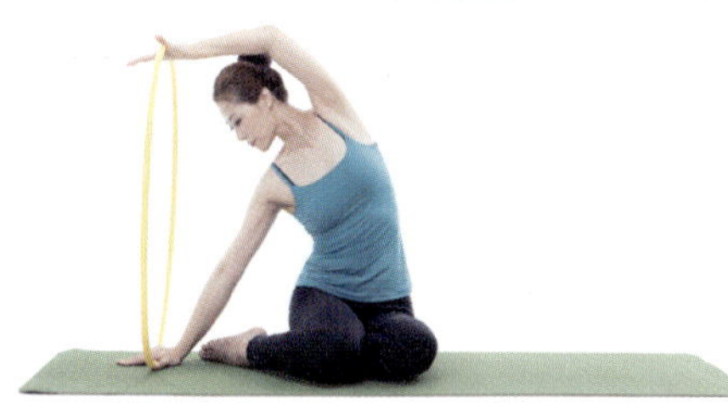

Leg - 바닥에 앉음
Hoop - 바닥에 수직으로 세움
Breathing - Exhale
Motion - 양쪽 좌골이 바닥에 닿도록 앉음 몸을 기울여 후프를 수직으로 세움
Drishti - 손등

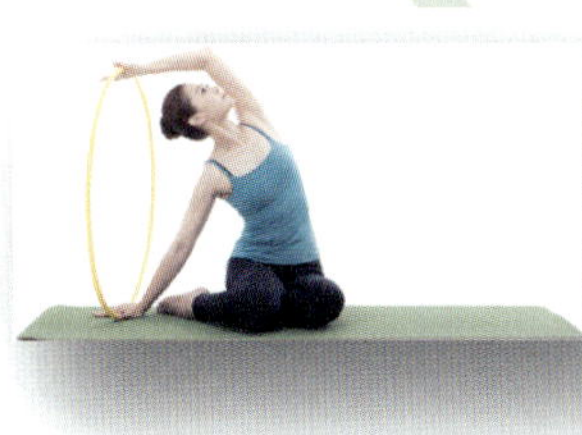

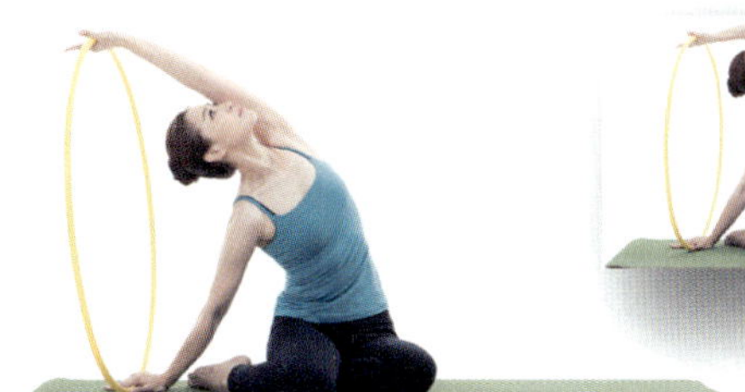

Leg - 바닥에 앉음
Hoop - 바닥에 수직으로 세움
Breathing - Inhale → Exhale
Motion - 아래 손으로 후프를 고정하고 위에 팔을 폄 아래 가슴을 위로 올리며 신체 옆면의 강한 신장, 어깨의 회전, 굽은 등을 펴는데 집중함
Drishti -하늘

파리가아사나 – 늑골의 간격을 넓혀 호흡의 기능 향상 시퀀스

각성 : Manipura Chakra

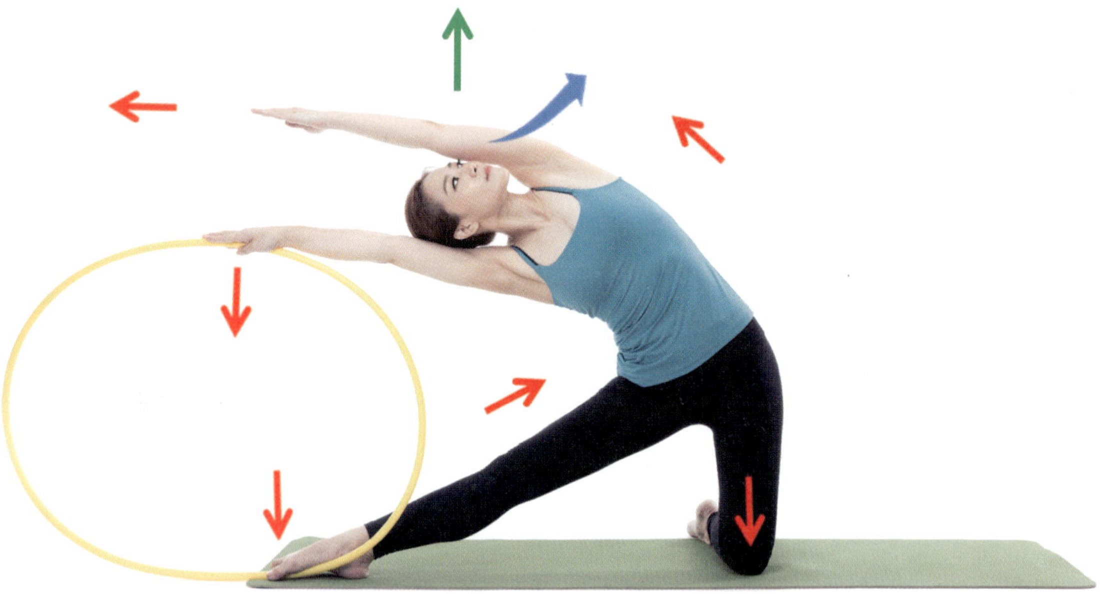

효과 Effect – 양쪽 팔이 바닥과 수평이 될 때까지 수직으로 세운 후프를 누르며 측굴을 한다. 등, 코어 및 내전근의 신장을 돕고, 늑간근을 신장시켜 폐의 용량을 증가한다.

주의사항 Caution – 많이 기울어지는 것을 목표로 하면 유연성이 부족한 사람은 고관절이 접혀 엉덩이가 뒤로 빠지는 경우가 생기므로 자신에게 맞는 각도에서 멈춰 신장되는 근육에 집중하며 유지한다.

핵심사항 Key point – 허리의 문제로 깊은 측굴이 불편하다면 후프를 누르지 않고 후프의 높이 만큼만 기울여 가벼운 측굴을 해도 신체의 옆면을 스트레칭할 수 있다.

측굴자세

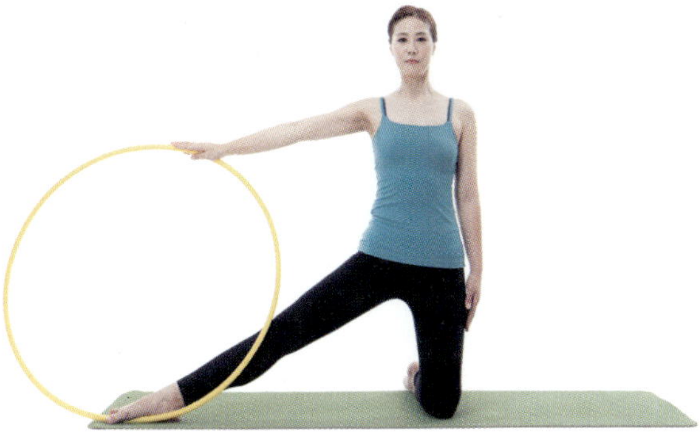

Leg - 무릎을 바닥에 대고 앉아 오른 다리를 뻗음
Hoop - 바닥에 수직으로 세움
Motion - 오른쪽 발이 앞을 향하지 않도록
옆으로 돌려 엄지발가락을 이용하여
후프를 누름
Drishti - 다리

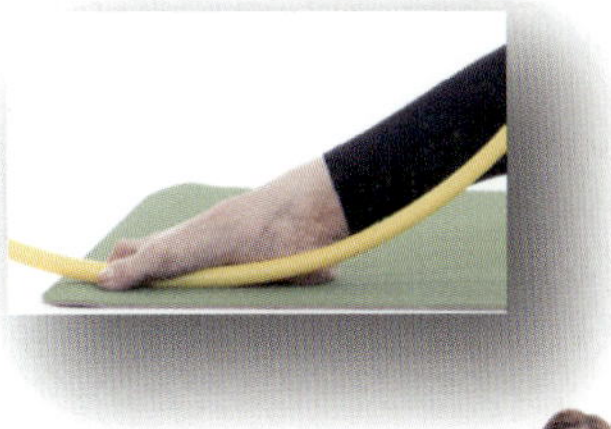

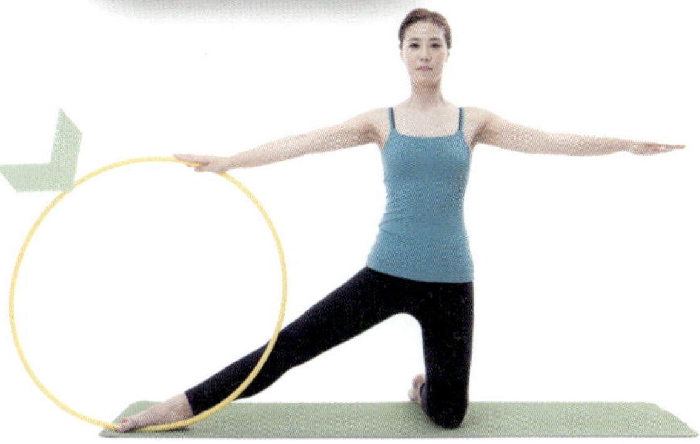

Leg - 준비자세 유지
Hoop - 형태 유지
Breathing - Inhale
Motion - 팔을 어깨 높이로 올림
Drishti - 다리

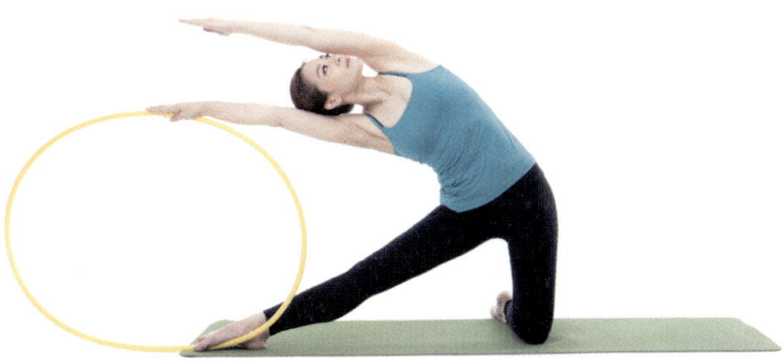

Leg - 준비자세 유지
Hoop - 형태 유지
Breathing - Inhale
Motion - 다리를 뻗은 방향으로 몸을 기울이며 팔을 귀 옆에 붙임
후프를 누르며 깊은 측굴함
Drishti - 하늘

역파리가아사나 – 신체의 측면을 강하게 신전하는 시퀀스

각성 : Manipura Chakra

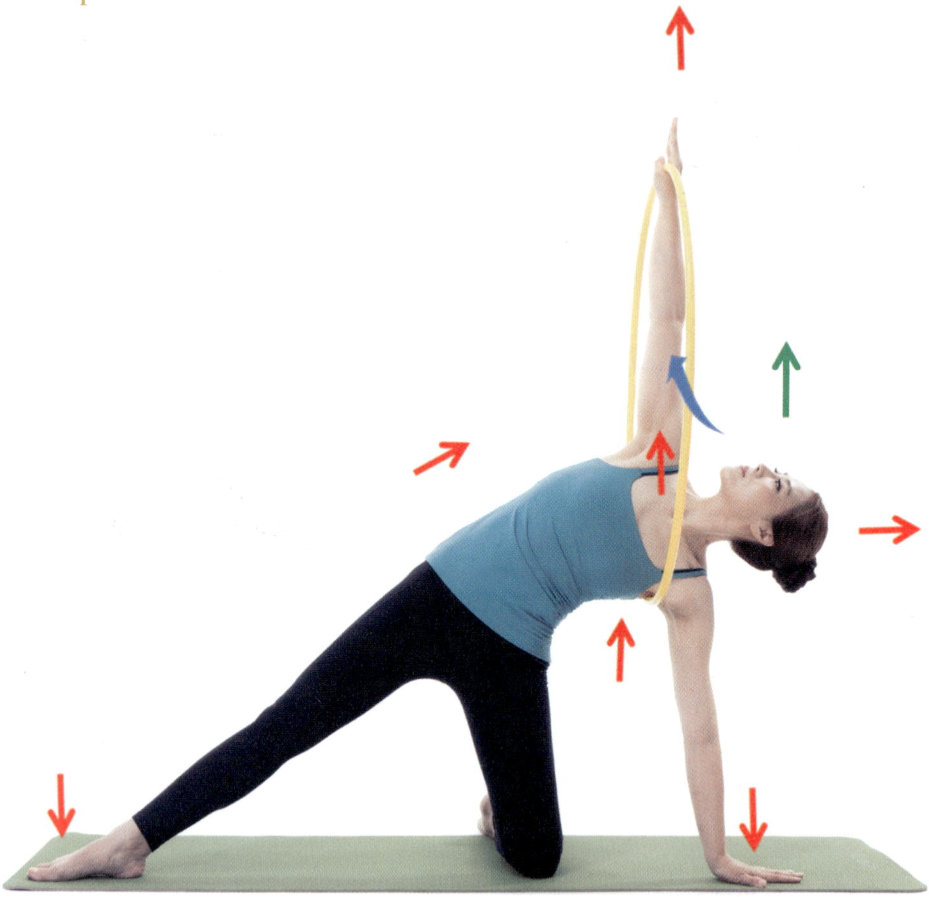

효과 Effect – 이 자세에서 후프의 역할이 명확하다. 겨드랑이에 끼운 후프를 수직으로 밀어 올려 바닥에 짚은 손에 체중이 실려서 생기는 손목의 통증을 예방하고, 앞으로 기울어지는 상체를 수평 이동으로 측굴할 수 있도록 돕는다.

주의사항 Caution – 강한 측굴인 만큼 뻗은 발이 들뜰 수 있으므로 발가락을 바닥에 딱 붙여 상체가 기울어지는 것에 대한 기반을 만든다. 어깨 아래 손목이 오도록 하며 고개가 아래로 젖혀져서 목에 긴장을 주지 않도록 주의한다.

핵심사항 Key point – 후프 안에서의 에너지를 잘 활용하여 신체의 밸런스를 맞추는데 써보자.

측굴자세

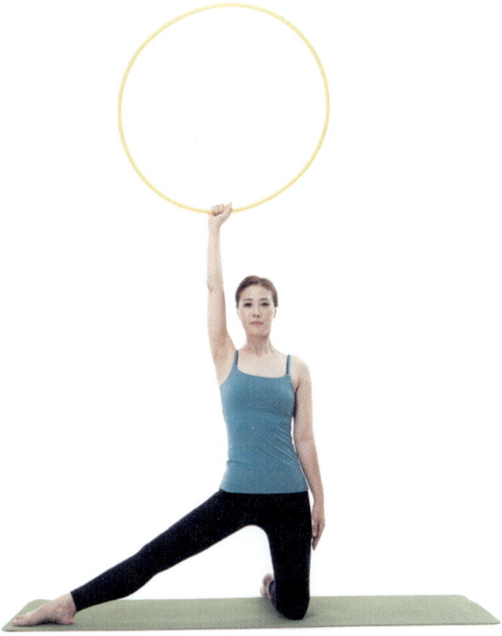

Leg - 무릎을 바닥에 대고 앉아 오른 다리를 뻗음
Hoop - 후프를 수직으로 들어 올림
Motion - 후프의 원형의 면을 앞으로 하여 수직으로 들어 올리며 정렬함
Drishti - 정면

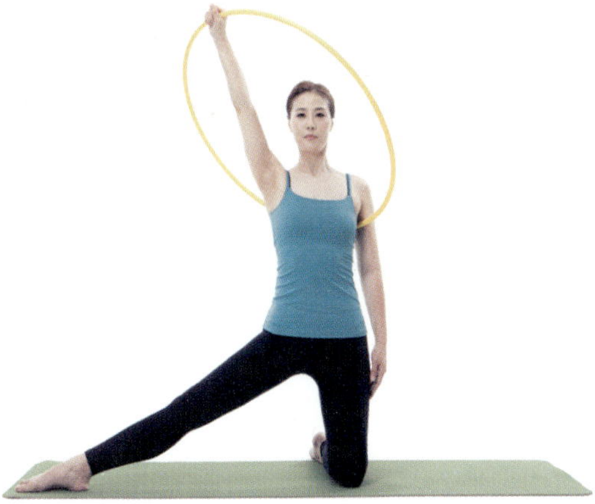

Leg - 준비자세 유지
Hoop - 오른손에 잡고 왼쪽 겨드랑이에 끼움
Motion - 수직으로 든 후프를 위 부분이 아래로 오도록 하여 흉추에 닿게 함
왼팔을 후프 바깥쪽으로 빼서 겨드랑이에 끼움
Drishti - 정면

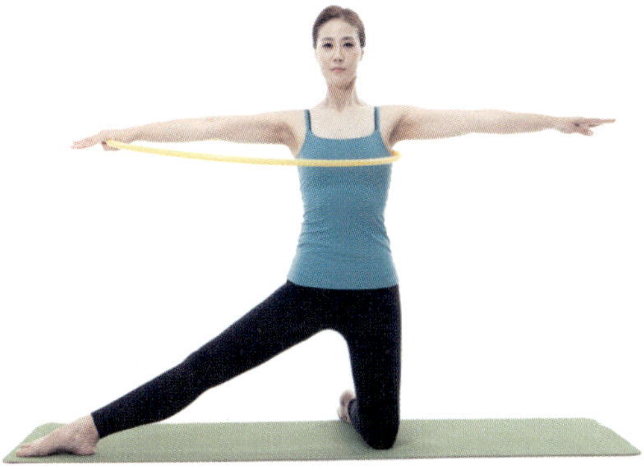

Leg - 준비자세 유지
Hoop - 수평
Breathing - Inhale
Motion - 엄지 손가락으로 후프를 걸어 고정함
팔을 어깨 높이로 들어 올림
Drishti - 정면

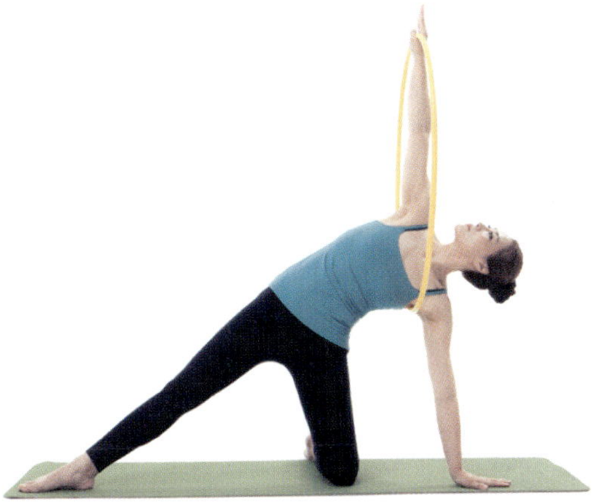

Leg - 준비자세 유지
Hoop - 수직 Breathing - Exhale
Motion - 몸을 기울이며 왼손을 바닥에 짚음
후프를 늘리며 수직으로 뻗어 줌
Drishti - 오른손 끝

Rhythmic YOGA 리드믹요가

Grounding asana & Sequence

밧다코나아사나 – 고관절의 유연성을 향상 시키는 시퀀스 1

각성 : Svadhisthana Chakra

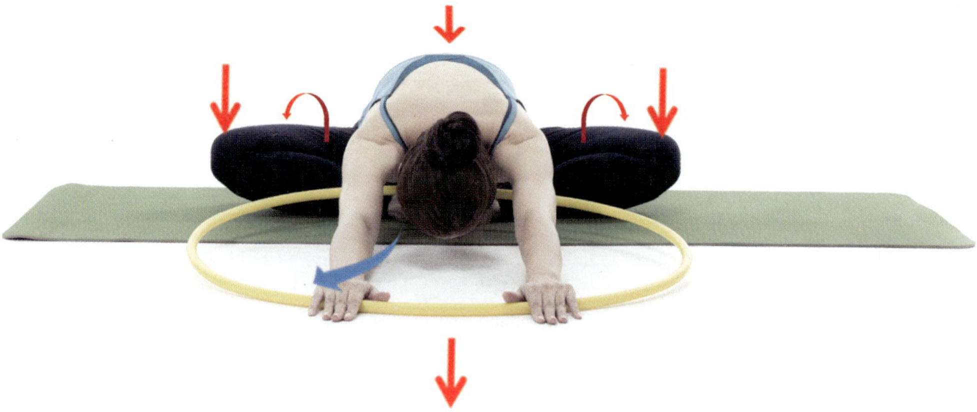

효과 Effect – 다리를 모을 때 쓰이는 내전근의 그룹을 스트레칭한다. 이 근육들은 오랜 시간 앉아있거나 움직이지 않았을 때 긴장하게 된다. 후프를 활용하여 고관절의 가동 범위를 향상하며, 등 근육을 스트레칭한다.

주의사항 Caution – 양쪽 좌골이 견고하게 바닥을 누르고 있는지 의식을 두고 골반의 중립을 맞춘다. 고관절의 문제가 있는 사람은 가슴을 바닥으로 향하는 자세를 할 때 고관절을 좀 더 확장한다는 느낌으로 힘을 빼고 이완 스트레칭한다.

핵심사항 Key point – 후프를 고관절에 끼우고 후프 위를 바닥에 댄 후 늘리듯 앞으로 밀며 척추를 신장한다.

고관절 확장 자세

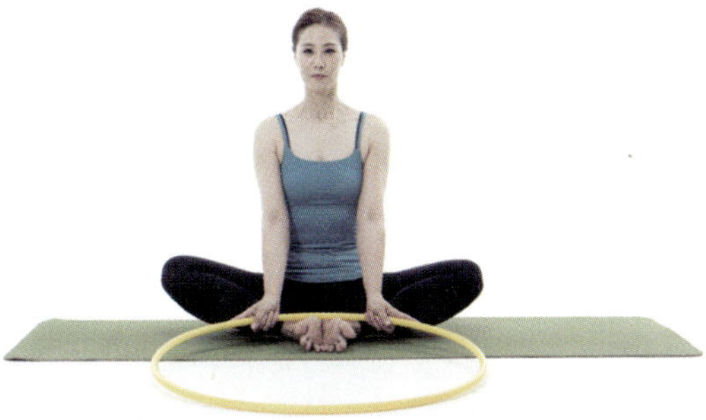

Leg - 나비자세로 앉음
Hoop - 발바닥에 올린 후 검지 세워 잡음
Motion - 나비자세로 앉아 발바닥을 위를 보게 함
검지 세워 어깨너비로 후프를 잡음
Drishti - 정면

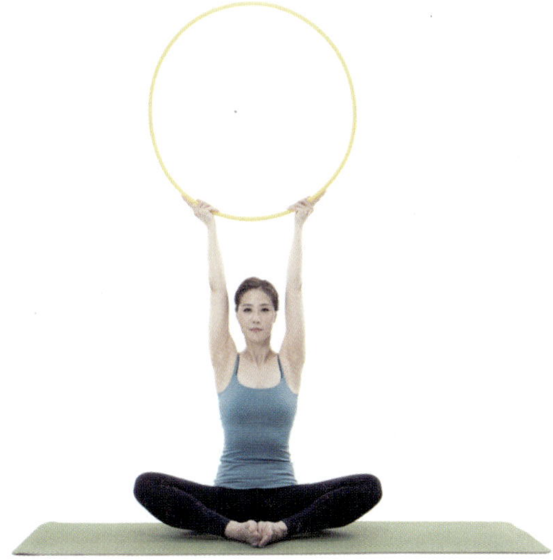

Leg - 준비자세 유지
Hoop - 수직으로 올림
Breathing - Inhale → Exhale
Motion - 후프를 수직으로 올리며 척주기립근을
신장함
Drishti - 정면

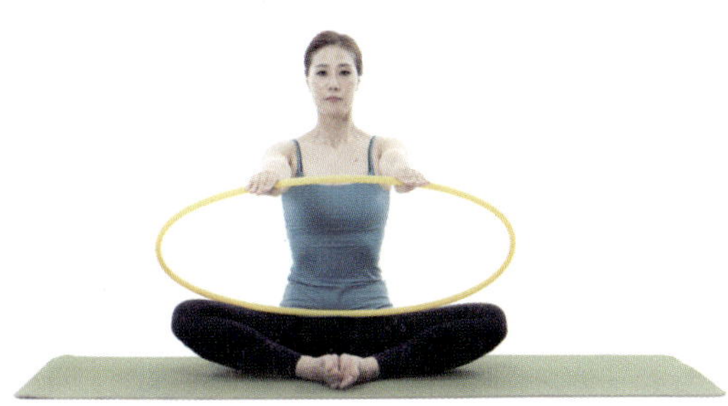

Leg - 준비자세 유지
Hoop - 고관절에 끼움
Breathing - Inhale
Motion - 수직으로 올린 후프의 윗부분을
아래로 내려 고관절에 끼움
후프를 당겨 척추를 폄
Drishti - 정면

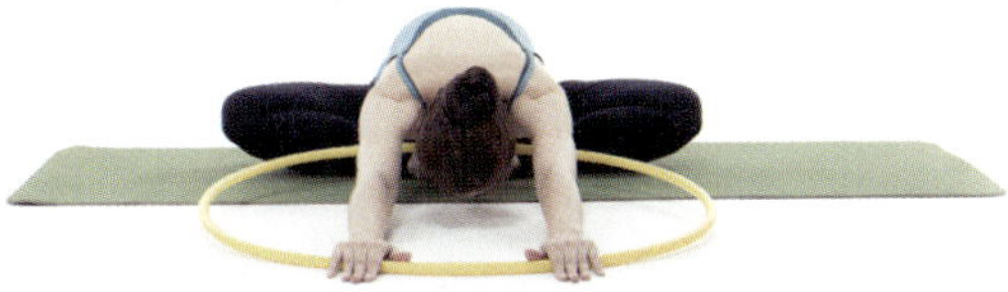

Leg - 준비자세 유지
Hoop - 바닥에 내려놓음
Breathing - Exhale
Motion - 후프를 잡은 손을 바닥에 댄 후
후프를 밀면서 전굴함
Drishti - 바닥

우파비스타 코나아사나 – 고관절의 유연성을 향상 시키는 시퀀스 2

각성 : Svadhisthana Chakra

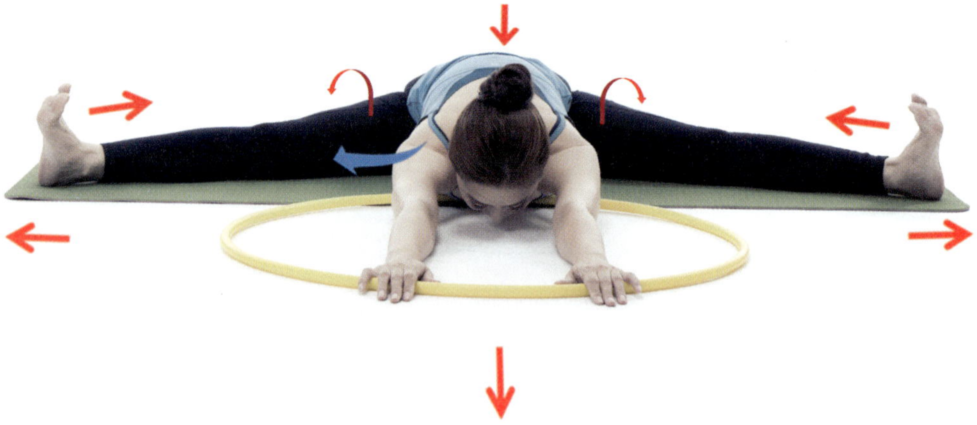

효과 Effect – 다리를 턴아웃 시키고 발끝이 위쪽으로 향하게 한다. 서혜부와 햄스트링의 신장 및 고관절의 확장을 도와 골반의 흐름을 좋게 만든다.

주의사항 Caution – 다리가 안쪽으로 돌아가지 않도록 주의하며, 고관절의 통증이 있는 사람은 가동범위를 좁혀서 실시한다.

핵심사항 Key point – 좀 더 강한 고관절의 확장을 위해 후프를 잡은 손을 바닥 앞으로 밀어 상체와 회음을 바닥에 밀착한 채 앞으로 이동할 수 있도록 점진적으로 유연성 운동을 한다.

고관절 확장 자세

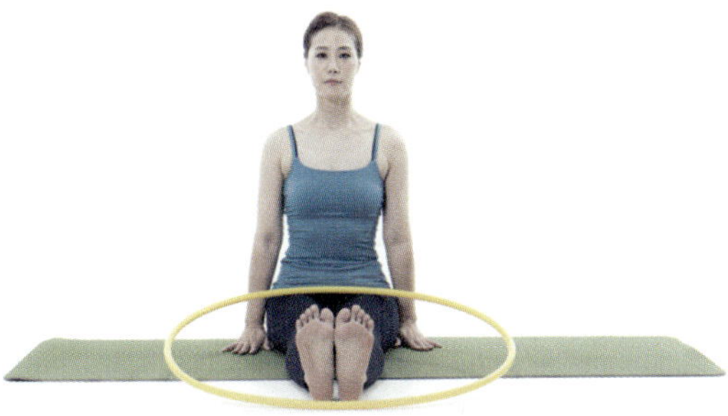

Leg - 단다아사나(바른 자세로 앉음)
Hoop - 다리 위에 올림
Motion - 바르게 앉아 후프를 다리 위에 올려놓음
Drishti - 정면

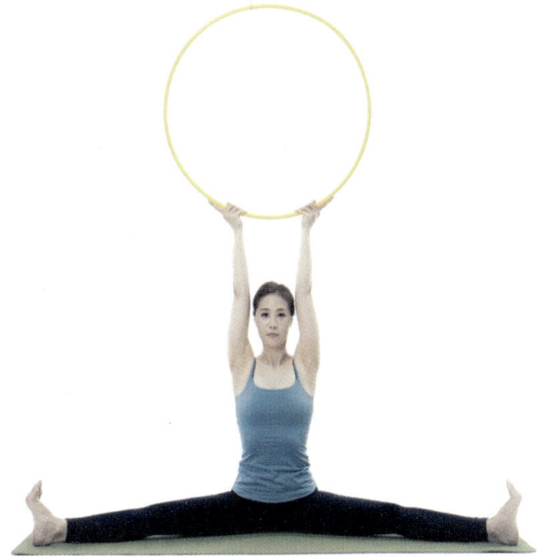

Leg - 양쪽 다리를 최대로 넓힘
Hoop - 수직으로 올림
Breathing - Inhale → Exhale
Motion - 후프를 수직으로 올리며 허리가 뒤로 밀리지 않도록 척주기립근을 신장함
Drishti - 정면

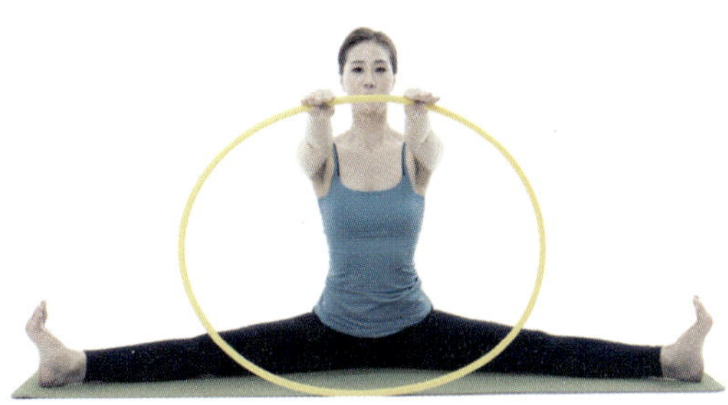

Leg - 준비자세 유지
Hoop - 바닥에 수직으로 내려놓음
Breathing - Inhale
Motion - 수직으로 올린 후프의 윗부분을 아래로 내려서 바닥에 놓음
후프를 누르며 척추를 폄
Drishti - 정면

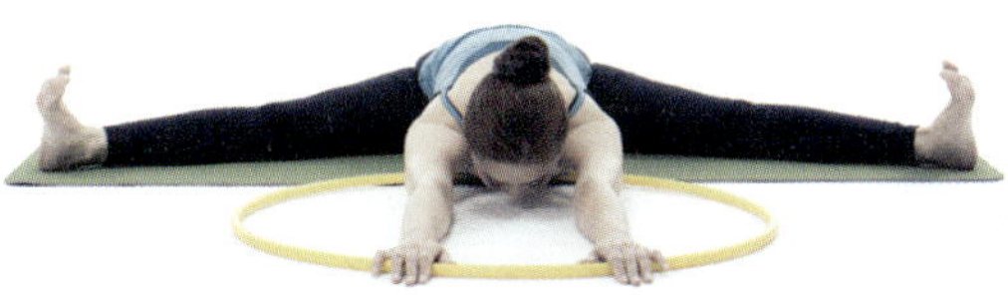

Leg - 준비자세 유지
Hoop - 바닥에 내려놓음
Breathing - Exhale
Motion - 후프를 잡은 손을 바닥에 댄 후 후프를 밀면서 전굴함
Drishti - 바닥

우파비스타코나아사나 응용 – 고관절의 유연성을 향상 시키는 시퀀스 3

각성 : Svadhisthana Chakra

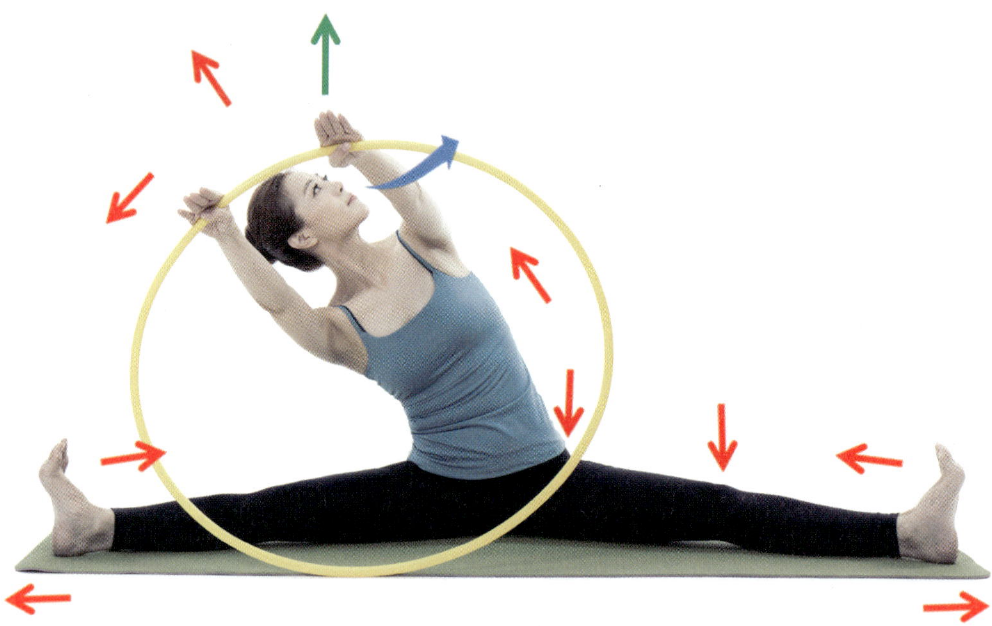

효과 Effect – 후프를 옆으로 굴리며 하는 가벼운 측굴은 누구나 재미있게 고관절 유연성을 향상할 수 있다. 맨 처음 워밍업 동작에서 했듯이 가볍게 이완 스트레칭을 하여 어깨와 척추를 편안하게 하며, 골반 주변 근육을 부드럽게 한다.

주의사항 Caution – 기울이는 쪽 반대 좌골과 무릎을 바닥으로 조금 더 누르는 힘이 필요하다.

핵심사항 Key point – 귀와 어깨가 멀어진 상체를 유지할 수 있도록 후프를 기울인 후 살짝 눌러 준다. 요통이 있는 사람에게 필요한 스트레칭을 후프의 높이를 활용하여 안전하게 요방형근 스트레칭을 할 수 있다.

고관절 확장 자세

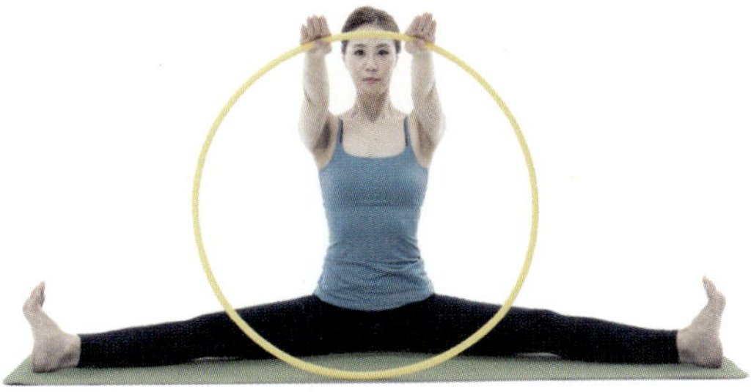

Leg - 다리를 최대로 넓힘
Hoop - 바닥에 수직으로 내려놓음
Breathing - Inhale
Motion - 고관절을 최대로 확장하고
팔을 펴서 어깨너비로 잡음
엄지손가락으로 고정한 후 척추를 세움
Drishti - 정면

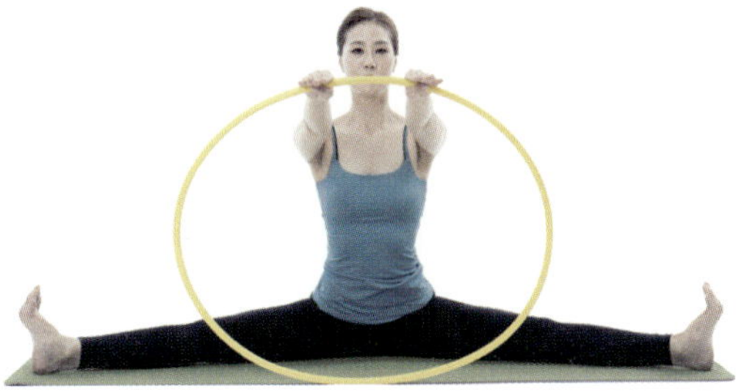

Leg - 준비자세 유지
Hoop - 바닥에 수직으로 내려놓음
Breathing - Inhale
Motion - 후프를 누르면서 어깨도 함께 눌러
귀와 어깨가 멀어지는 느낌으로 긴장감을 풀어 줌
(준비자세와 함께 여러 번 반복)
Drishti - 정면

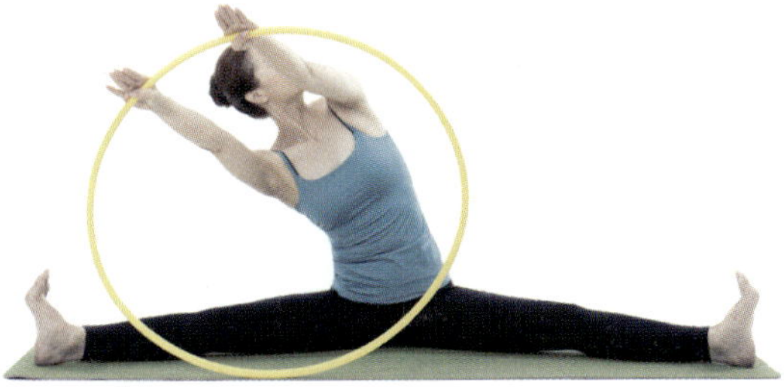

Leg - 준비자세 유지
Hoop - 오른쪽으로 굴림
Breathing - Exhale
Motion - 준비자세에서 오른쪽으로 후프를 굴림
목을 회전해서 왼쪽을 바라봄
Drishti - 왼쪽 옆

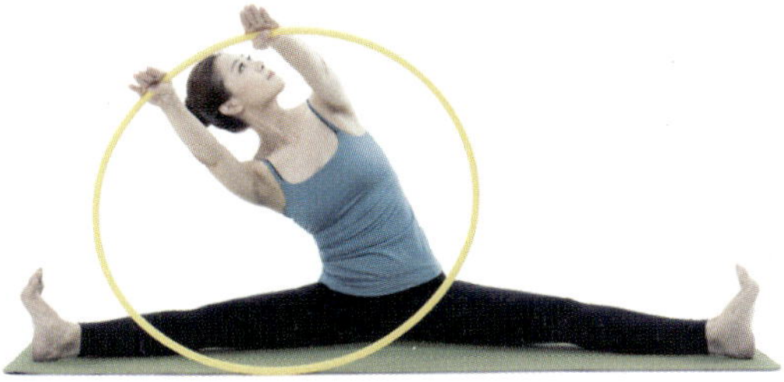

Leg - 준비자세 유지
Hoop - 형태 유지
Breathing - Exhale
Motion - 오른손으로 후프를 조금 더 누름
고개를 들어 위를 바라봄
Drishti - 하늘

우스트라아사나 – 척추 유연성 향상 및 척주기립근 강화 시퀀스 1

각성 : Anahata Chakra

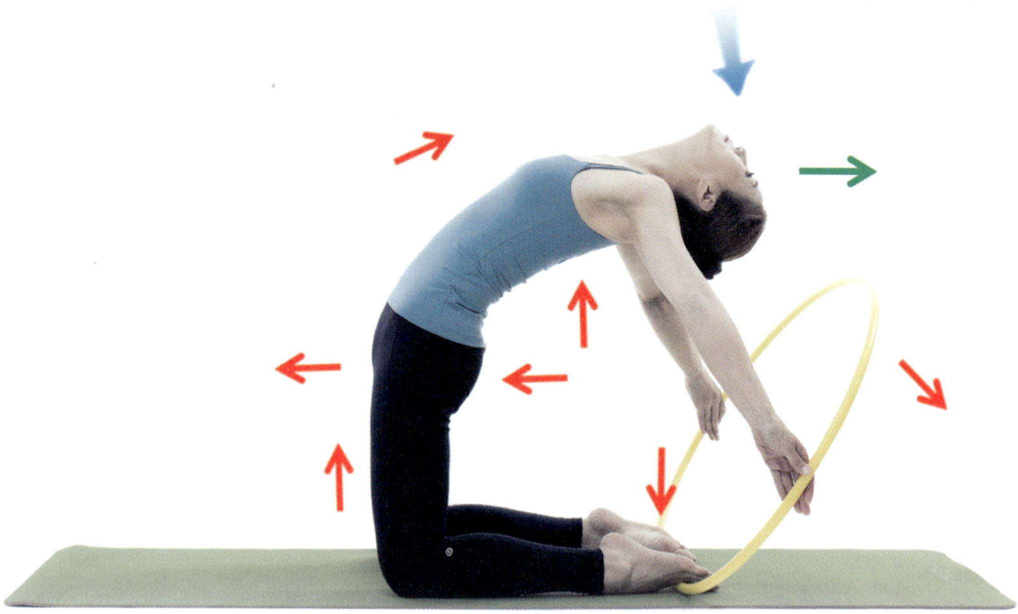

효과 Effect – 후굴 자세는 등쪽 근육을 수축시키고 복부 근육이 스트레칭 되는데 안전한 후굴을 위해서는 심부 근육인 척주기립근 및 요방형근이 척추를 안정화하고 장요근이 신장되어야 한다. 후프의 공간을 활용하여 부족한 근육의 힘을 보강하여 바른 후굴 동작을 안내한다.

주의사항 Caution – 치골을 앞으로 미는 힘과 후프를 몸 뒤 사선으로 미는 힘은 서로 반대가 된다. 반대로 움직이는 근육을 자각하며, 척추의 공간을 유지한 채 안전한 후굴을 한다.

핵심사항 Key point – 준비 자세에서 발가락 앞으로 후프를 고정한 후 굽은 가슴과 흉추를 펴서 라운드숄더의 문제를 개선할 수 있다.

후굴자세

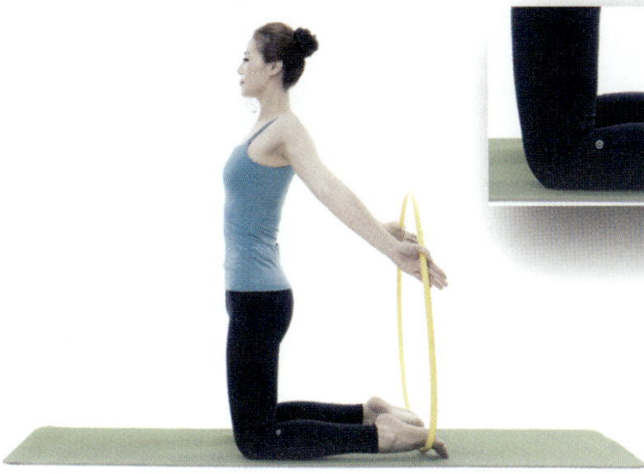

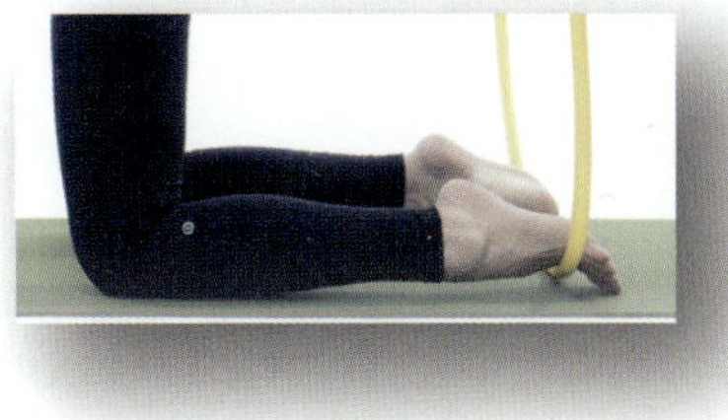

Leg - 무릎을 바닥에 대고 고관절을 폄
Hoop - 바닥에 수직으로 놓고 발가락으로 고정
Breathing - Inhale
Motion - 후프 안에 손을 넣고 엄지손가락이 위를 향하게 하여 어깨와 가슴을 폄
Drishti - 정면

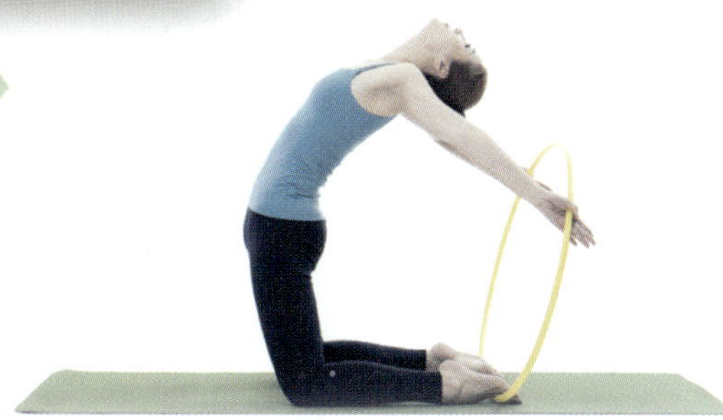

Leg - 준비자세 유지
Hoop - 형태 유지
Breathing - Exhale
Motion - 치골을 앞으로 밀며, 하체를 견고하게 함
후프를 치골의 반대 방향인 뒤로 밀며 후굴
Drishti - 뒤

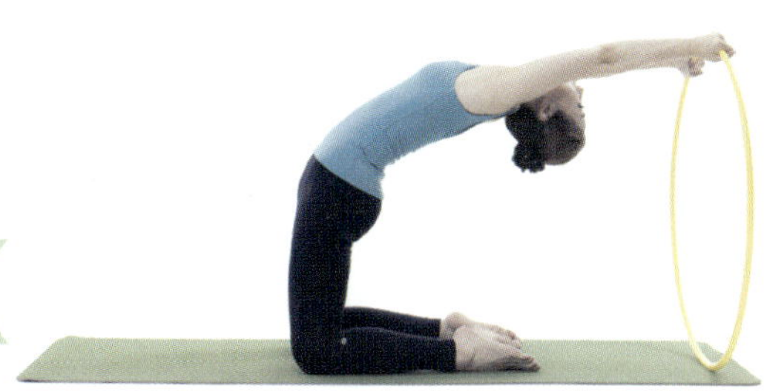

Leg - 준비자세 유지
Hoop - 수직으로 내려놓음
Breathing - Exhale
Motion - 후프 위를 바닥 쪽으로 내리며, 치골을 앞으로 밀어줌
후프를 수직으로 세운 후 유연한 만큼 후프를 누르며 후굴
Drishti - 뒤

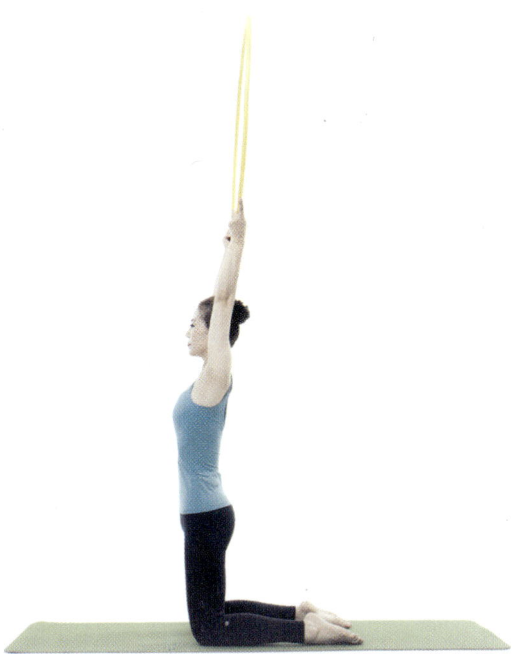

Leg - 무릎을 바닥에 대고 고관절을 폄
Hoop - 어깨너비로 후프를 잡고 수직으로 올림
Breathing - Inhale
Motion - 후프를 위로 올리며 척주기립근 신장
Drishti - 정면

다누라아사나 – 척추 유연성 향상 및 척주기립근 강화 시퀀스 2

각성 : Manipura Chakra

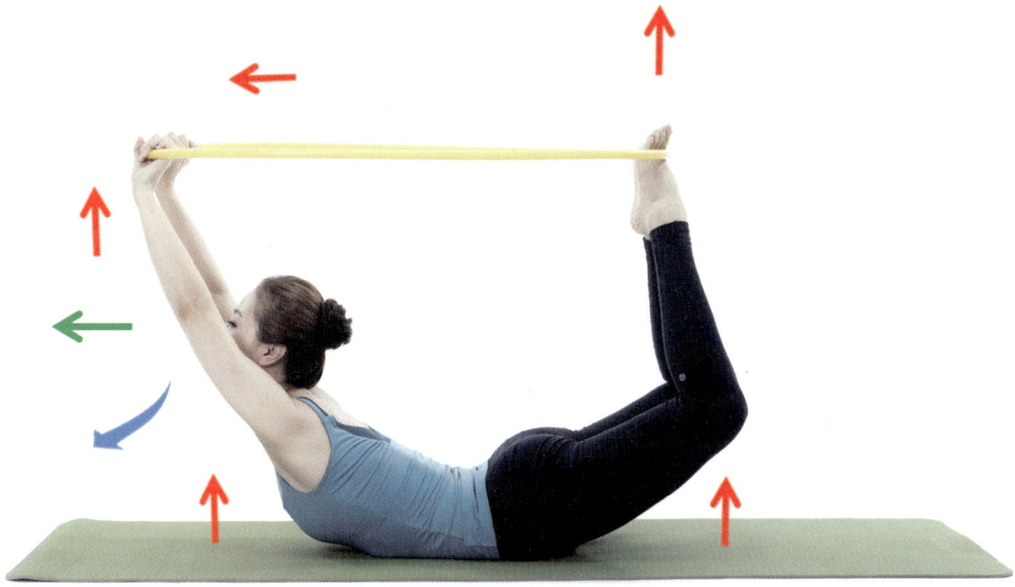

효과 Effect – 후프가 수평을 유지하며 위로 올리는 수련을 통해 발끝이 정수리보다 위를 향하는 수련이 깊어진다. 또한, 척추 유연성 향상을 위하여 후프를 앞으로 당겨 본다.

주의사항 Caution – 무릎이 골반 넓이보다 벌어지지 않도록 하며, 준비 자세부터 순서를 지키며 코어의 균형감을 느끼는 것이 중요하다.

핵심사항 Key point – 척주기립근과 요방형근으로 등을 아치 모양을 만들고, 몸 전면의 복직근을 부드럽게 움직여 복근 기관들을 누름으로써 내장 기관을 건강하게 한다.

후굴자세

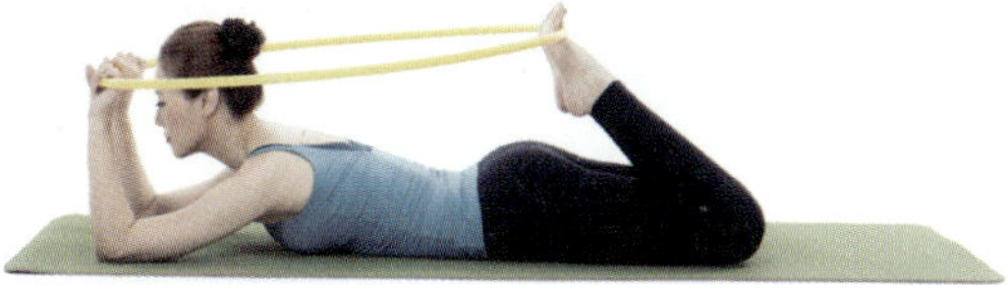

Leg - 배를 바닥에 대고 무릎은 골반 넓이로 유지하여 구부림
Hoop - 몸 뒤에서 발가락에 고정
Motion - 후프를 발가락에 걸고 엄지발가락을 붙임 어깨너비로 잡은 손 아래 팔꿈치가 오도록 정렬
Drishti - 바닥 멀리

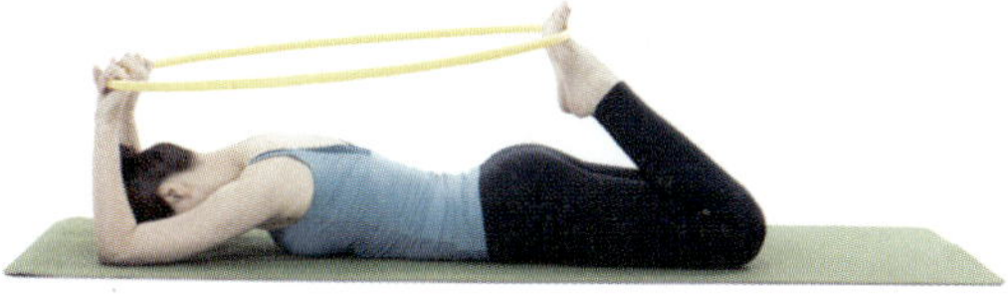

Leg - 준비자세 유지
Hoop - 형태 유지
Motion - 이마를 바닥에 댐
Drishti - 바닥

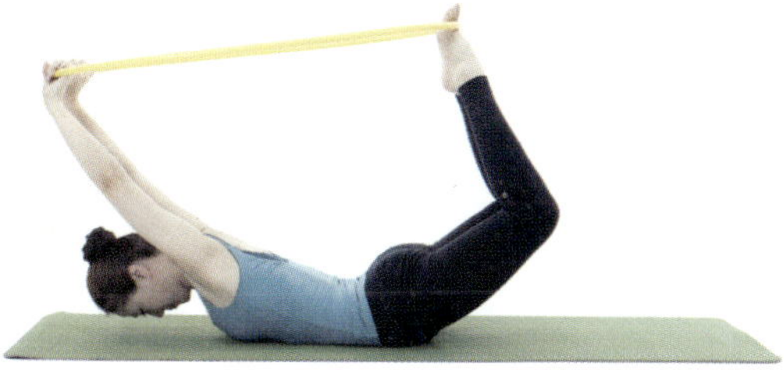

Leg - 준비자세 유지
Hoop - 형태 유지
Breathing - Inhale
Motion - 팔을 펴고 허벅지를 바닥에서 띄우며 발끝을 위로 올림
Drishti - 바닥

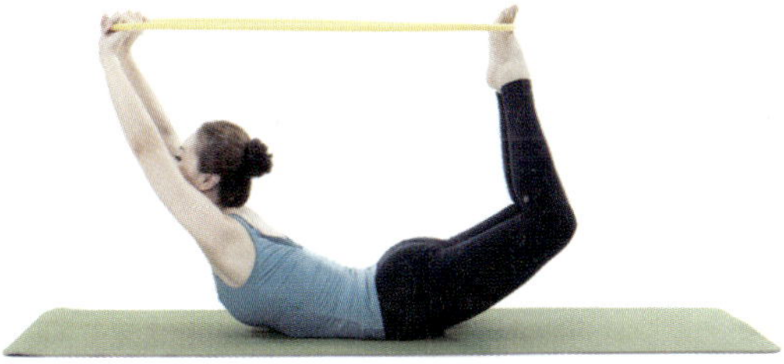

Leg - 준비자세 유지
Hoop - 형태 유지
Breathing - Exhale
Motion - 후프가 바닥과 수평이 될 때까지 가슴을 바닥에서 들어 올리며 후굴
Drishti - 하늘

에카파다 라자카보타아사나 – 척추 및 고관절 유연성 향상 시퀀스 1

각성 : Anahata Chakra

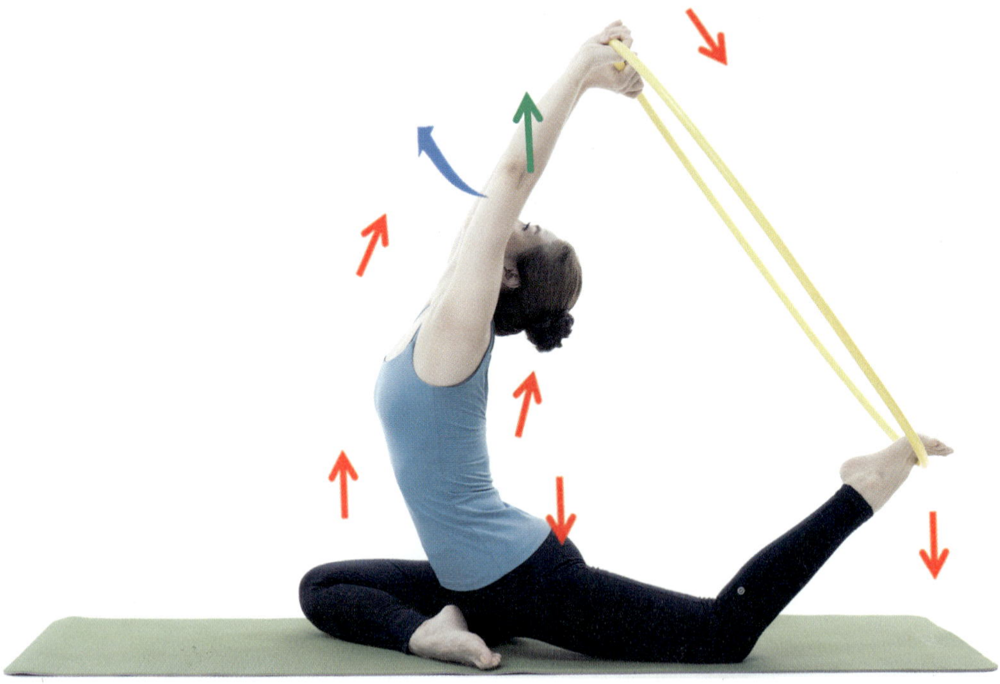

효과 Effect – 상급자 후굴 자세인 비둘기자세는 후프라는 소도구를 써서 어깨의 회전근개를 부드럽게 스트레칭하며, 어깨를 안정화하는 능형근을 움직임으로써 가슴을 들어 올리게 한다.

주의사항 Caution – 고관절의 깊은 외회전 근육을 바깥쪽으로 돌려야 하므로 이 자세를 할 때는 고관절 유연성 동작을 점진적으로 실시한 후 도전한다.

핵심사항 Key point – 피크 포즈에서는 발등을 바닥으로 누르며 후굴이 더욱 심화하도록 한다. 유연성이 좋은 사람은 발등을 바닥으로 대고 무릎을 편다.

후굴자세

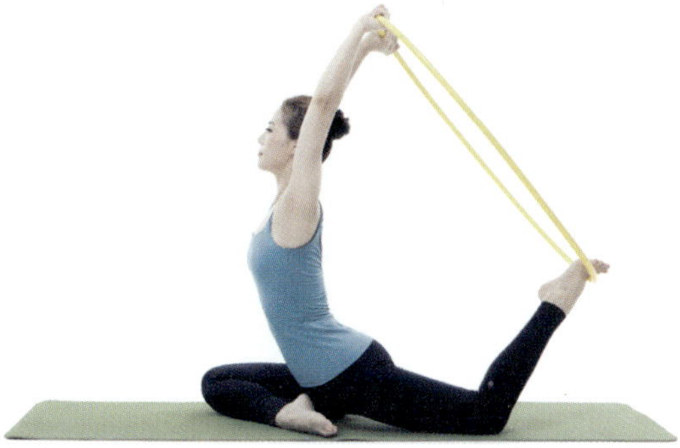

Leg - 비둘기 자세에서 왼 무릎을 구부림
Hoop - 몸 뒤에서 발가락에 걸기
Breathing - Inhale → Exhale
Motion - 왼 다리를 구부려 발가락에 후프를 걸고 팔을 위로 들어 올려 어깨를 회전
Drishti - 정면

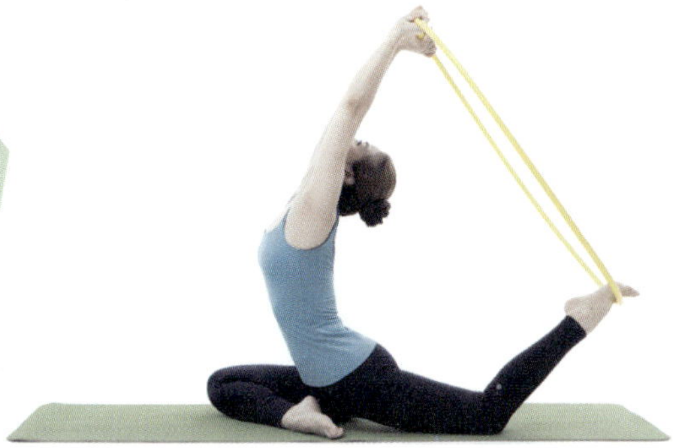

Leg - 왼쪽 무릎을 폄
Hoop - 형태 유지
Breathing - Inhale → Exhale
Motion - 왼쪽 무릎을 펴며 척주기립근을 세움 유연성에 따라 발등을 바닥으로 하여 깊은 후굴로 연결함
Drishti - 정면

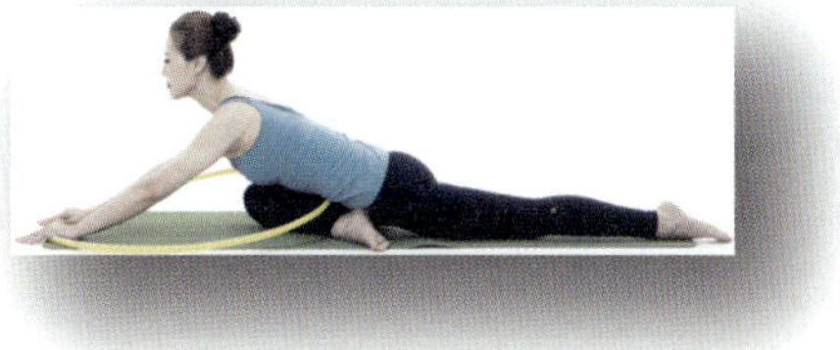

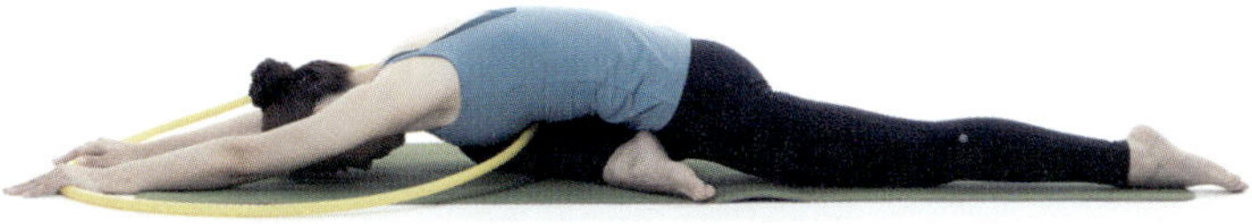

Leg - 비둘기 자세
Hoop - 바닥에 내려 좋음
Breathing - Inhale → Exhale
Motion - 후프에서 발을 빼고 비둘기 자세에서 후프를 수직으로 올림 후프 위를 아래로 내린 후 몸 쪽으로 가져와 바닥에 내려놓음 후프를 밀며 깊은 전굴
Drishti - 정면

나바아사나 – 코어 강화 시퀀스

각성 : Manipura Chakra

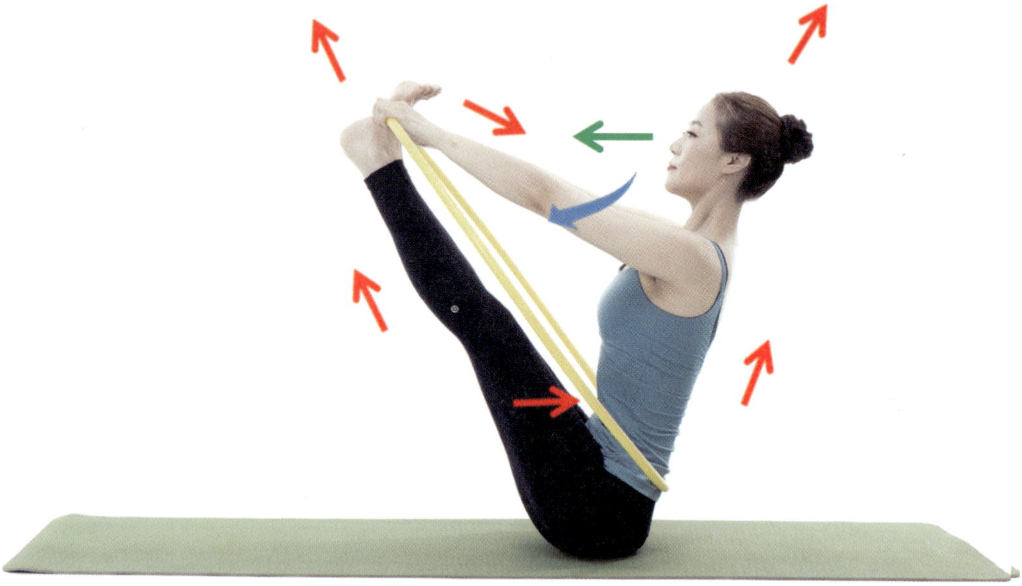

효과 Effect – 후프 안으로 들어와 후프 뒤를 허리에 대고 다리를 들어 올려 다리가 뻗어나가게 하여 햄스트링 스트레칭 효과를 함께 준다. 물론 이 자세는 복근, 고관절, 대퇴 전면의 요근 그리고 대퇴사두근이 강화된다.

주의사항 Caution – 이 자세를 위해서는 발바닥을 바닥에서 들어 올려 뒤꿈치와 무릎을 바닥과 수평으로 하는 동작은 비복근과 비골근을 강화해 주므로 이 자세로 유지를 하는 것도 권장한다. 한편, 복근을 사용하지 않고 후프에 너무 의지하면 후프가 꺾어지므로 주의한다.

핵심사항 Key point – 후프의 공간 안에서 하는 나바아사나는 허리가 굽지 않도록 받쳐주며, 다리의 각도를 유지하는 데, 후프가 적극적으로 활용된다.

Rhythmic YOGA 리드믹요가

코어 강화 자세

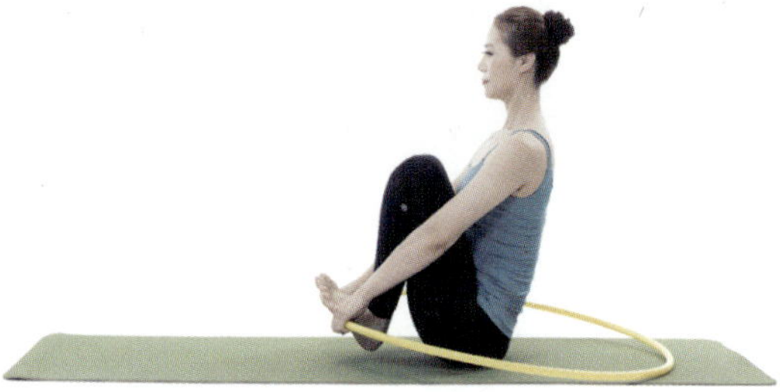

Leg - 단다아사나에서 양쪽 무릎을 구부림
Hoop - 후프 위에 발바닥을 올려놓음
Breathing - Inhale
Motion - 후프 안에서 발바닥을 후프 위에 올려놓고 바닥에서 조금 들어 올림
Drishti - 정면

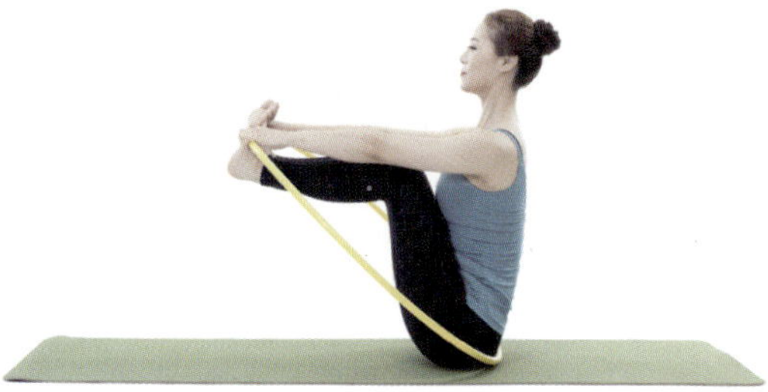

Leg - 준비자세 유지
Hoop - 형태 유지
Breathing - Exhale
Motion - 뒤꿈치와 무릎이 바닥과 수평이 될 때까지 들어 올림
Drishti - 정면

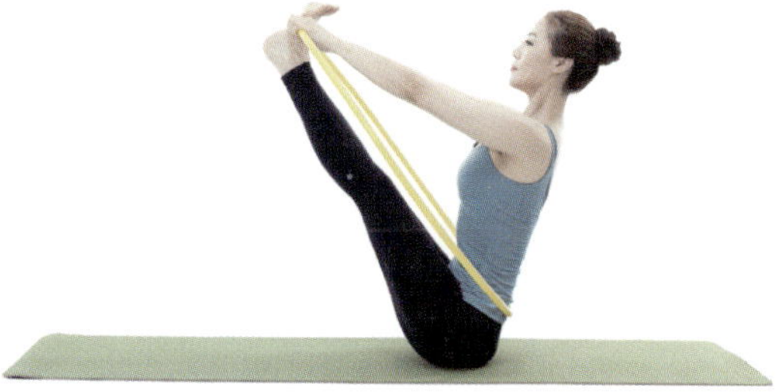

Leg - 준비자세 유지
Hoop - 허리 뒤와 발바닥에 위치
Breathing - Inhale → Exhale
Motion - 다리를 펴면서 우디아나반다 자각함 후프가 허리를 받쳐주므로 요추가 뒤로 밀리며 등이 굽는 것을 막아줌
Drishti - 정면

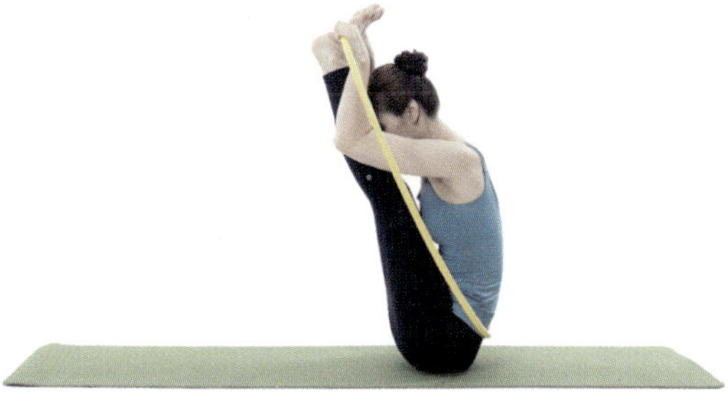

Leg - 준비자세 유지
Hoop - 허리 뒤와 발바닥에 위치
Breathing - Inhale → Exhale
Motion - 다리를 몸 쪽으로 당겨와 깊은 전굴 균형을 유지하며 신체에 집중
Drishti - 다리

후프 원형의 틀을 활용한 코어 안정화 운동 및 햄스트링 스트레칭 시퀀스 1

각성 : Vishuddha Chakra

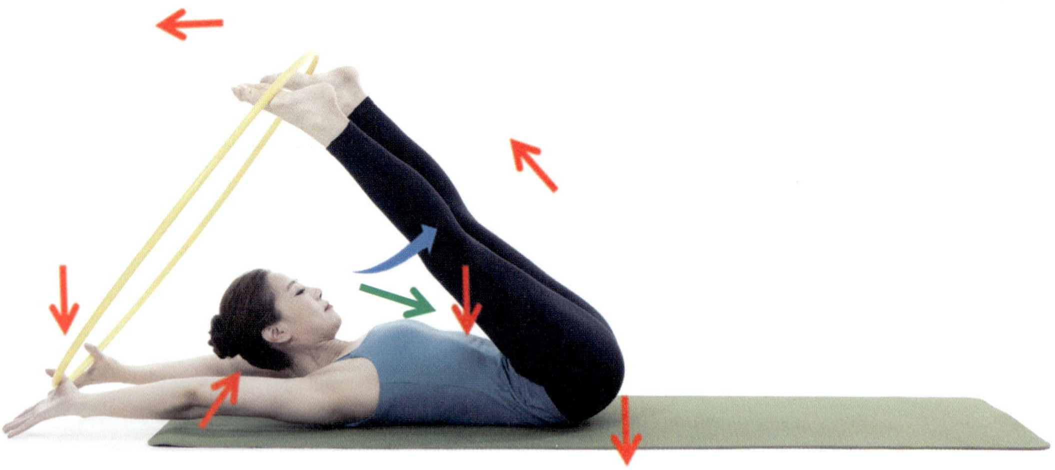

효과 Effect – 복근 강화의 목적이 있지만 그보다는 우디아나반다에 의식을 두고 실시한다. 손등으로 바닥을 누를 때 미추가 딸려 올라가지 않도록 함께 바닥으로 눌러 햄스트링 스트레칭을 한다. 이 동작은 햄스트링과 허리 뒤 흉요근막이 시원해지는 것을 느끼도록 해준다.

주의사항 Caution – 처음 자세에서 발바닥에 후프를 대고 수직으로 올릴 때 허리가 뜨지 않도록 주의한다.

핵심사항 Key point – 우디아나반다를 좀 더 자연스럽고 편안하게 하도록 유도할 수 있는 동작으로써 신체의 뒷면이 스트레칭 되지만 몸 안에 에너지가 모이는 것을 자각한다.

Rhythmic YOGA 리드믹요가

코어 강화 사세

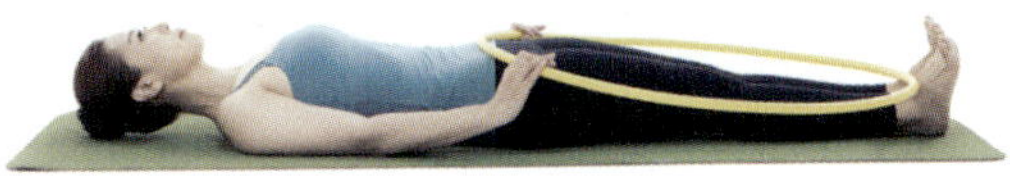

Leg - 바르게 누운 자세
Hoop - 다리 위에 후프를 올려놓음
Motion - 다리 위에 후프를 올려놓고 어깨너비로 잡음
Drishti - 하늘

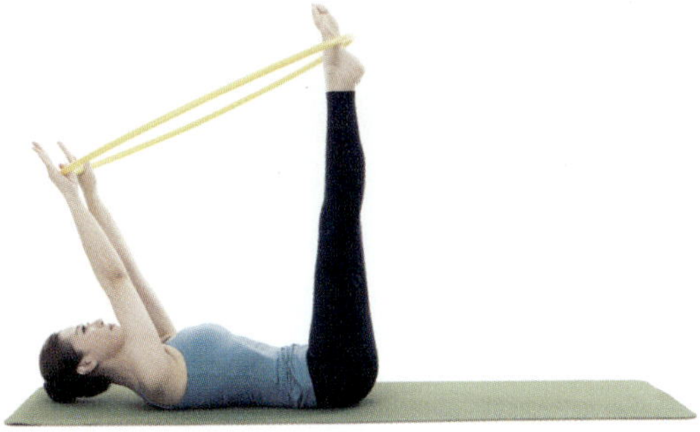

Leg - 무릎과 발목을 펴서 수직으로 올림
Hoop - 발바닥과 엄지손가락으로 고정
Breathing - Inhale → Exhale
Motion - 다리를 골반 넓이로 넓히고 발바닥에 후프를 댄 후 수직으로 들어 올림
엄지손가락으로 후프를 고정하고 손목을 폄
Drishti - 하늘

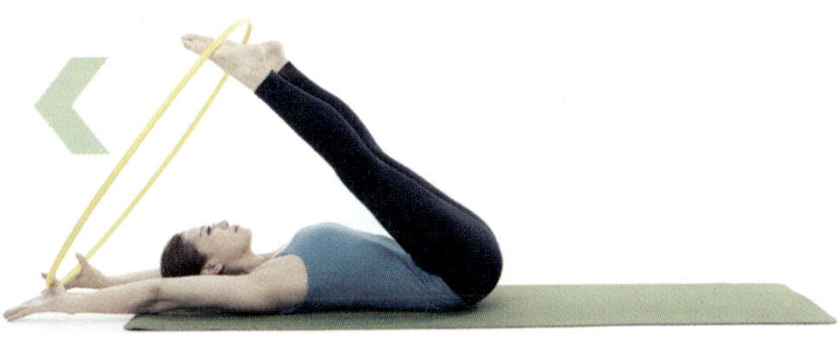

Leg - 대각선
Hoop - 형태 유지
Breathing - Inhale
Motion - 마시는 호흡에 손등을 바닥 쪽으로 누름
다리가 딸려 올라가며 자연스럽게 엉덩이 근육과 다리 뒷면 근육 스트레칭
Drishti - 하늘

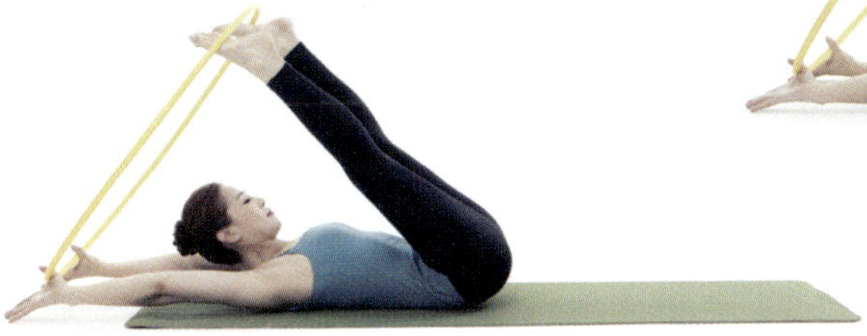

Leg - 자세 유지
Hoop - 형태 유지
Breathing - Exhale
Motion - 머리를 바닥에서 들어 올린 후 흉골 쪽으로 턱을 당김
Drishti - 배꼽

Rhythmic YOGA 리드믹요가

Grounding asana & Sequence

후프를 활용한 코어 안정화 운동 및 햄스트링 스트레칭 시퀀스 1

각성 : Vishuddha Chakra

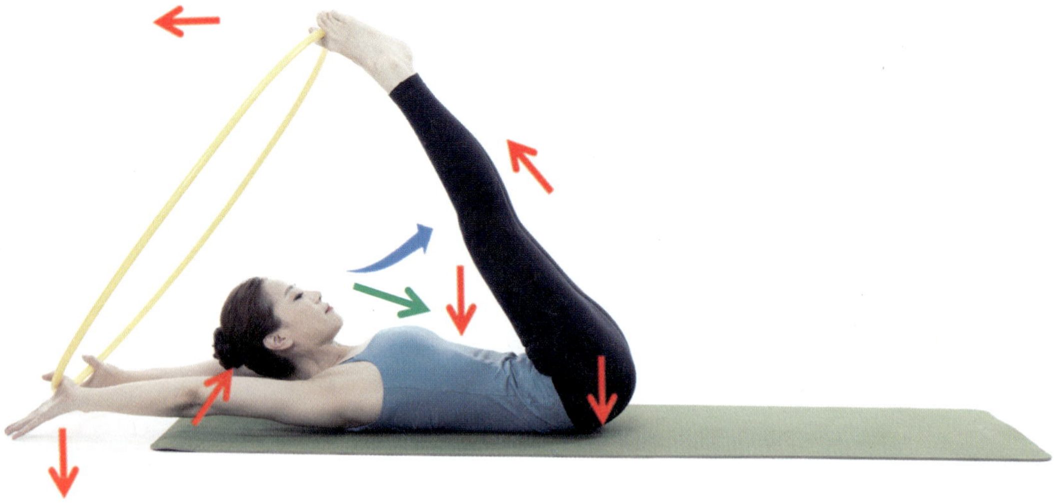

효과 Effect – 발가락에 후프를 끼우고 발바닥을 맞닿게 하여 발등을 강하게 스트레칭한다. 또한, 이 동작은 비골근 스트레칭을 도와줘 다리의 피로감을 해소하는 데 효과가 있다.

주의사항 Caution – 준비 자세에서 허리가 뜨지 않도록 주의하며, 미추가 딸려 올라가지 않게 유의한다.

핵심사항 Key point – 손등을 바닥으로 누르며 어깨의 가동성을 향상할 수 있으므로 어깨의 경직 및 가동성이 나오지 않아 어려움을 겪는 사람은 이 자세를 통해 가동성을 회복할 수 있다.

코어 강화 자세

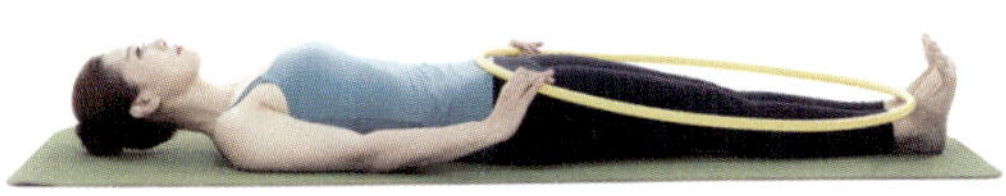

Leg - 바르게 누운 자세
Hoop - 다리 위에 후프를 올려놓음
Motion - 다리 위에 후프를 올려놓고 어깨너비로 잡음
Drishti - 하늘

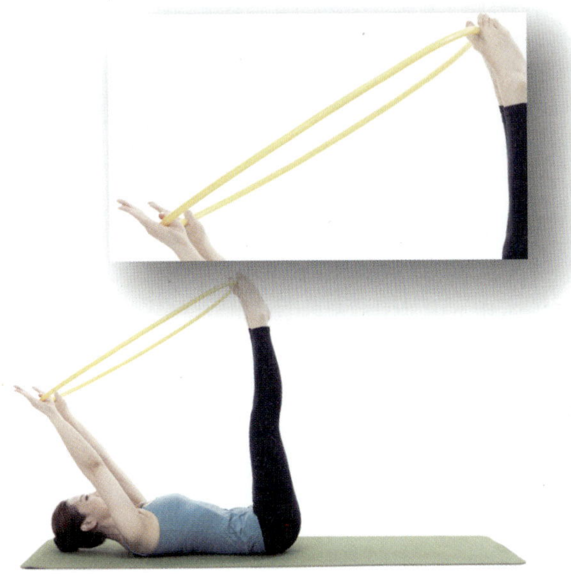

Leg - 무릎과 발목을 펴서 수직으로 올림
Hoop - 엄지발가락과 엄지손가락으로 고정
Breathing - Inhale → Exhale
Motion - 무릎을 바깥쪽으로 구부린 후
엄지발가락에 후프를 끼움
발바닥을 서로 맞닿게 붙인 후 무릎을 폄
엄지손가락으로 후프를 고정하고 손목을 폄
Drishti - 하늘

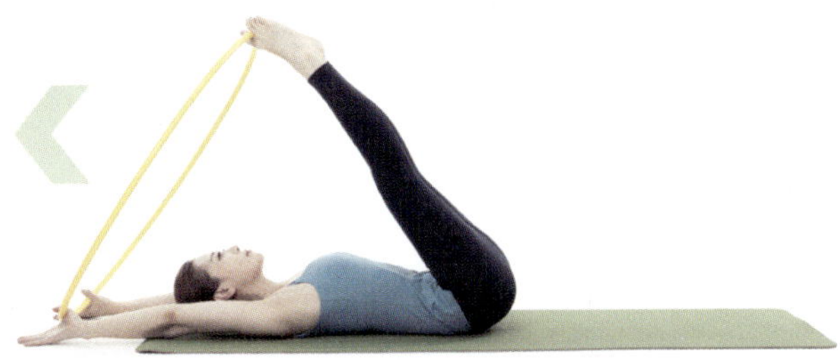

Leg - 대각선
Hoop - 형태 유지
Breathing - Inhale
Motion - 마시는 호흡에 손등을 바닥 쪽으로 누름
다리가 딸려 올라가며 자연스럽게 엉덩이 근육과
발목 및 다리 뒷면 근육 스트레칭
Drishti - 하늘

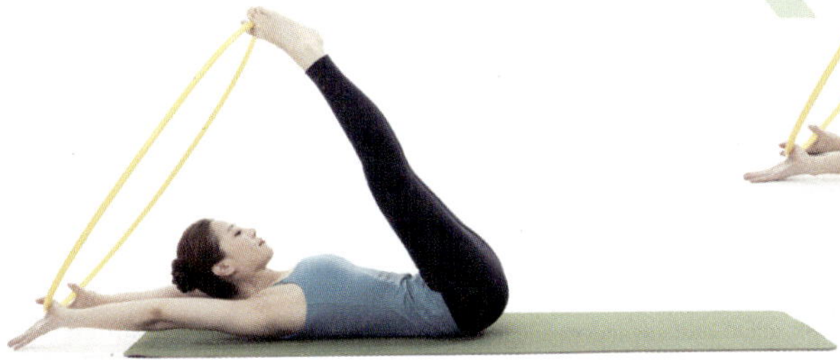

Leg - 자세 유지
Hoop - 형태 유지
Breathing - Exhale
Motion - 머리를 바닥에서 들어 올린 후
흉골 쪽으로 턱을 당김
Drishti - 배꼽

할라아사나 – 코어 안정화 및 척추 강화 시퀀스

각성 : Vishuddha Chakra

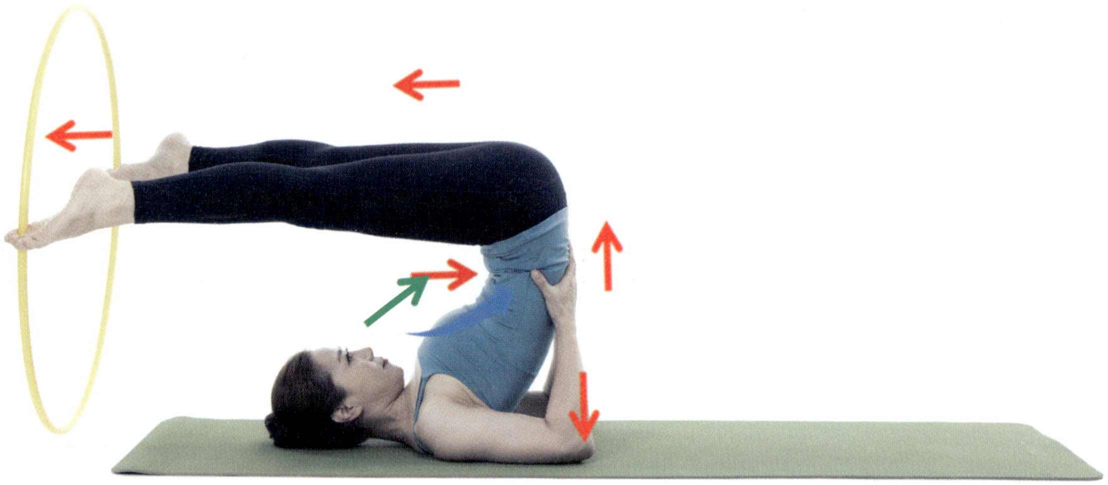

효과 Effect – 거꾸로 하는 자세는 회복 자세로써 심혈관 시스템과 뇌척수액 흐름에 유의한 영향을 미친다. 척추를 수직으로 세우는 것에 어려움을 느끼는 사람은 후프를 수직으로 하여 이 자세를 유지한다. 바닥을 받쳐주는 상완삼두근의 역할로 회전근개 중 하나인 견갑하근이 스트레칭 된다.

주의사항 Caution – 목의 통증과 허리에 문제가 있는 사람은 발이 바닥에 완전하게 닿는 자세보다는 턱과 가슴의 공간 및 고관절의 공간이 있는 이 자세를 수련하는 것을 추천한다.

핵심사항 Key point – 발가락으로 후프 양쪽을 잡고 할라아사나 → 살람바 사르반가 → 마츠야아사나로 이어지는 시퀀스를 통해 심장과 목 바깥쪽에 흐름을 좋게 하여 혈압을 조절한다.

Rhythmic YOGA 리드믹요가

Finish asana & Sequence

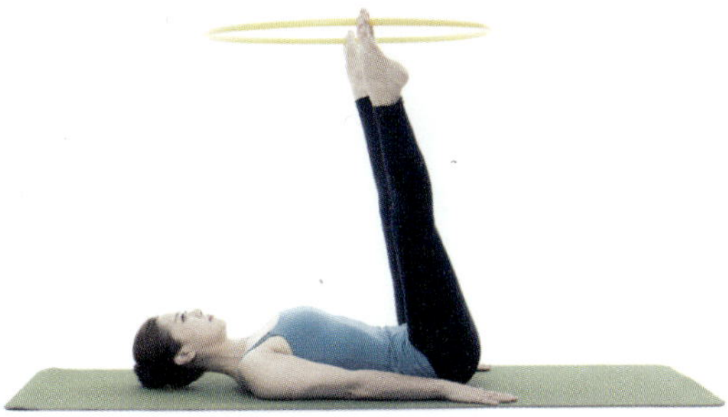

Leg - 바르게 누운 자세에서 다리를 90°로 올림
Hoop - 엄지발가락으로 후프를 잡고 수평 유지
Breathing - Inhale
Motion - 엄지발가락으로 후프의 양쪽을 잡음
다리를 90°로 들어 올려 후프를 수평으로 맞춤
Drishti - 하늘

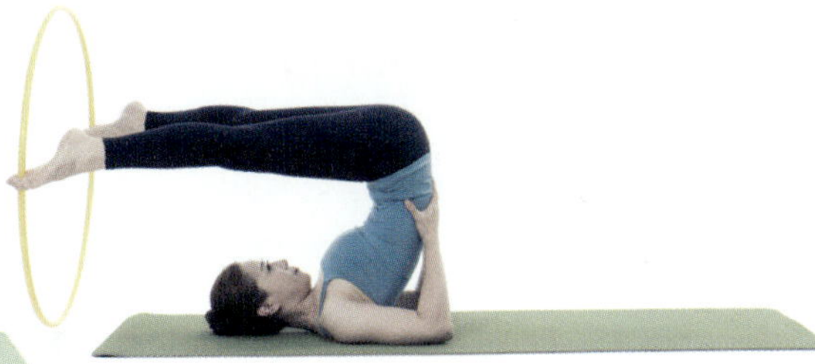

Leg - 다리가 바닥과 수평을 만듦(할라아사나)
Hoop - 엄지발가락으로 후프를 잡고 수직 유지
Breathing - Exhale
Motion - 척추를 세워 두 손으로 등을 받힘
후프를 바닥에 대고 코어를 컨트롤하여
자세를 유지함
Drishti - 배꼽

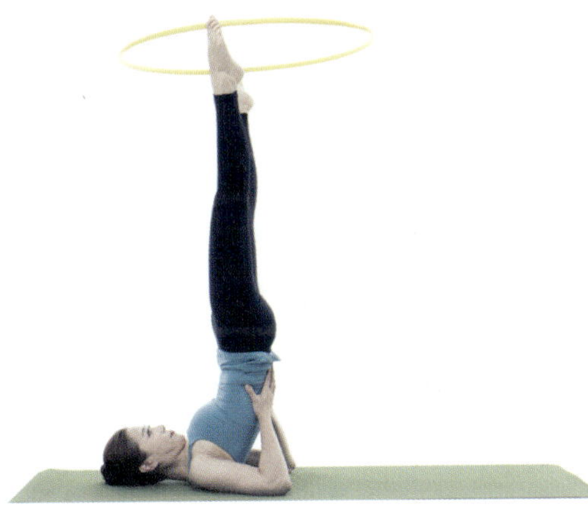

Leg - 다리가 바닥과 수직(살람바 사르방가아사나)
Hoop - 엄지발가락으로 후프를 잡고 수평 유지
Breathing - Inhale
Motion - 척추를 세워 두 손으로 등을 받힘
후프를 수평이 될 때까지 다리를 올리고
척추를 펴서 몸을 일직선으로 만듦
Drishti - 후프 사이로 열린 하늘을 봄

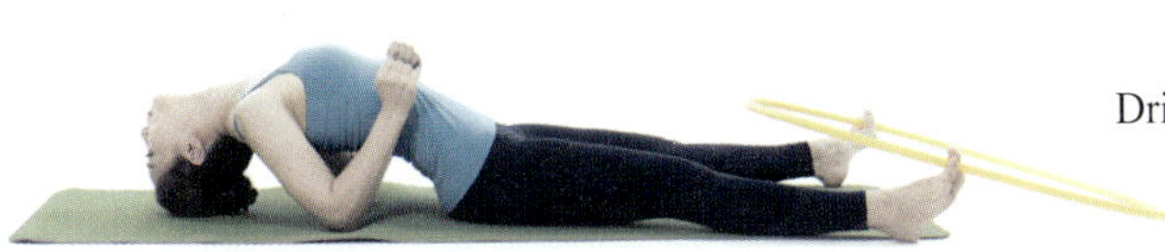

Leg - 다리를 바닥으로 내림(마츠야아사나)
Hoop - 엄지발가락으로 후프를 잡고 있음
Breathing - Inhale
Motion - 등을 바닥에 대고 누움
팔꿈치로 지지하여 등을 들어 올린 후 고개를 젖혀
정수리를 바닥에 댐
Drishti - 뒤를 본 후 눈을 감음

시르사아사나 – 뇌세포 활성화, 혈액 순환 증진 및 집중력 향상 시퀀스

각성 : Sahasrara Chakra

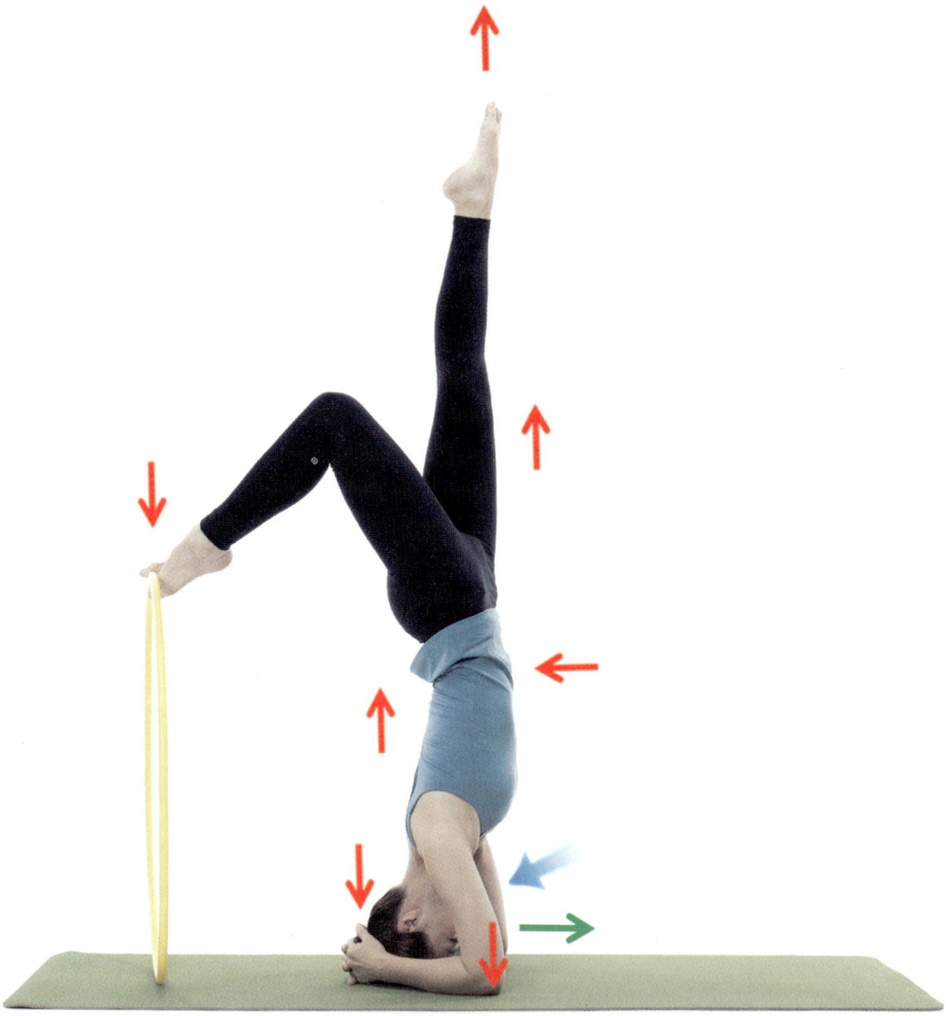

핵심사항 Key point – 몸을 완전히 거꾸로 하는 머리서기 자세는 몸을 역전시킴으로써 혈압을 조절하고 혈액을 온몸으로 보내 심장을 건강하게 해준다. 머리서기는 뇌에 많은 혈액을 보냄으로써 충분한 산소를 공급하여 스트레스를 해소하고, 집중력을 향상한다. 한편, 표면적인 눈에 보이는 효과뿐만 아니라 내면에 집중하는 시간을 통해 쁘라나(기, 에너지)의 활성화를 기대할 수 있다.

휴식 자세 – 발라아사나 : 아기자세

각성 : Ajna Chakra

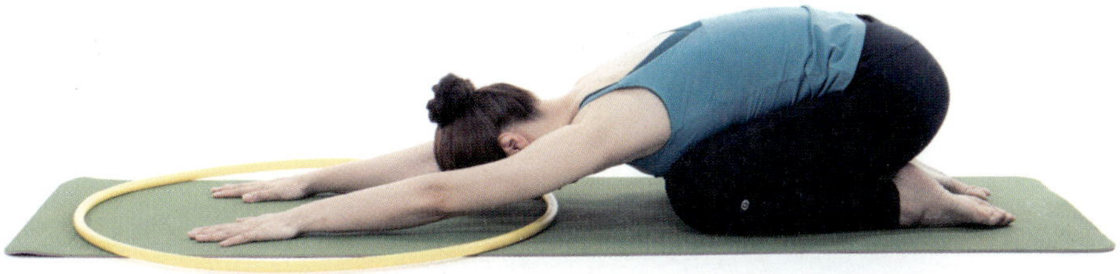

발라아사나 핵심사항 Key point – 수련 중 피곤함을 느낄 때마다 하며, 몸의 앞쪽 근육을 부드럽게 이완하는 동시에 등 쪽의 근육을 스트레칭 한다. 이 동작은 내부 장기를 앞쪽으로 이동시켜 편안하게 이완시킬 수 있으며, 흉곽과 폐의 앞쪽을 펴게 한다.

휴식 자세 – 사바아사나 : 송장자세

각성 : Sahasrara Chakra

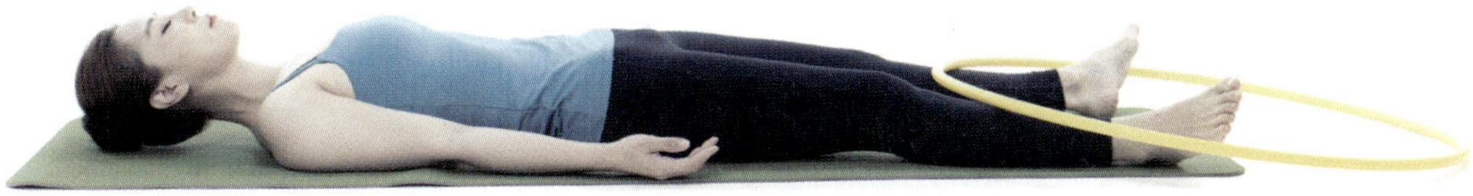

사바아사나 핵심사항 Key point – 다양한 요가 자세를 통해 근육의 길이를 늘리기도 하고 수축하기도 하며 뇌에 재입력 시키며 신경을 자극하였다. 후프를 활용한 특정 자세들은 소근육을 사용하며 신경전도 작용을 촉진하고 차크라를 빛나게 하면서 관절의 가동성을 향상하였다. 사바아사나 자세를 취하는 동안 내면을 들여다보는 시간을 통해 마음껏 움직였던 신체를 진정시킬 수 있으며, 활력이 생긴 신체의 에너지가 내면으로 흡수되는 깊은 이완을 경험할 수 있다.

Rhythmic YOGA 리드믹요가

Rhythmicyoga Flow (music-You are my everything)

시작 Start

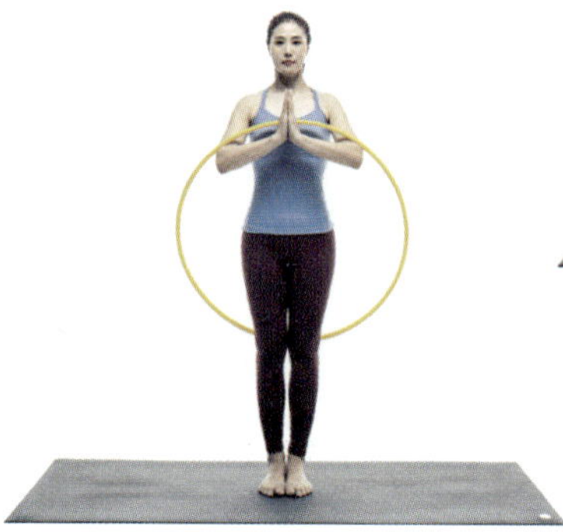

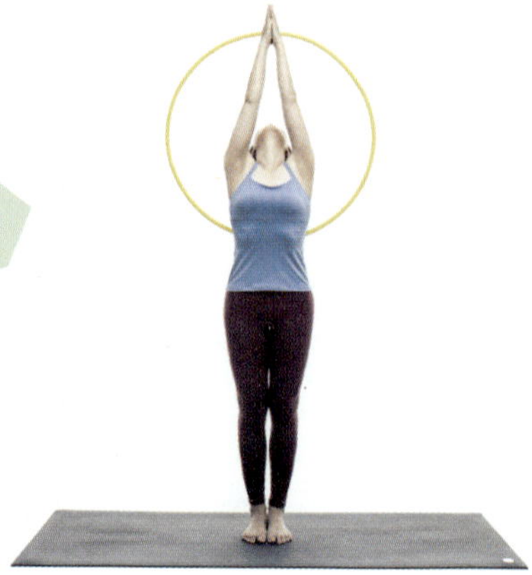

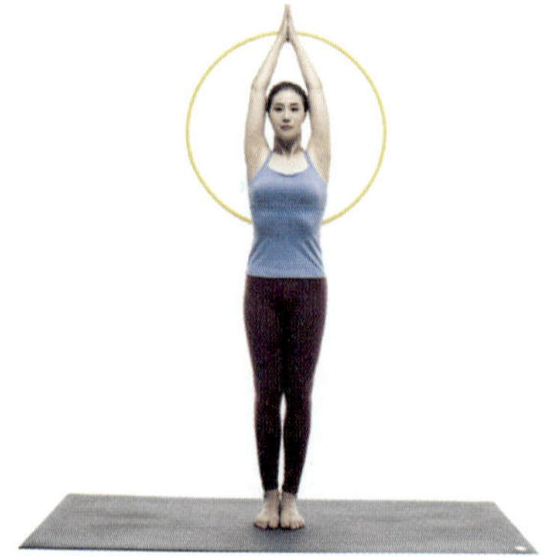

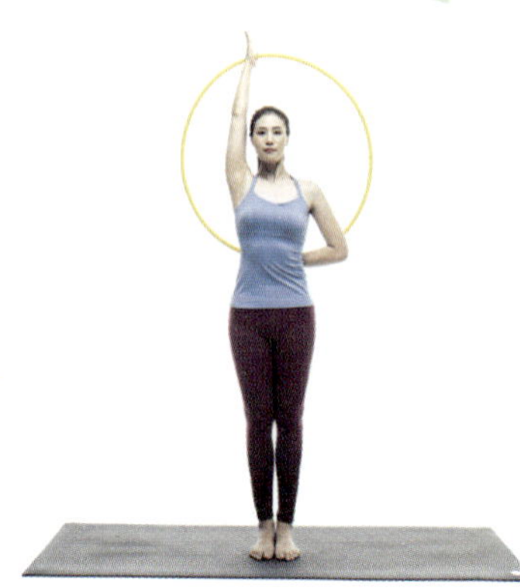

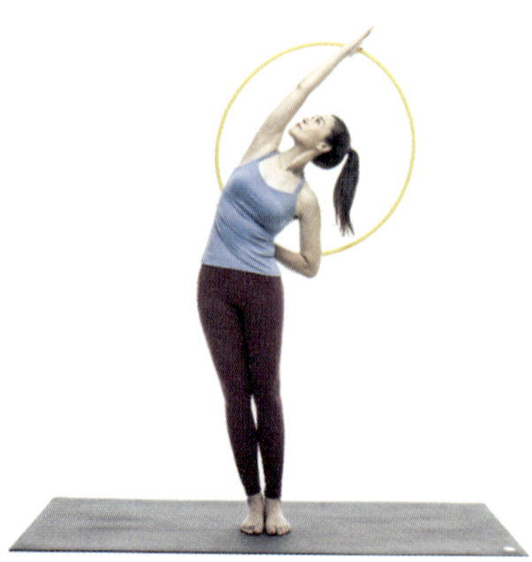

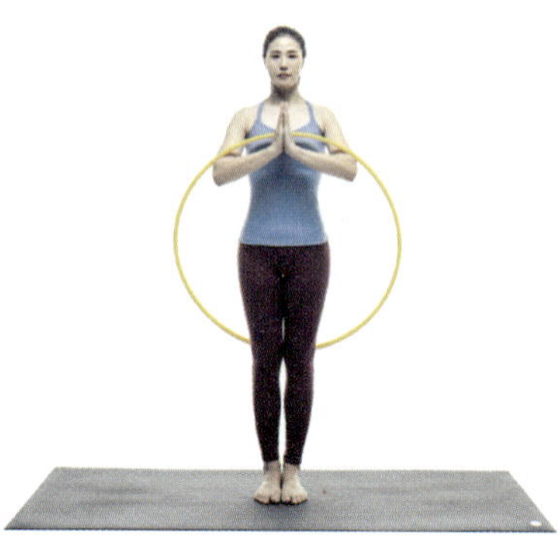

Rhythmicyoga Flow (music-You are my everything)

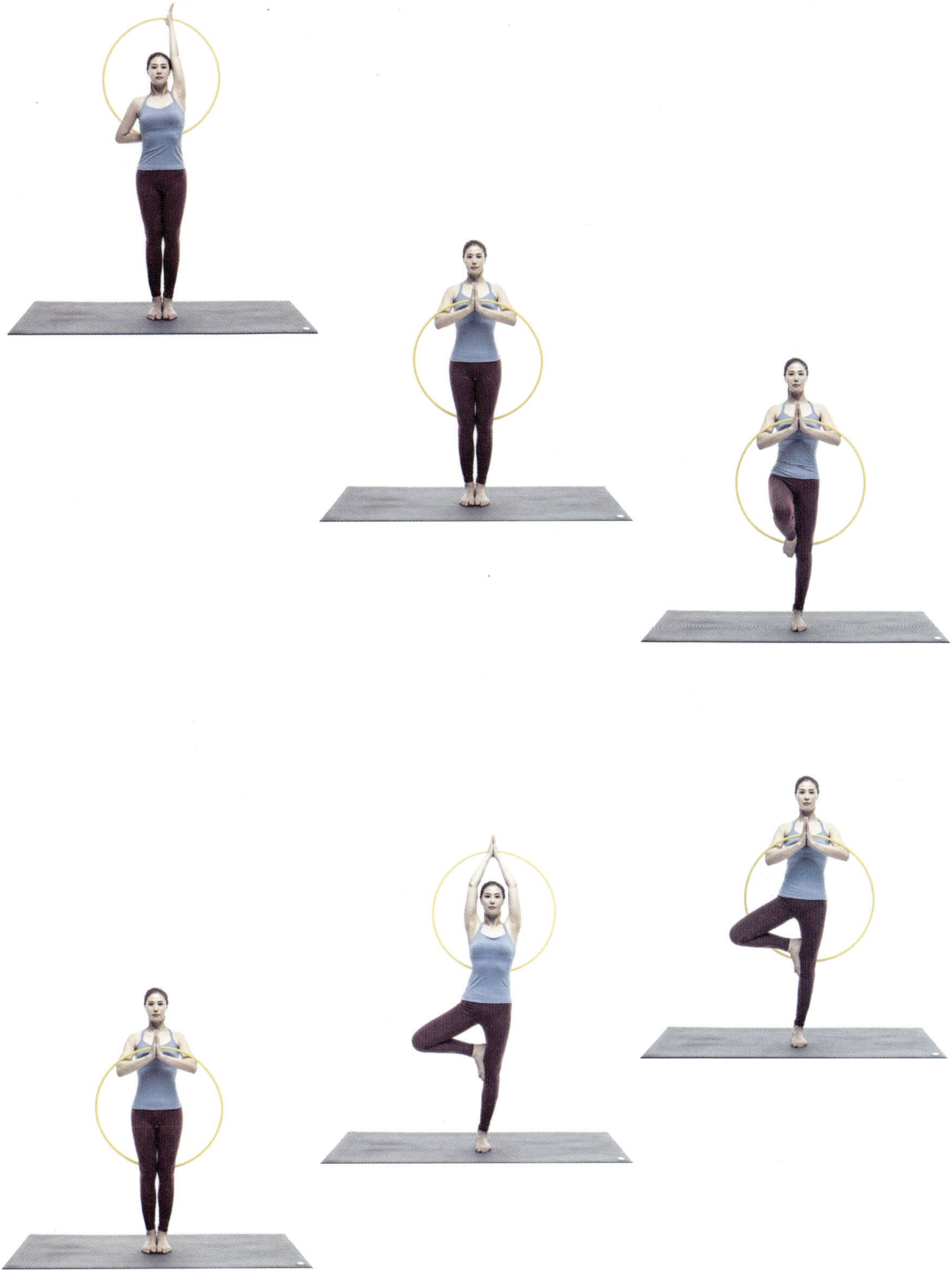

Rhythmicyoga Flow (music-You are my everything)

Start 1

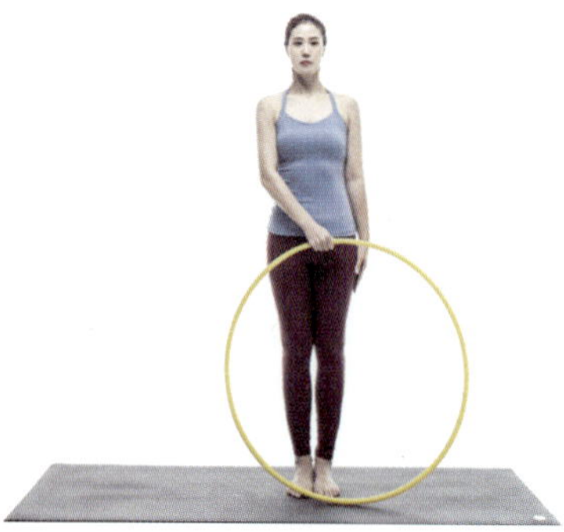

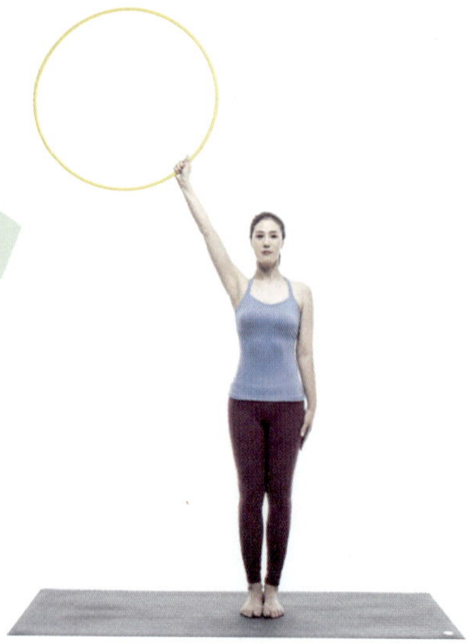

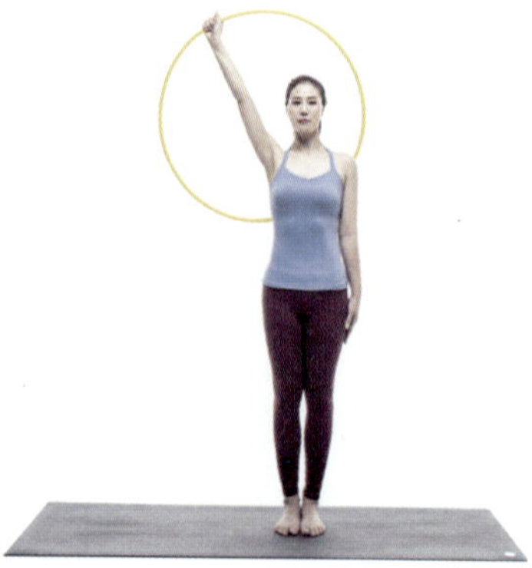

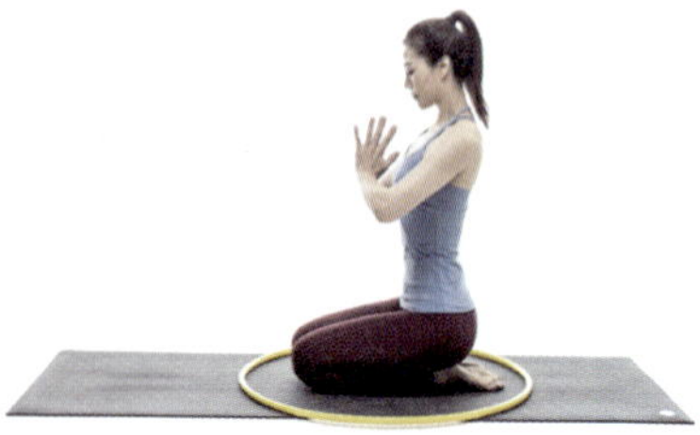

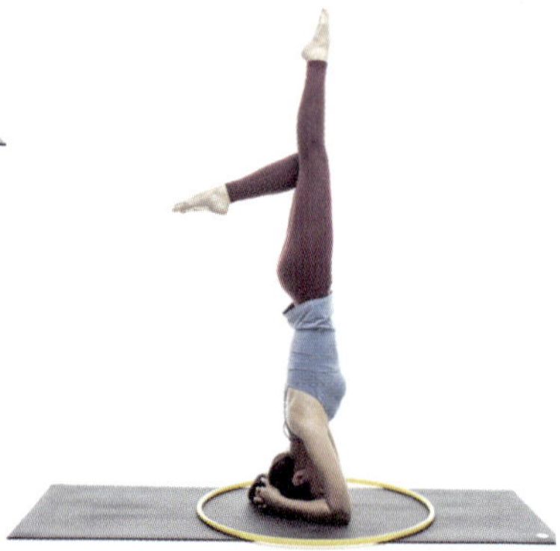

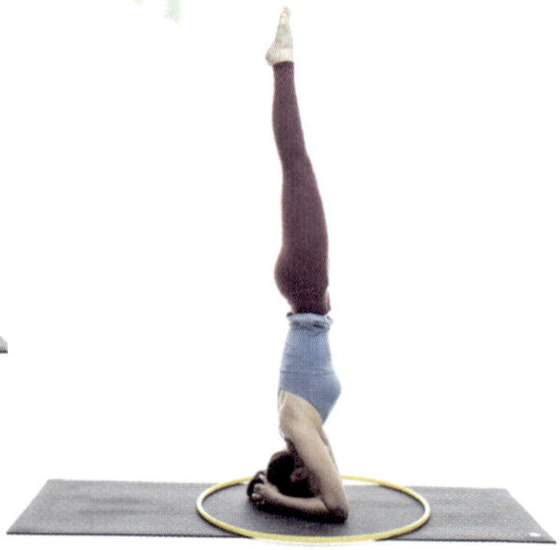

Rhythmic YOGA 리드믹요가

Rhythmicyoga Flow (music-You are my everything)

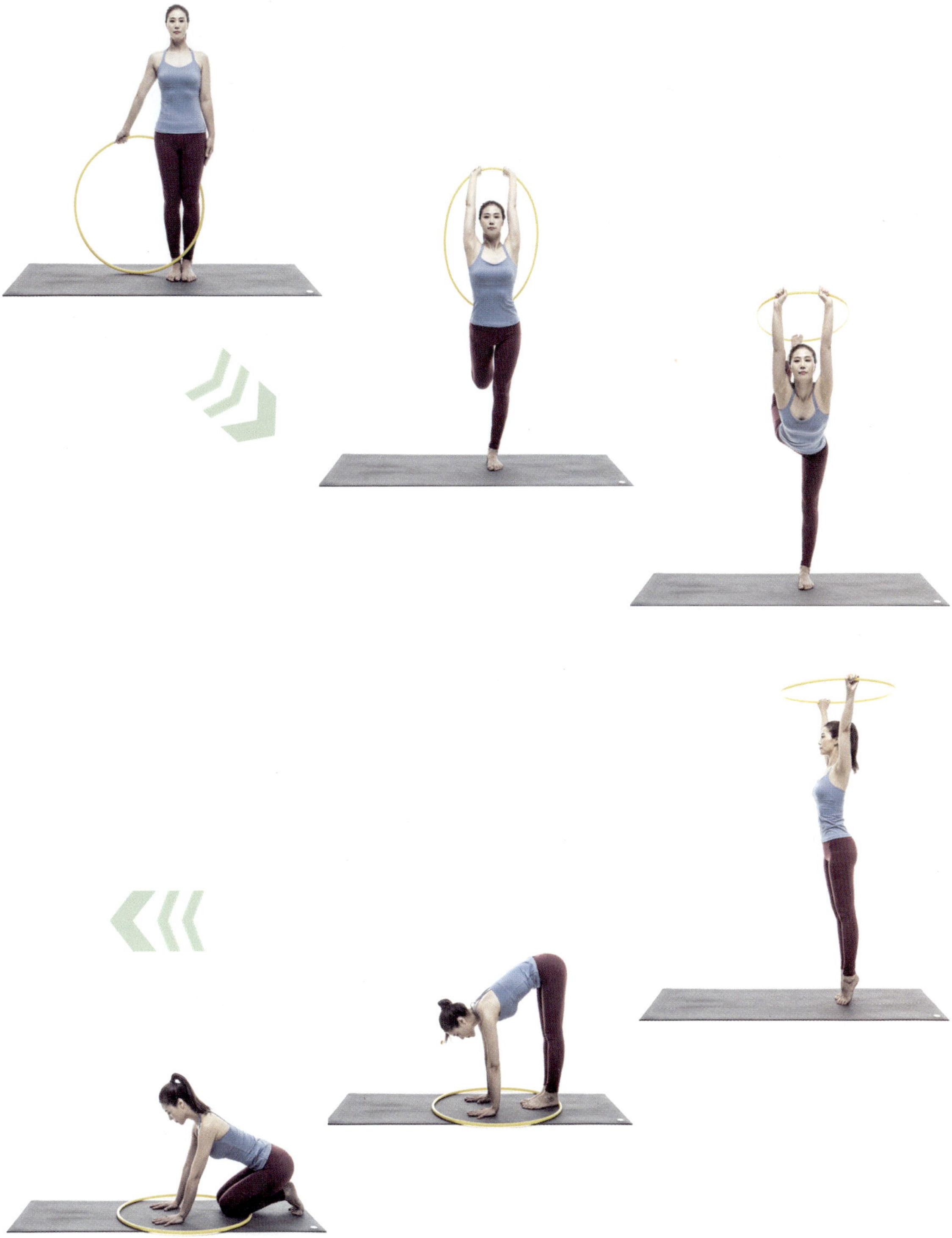

수카아사나(Sukhasana)

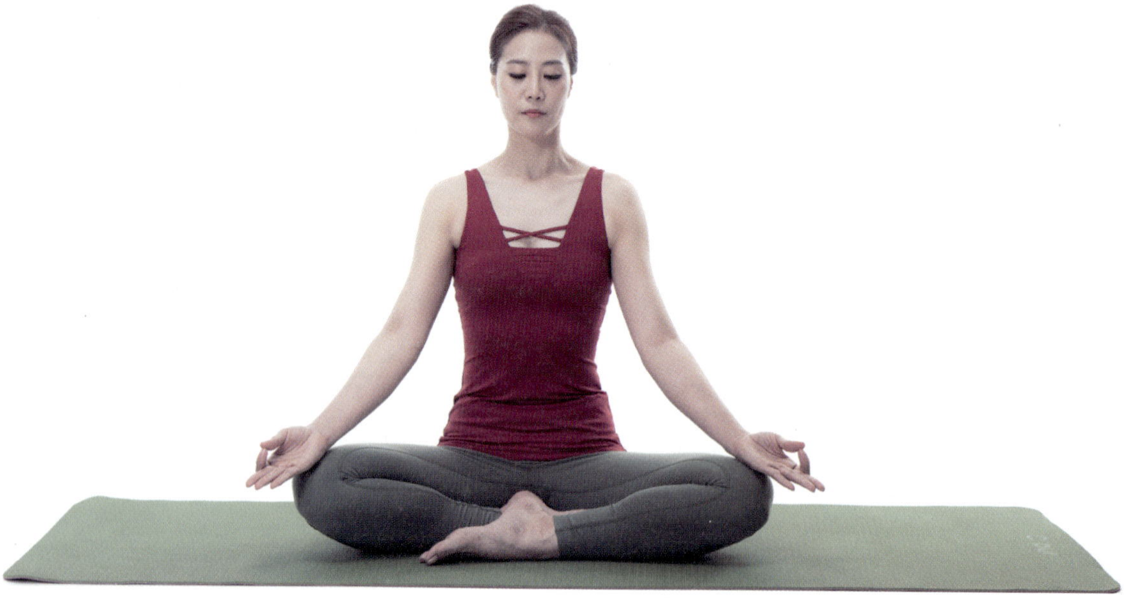

수카아사나(Sukhasana) 산스크리트어 : **Sukha** = 기쁜, 편안한 **Asana** = 자세

편안하게 앉아 오랜 시간 동안 명상을 할 수 있는 자세로 몸과 마음을 차분하게 한다. 발등은 바닥에 닿고 발바닥은 고관절을 외회전시켜 하늘을 바라보게 한 후 뒤꿈치를 교차하여 앉는 자세로 고관절, 무릎, 발목을 유연하게 하며, 기립근을 튼튼하게 한다.

명상을 위한 아사나(좌법)

스와스디카아사나(Swastikasana)

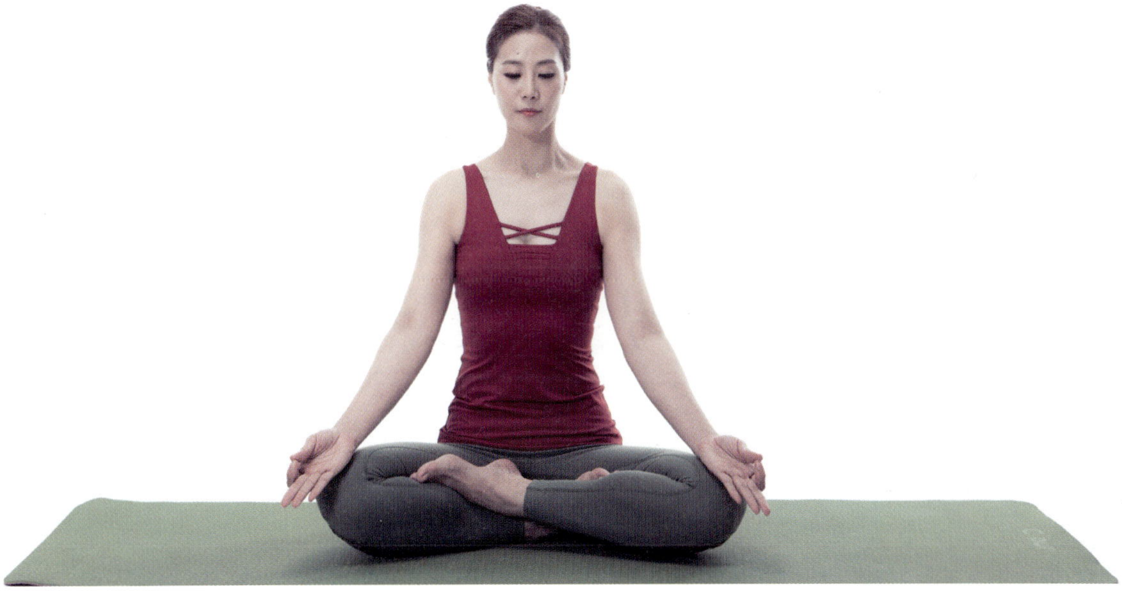

스와스디카아사나(Swastikasana) 산스크리트어 : **Swastika** = 길하다 **Asana** = 자세

행운의 자세, 호흡 수행과 명상 수행 시 적용되는 자세로 알려져 있다.
하지정맥류, 다리근육이 피로하기 쉬운 사람이 앉기 쉬운 고전적인 명상 자세이다.

바즈라아사나(Vajrasana)

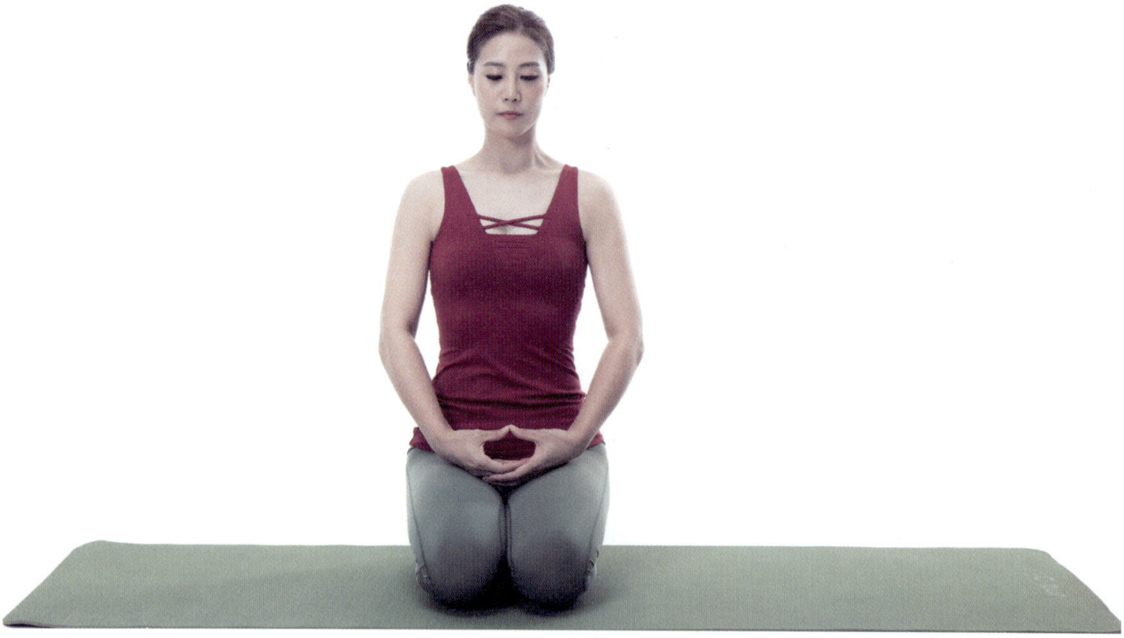

바즈라아사나(Vajrasana) 산스크리트어 : **Vajra** = 번개, 다이아몬드 **Asana** = 자세

금강좌라고 불리는 이 명상 자세는 척추를 곧게 세우고 유지하면 마니푸라차크라가 활성화되어 소화기계 및 비뇨기계를 향상하며, 몸 전체의 순환에 도움이 된다. 한편, 고관절의 문제로 가부좌 자세가 힘든 사람에게 유용한 명상 자세이다.
발목과 무릎에 통증이 있는 사람은 무릎 아래에 방석을 깔고 하면 도움이 된다.

바드라아사나(Bhadrasana)

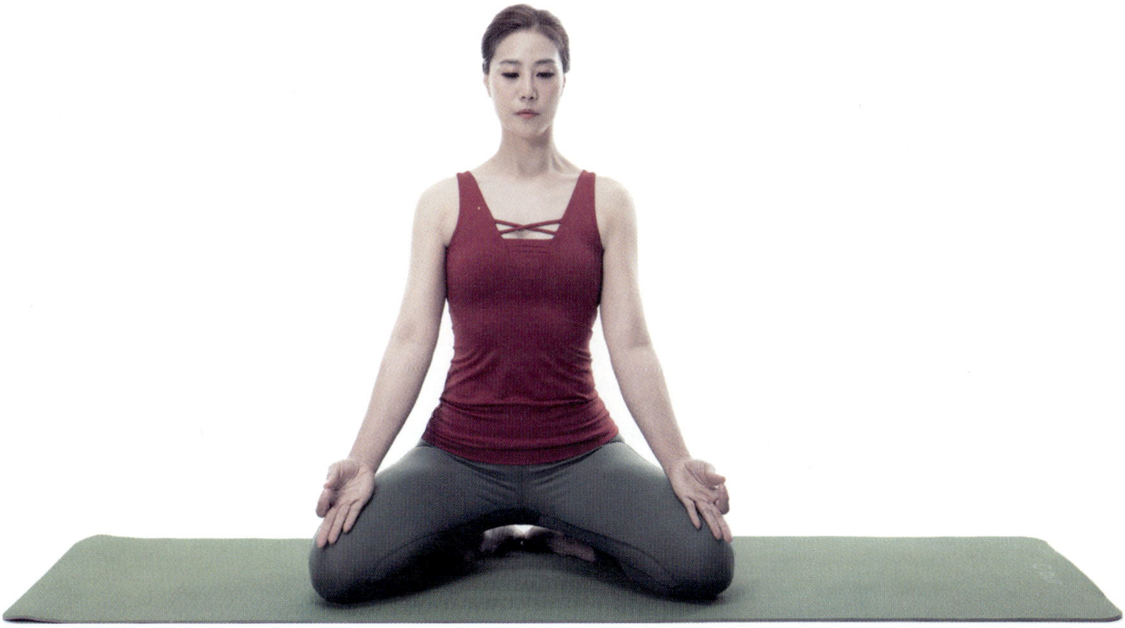

바드라아사나(Bhadrasana) 산스크리트어 : **Bhadra** = 은혜로운, 상서로운 **Asana** = 자세

안정감과 평온을 주는 명상 자세이다. 바즈라아사나와 유사한 효과가 있으며, 장시간 수련하면 물라다라차크라가 활성화된다. 대퇴사두근 스트레칭, 소화기계와 생식기관의 기능 활성화, 라운드숄더 및 굽은 등을 개선하는 효과가 있다.
무릎과 고관절에 문제가 있는 사람은 방석 위에서 하는 것을 권장한다.

명상을 위한 아사나 (좌법)

비라아사나(Virasana)

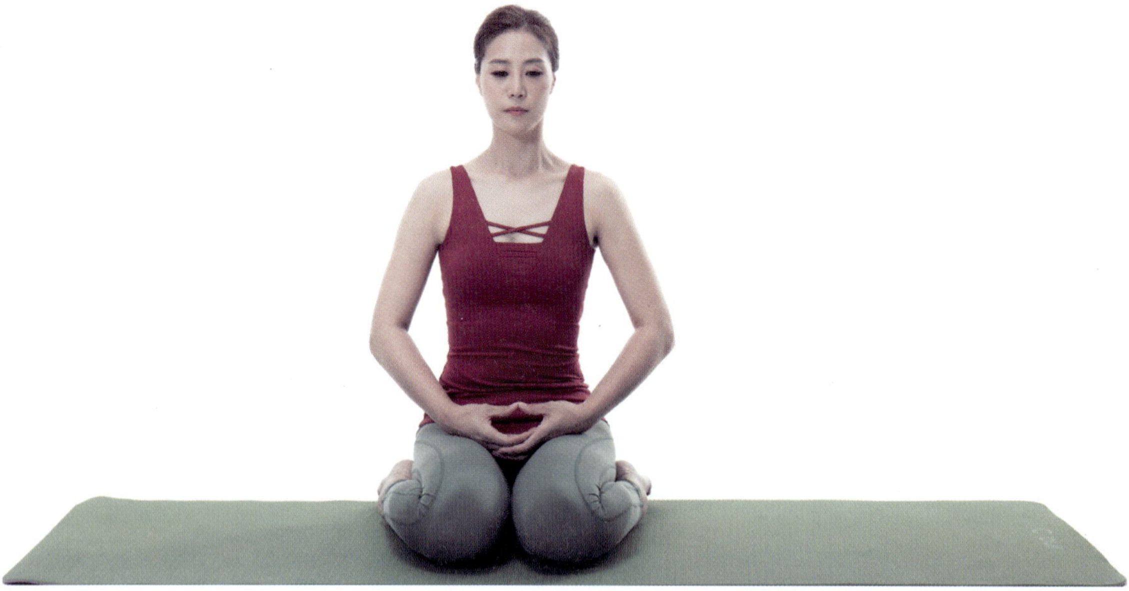

비라아사나(Virasana) 산스크리트어 : **Vira** = 영웅, 전사, 챔피언 **Asana** = 자세

명상과 프라나야마(호흡법)에 좋은 자세이다. 어깨, 목, 고관절, 무릎의 경직을 해소하고, 무릎의 류머티즘과 통풍 치료에 좋으며, 평발 개선에도 도움이 된다. 고관절의 바로 세움과 척주기립근의 강화로 인해 바른 자세에 도움이 되지만 무릎의 인대에 문제가 있다면 뒤꿈치 위에 앉는다.

명상을 위한 아사나(좌법)

파드마아사나(Padmasana)

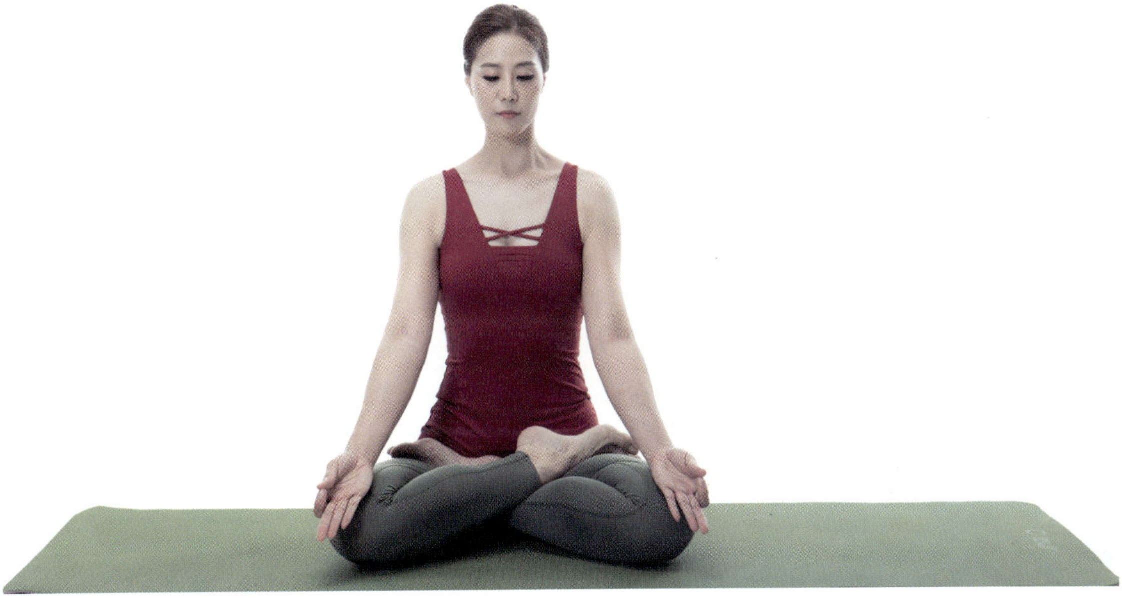

파드마아사나(Padmasana) 산스크리트어 : **Padma** = 연꽃 **Asana** = 자세

요가의 명상에서 가장 중요한 자세로 몸과 마음을 고요하게 만든다.
가장 아래에 있는 물라다라차크라에서 시작해 정수리 위에 있는 사하스라라차크라까지 에너지의 흐름이 통하게 하여, 쿤달리니(신성한 우주의 에너지)를 각성한다. 척주기립근의 강화 및 무릎과 목의 경직을 해소하는 데 좋으나 통증이 있다면 반연꽃자세부터 한다.

참고 문헌

스트레칭을 위한 가이드 / Sophie Cornish-Keefe / 영문출판사(2022)

근력운동을 위한 가이드 / Hollis Liebman / 영문출판사(2022)

생활체육 요가지도사 2급 / 대한요가회 / DH미디어(2022)

오버커밍 그라비티 / Steven Low / 대성의학사(2019)

비대칭 자세 교정 / Jane Johnson / 영문출판사(2018)

정석 요가 해부학 / Jo Ann Staugaard-Jones / 영문출판사(2017)

아헹가 요가 / B.K.S Iyengar / 선요가(2016)

스트레칭 처방 / Kristian Berg / 영문출판사(2012)

요가 지도법 / Mark Stephens / 영문출판사(2011)

요가 디피카 / B.K.S Iyengar / 선요가(2009)

요가피아 / 안지용 / ㈜요가코리아(2006)

리드믹요가 지도자 교육 Info.

대한리드믹요가협회 아카데미
용인시 기흥구 강남동로 114번길 18-4
https://blog.naver.com/rhythmicyoga
https://www.instagram.com/rhythmicyoga_master/

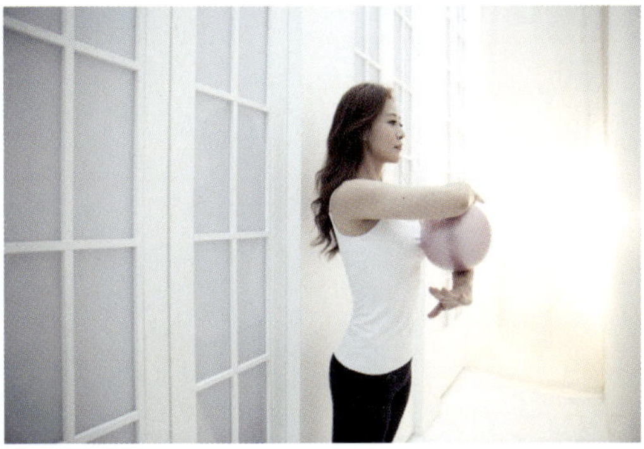

생활의 리듬을 깨워주는 볼요가

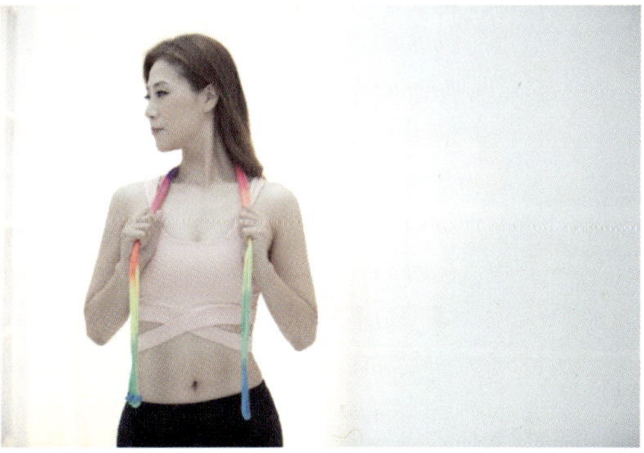

바디밸런스를 잡아주는 로프요가

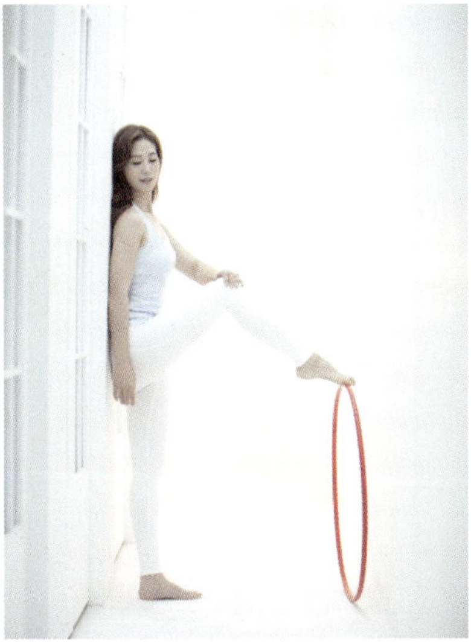

몸과 마음에 건강한 에너지를 주는 후프요가